Susan Albers

Essen, trinken, achtsam genießen

Praxisübungen für ein Leben im Gleichgewicht

Susan Albers

Essen, trinken, achtsam genießen

Praxisübungen für ein Leben im Gleichgewicht

Übersetzt aus dem Amerikanischen von Nakine Konrad

arbor

Arbor Verlag
Freiburg im Breisgau

Dieses Arbeitsbuch ist meinen Klienten und Lesern gewidmet, die sich ein solches gewünscht haben, und Brooklyn V. Bowling.

Die Originalausgabe erschien unter dem Titel:
Eat, drink and be mindful – how to end your struggle with mindless eating and start savoring food with intention and joy

1. Auflage 2010

Titelfoto © 2010 claudiarndt/photocase.com
Lektorat: Lothar Scholl-Röse
Gestaltung Innenseiten: Miriam Rieckmann
Druck und Bindung: Westermann, Zwickau

Wichtiger Hinweis
Die Ratschläge zur Selbstbehandlung in diesem Buch sind von der Autorin und vom Verlag sorgfältig erwogen und geprüft. Dennoch kann eine Garantie nicht übernommen werden. Sie brauchen psychotherapeutische Hilfe, wenn Sie sich durch die Übungen von Emotionen und Erinnerungen überwältigt fühlen. Bei ernsthafteren und/oder länger anhaltenden Beschwerden sollten Sie auf jeden Fall einen Arzt oder einen Heilpraktiker Ihres Vertrauens zu Rate ziehen. Eine Haftung der Autoren und des Verlags für Personen-, Sach-, und Vermögensschäden ist ausgeschlossen.

www.arbor-verlag.de

ISBN 978-3-86781-009-8

Inhalt

Einführung

Zunächst möchte ich Ihnen etwas erzählen.

Nachdem mein erstes Buch *Ein Leben im Gleichgewicht* im Buchhandel erschienen war, bekam ich bald aus der ganzen Welt Post – von Montana über Chile bis Japan. Hunderte schrieben mir, wie sie mit achtlosem Essen ringen. Für einige von ihnen war Essen noch nicht lange ein Thema, andere hatten damit schon seit über vierzig Jahren zu tun. Jede Geschichte berührte mich. Jeder Brief machte mir bewusster, wie schmerzhaft und schwierig das Thema achtlosen Essens sein kann.

Ich war den Leserinnen und Lesern dankbar, dass sie bereit waren, mir ihre Geschichten mitzuteilen, aber auch neugierig, wie sie von *Ein Leben im Gleichgewicht* erfahren hatten. Es gibt so viel Material über Gewichtskontrolle; wie kamen sie gerade an dieses Buch? Also verschaffte ich mir einen Überblick. Viele haben das Buch von einem Arzt oder einer Freundin bekommen. Oder sie haben einen Auszug in einer Zeitschrift oder Zeitung gelesen, wie der *O, the Oprah*, der *Natural Health*, der *Self* oder dem *Wall Street Journal*. Die meisten antworteten jedoch, dass sie das Buch entdeckten, als sie auf der Suche nach einer schnellen Lösung waren. Sie hielten nach einem Buch über die Atkins-Diät Ausschau und stießen dabei auf mein Buch (Bücher von Atkins and Albers stehen im Regal nah beieinander, da ihre Namen beide mit A beginnen). Möglicherweise haben sie auch Dr. Atkins' Diät ausprobiert, und als sie nicht funktionierte, haben sie sich *Ein Leben im Gleichgewicht* zugewendet.

Dr. Atkins würde wahrscheinlich auch ein paar Dinge über achtsames Essen sagen können, wenn er noch leben würde. Doch ist achtsames Essen in vieler Hinsicht ganz anders als die Atkins-Diät. Zur Atkins-Diät gehört es im Allgemeinen, bestimmte Lebensmittel ganz wegzulassen. Im Gegensatz dazu geht es bei achtsamem Essen darum, seine Ernährung ausgewogen zu gestalten, statt sich einige Lebensmittel streng zu verbieten, sich der eigenen Essgewohnheiten gewahr zu werden und sein Essverhalten auf die Bedürfnisse des eigenen Körpers zuzuschneiden. Dankenswerterweise flaut die proteinreiche, kohlenhydratarme Diätmode gerade wieder ab. Aber die neueste, beste Diät wartet sicher schon auf Sie. Wenn also Diäten für Sie nicht funktioniert haben oder Sie sie am gleichen Tag beendet haben, an dem Sie sie angefangen haben, ist das in Ordnung. Achtsames Essen wird Sie nie im Stich lassen. Diäten kommen und gehen, wie die neuesten Moden, aber achtsames Essen ist eine gesunde Art, mit Essen umzugehen, die alle Lebensmittel einschließt und ein Leben lang halten kann.

Achtsames Essen hilft auch bei tiefer liegenden Essproblemen. Menschen, die zu wenig oder zu viel essen, unter Essanfällen leiden oder eine chaotische Einstellung zur Ernährung haben, können diesen Ansatz genauso anwenden. Anders als bei Alkoholikern, bei denen es darum geht, Alkohol aus ihrem Leben ganz herauszuhalten, müssen Menschen, die ein erhebliches Essproblem haben, mit dem „Stoff", der ihnen solche Schwierigkeiten bereitet, tagtäglich in Berührung kommen, zumindest drei Mal am Tag. Das stellt unachtsame Esser vor zwei sehr große Aufgaben: Erstens müssen sie lernen, wie sie verhindern können, Essen dazu zu benutzen, ihre Gefühle in den Griff zu bekommen. Zweitens müssen sie die angemessene Menge an Nahrung und Nährstoffen bekommen, ohne dabei zu über- oder untertreiben. Dieses Arbeitsbuch kann helfen, sich das notwendige Rüstzeug zuzulegen, um beide Aufgaben zu bewältigen.

Vielleicht haben Sie *Ein Leben im Gleichgewicht* gelesen und hoffen nun auf weitere praktische Anleitung, die Sie auf Ihrer Reise zu achtsamem Essen begleitet. Zahlreiche Kollegen, Klienten und Leser baten um ein eben solches Arbeitsbuch. Aus diesem Grund habe ich es entwickelt und interaktiv angelegt, damit es Ihnen tagtäglich helfen kann, Ihr Gewahrsein zu schärfen; ebenso gut kann es genutzt werden, um Ihre Fortschritte zu dokumentieren. Wenn Sie keine Erfahrung mit diesem Ansatz haben, ist das kein Problem; dieses Buch ist sowohl für Neulinge geeignet als auch für Menschen, die bereits etwas Übung mit achtsamem Essen haben.

Wie viele meiner Kollegen und Klienten werden Sie beim Durcharbeiten dieses Buches bemerken, dass achtsames Essen gegenüber Diäten viele Vorteile besitzt. Im Anschluss sind einige Punkte aufgelistet, was meine Klienten an diesem Ansatz als lohnend erlebt haben.

Zehn Vorteile achtsamen Essens

Lassen Sie uns einige der vielen Vorteile achtsamen Essen ansehen.

1. **Es ist ein Nicht-Diät-Ansatz.** Modediäten funktionieren nicht. Wir möchten glauben, dass sie funktionieren, aber sie tun es nicht. Diäten erwecken den Anschein, effektiv zu sein, da man zunächst oft abnimmt. Aber 95% nehmen nach einer Diät innerhalb von einem bis fünf Jahren das verlorene Gewicht und mehr wieder zu (Grodstein u. a. 1996). Am schlimmsten ist, dass Diäten unser Verhältnis zur Nahrung nachteilig beeinflussen. Sie sind ein wesentlicher Anstoß für gestörtes Essverhalten und Essstörungen. Mode-Diäten lehren einen, dem eigenen Körper nicht zu vertrauen. Anleitungen zum schnellen Abnehmen sagen, man soll seinen Hunger einfach ignorieren. Bei achtsamem Essen geht es darum, zu Ausgewogenheit zu finden und angemessen auf die Bedürfnisse des eigenen Körpers einzugehen.
2. **Es macht keine Angst.** Probleme mit dem eigenen Essverhalten sind keine leichte Sache. Schauen wir dem ins Gesicht! Da achtsames Essen ein wertfreier Zugang ist, macht es keine Angst. Es gibt keine strengen Regeln, die einem das Gefühl geben, man sei ein schlechter Mensch, wenn man sie nicht befolgt (oder nicht befolgen kann). Man kann sein Tempo selbst wählen und sein Essverhalten auf die eigenen Bedürfnisse zuschneiden.

3. **Die Übungen sind realistisch und machbar.** Viele Abnehm-Programme sind einfach zu beschwerlich und zeitraubend. Oder man soll Dinge essen, die man normalerweise gar nicht isst, wie Kohl oder nur Fleisch.
4. **Es tritt dafür ein, sich selbst und seinen Körper anzunehmen.** Kennen Sie folgende Gedanken? „Wenn ich gesünder essen würde oder mit meinem Gewicht klarkäme, wäre ich mit mir zufriedener. Doch nur wenn ich mit mir zufrieden bin, bin ich auch motiviert, besser zu essen." Deshalb liegt der Schlüssel zu dem Ganzen darin, sich selbst anzunehmen, wie man jetzt ist.
5. **Es hält an.** Es versorgt Sie mit Werkzeugen, die Ihnen Ihr ganzes Leben lang erhalten bleiben.
6. **Es ist wertfrei und mitfühlend.** Selbstkritik hat noch nie irgendjemandem geholfen, sein oder ihr Verhalten zu verändern. Verständnis und Ermutigung schaffen die richtige Atmosphäre für Veränderung.
7. **Es funktioniert!** Untersuchungen zeigen, dass Achtsamkeit hilft, mehr Kontrolle über seine Essgewohnheiten zu erlangen (Proulx 2008, Smith u. a. 2006). Aus diesem Grund ist es ein guter Langzeitansatz, um sein Gewicht in den Griff zu bekommen.
8. **Es ist ganzheitlich.** Achtsames Essen erforscht alle Bereiche, die mit Essen zusammenhängen (Geist, Körper, Gedanken und Gefühle).
9. **Es ist für jede und jeden.** Es eignet sich ebenso gut für Männer wie für Frauen, für Menschen, die sich überessen oder zu wenig essen, für chaotische Esser und solche, die nach Diätplänen leben.
10. **Es sorgt für Klarheit.** Ernährungsberater und Fachleute zur Behandlung von Essstörungen raten oft von Diäten ab. Doch im gleichen Atemzug empfehlen sie, nicht einfach das zu essen, was man möchte. Das ist eine widersprüchliche Botschaft. Sie sagen zwar klar, was man lassen sollte, doch sind sie weniger klar in Bezug auf das, was man tun sollte. Achtsames Essen bringt Klarheit in diesen Konflikt. Es sagt Ihnen eher, *was zu tun* ist, als *was nicht zu tun* ist.

Für wen ist dieses Arbeitsbuch?

Haben Sie jede vorstellbare Diät ausprobiert?
Haben Sie Gewichtsprobleme?
Essen Sie, auch wenn Sie keinen Hunger haben?
Fühlen Sie sich in Ihrem Körper oder Ihren Kleidern unwohl?
Beeinflusst Ihr Gewicht Ihre Gesundheit oder Ihr Wohlbefinden?
Hat Sie Ihr Gewicht je von Dingen abgehalten, die Spaß machen und die Sie gern tun würden?

Wenn Sie irgendeine dieser Fragen mit ja beantwortet haben, dann ist dieses Buch richtig für Sie! Doch eigentlich ist es für jeden gedacht. Lassen Sie es mich anders sagen: Dieses Buch ist für alle, die sich ernsthaft dafür einsetzen, die Verantwortung für ihre Essgewohnheiten und ihr Verhältnis zu Essen und Trinken zu übernehmen, ganz gleich, ob sie gerade damit beginnen oder das schon lange tun. Sogar die achtsamsten Esser können von Zeit zu Zeit eine Auffrischung vertragen. Stresssituationen oder spezielle Festtagsgerichte, wie Weihnachtsgans oder Sahnetorte, lassen den achtsamsten Esser schwach werden.

Wenn Ihnen die Symptome für achtloses Essen, die in diesem Buch aufgeführt werden, bekannt vorkommen, ist das kein Grund, überrascht zu sein. Achtloses Essen ist ein allgemein verbreitetes Problem. In der Tat werden über 60 % der Amerikaner als übergewichtig oder fettleibig eingestuft (DiBonaventura und Chapman 2008). Für einige ist ihre Art zu essen ein chronisches Problem; es verursacht ihnen Schwierigkeiten im Alltag und ist potentiell gesundheitsschädigend. Diese Menschen sagen, sie können sich kaum daran erinnern, wie es war, als sie noch ein gesundes Verhältnis zu Essen hatten. Andere mögen einigermaßen gesunde Essgewohnheiten haben und brauchen nur etwas Anleitung, um wieder auf die rechte Bahn zu kommen, wenn sie einmal in achtloses Essen abdriften.

Wie viele Menschen werden auch Sie bemerkt haben, dass das Problem achtlosen Essens immer wieder auftaucht. Die Frage nach dem Warum kann zu einem Karussell werden, aus dem man schwer aussteigen kann.

Aus dem „Warum“-Karussell aussteigen

Sie sind auf dem „Warum“-Karussell, wenn Sie merken, dass Sie sich Folgendes fragen: „*Warum* habe ich diese Essprobleme?“, „*Warum* ist das für mich so mühsam und für andere nicht?“, „*Woher* kommen meine achtlosen Essprobleme?“

Sicher ist es wichtig, die Faktoren zu kennen, mit denen die Essprobleme ursprünglich anfingen. Doch stellen viele fest, dass sie in diesem „Warum“-Karussell stecken bleiben. Sie drehen sich im Kreise und stellen sich immer wieder dieselben Fragen. „Was hat eigentlich zu diesem Problem geführt?“ Es mag einige plausible Antworten geben. Vielleicht haben Sie eine genetische Veranlagung für Gewichtsprobleme. Möglicherweise hat Ihre ganze Familie mit Fettleibigkeit und ihrem Körperbild gerungen. Vielleicht sind Sie in einer kontrollierenden Familie aufgewachsen und Essen war das Einzige, das Ihre Eltern ihnen nicht nehmen konnten. Es gibt so viele Möglichkeiten!

Da es keine klar umrissenen Antworten gibt, kann es eine ziemlich entmutigende und frustrierende Sache sein, dem Warum nachzugehen. An irgendeinem Punkt werden Sie akzeptieren müssen, dass Sie vielleicht nie sicher wissen werden, warum Sie Essprobleme bekommen haben. Möglicherweise haben Sie eine Idee von den Hauptursachen. Doch weiter zu forschen und dem Ganzen auf den Grund gehen zu wollen mag nicht die Lösung bringen. Wenn Sie in Fragen nach dem Warum feststecken, kommen Sie nicht weiter. Letzten Endes brauchen Sie konkretes Handwerkszeug, um das Problem anzugehen.

Das führt Sie zu Ihrer ersten Lektion im Annehmen, einer der sieben Aspekte achtsamen Essens: annehmen, dass Essen ein Kampf für Sie ist, ganz gleich, wie er begonnen hat. Dass Sie dieses Buch in die Hände bekommen haben, bedeutet, dass Sie die Problematik auf irgendeiner Ebene schon angenommen haben. Das ist ein guter Anfang. Zu akzeptieren, dass achtloses Essen ein Thema für Sie ist, ohne daraus ein Problem zu machen, ist ein großer Schritt, der Ihnen helfen wird, an den ausweglosen Fragen vorbeizukommen. Das ist Ziel dieses Arbeitsbuches: zu helfen, aus dem „Warum“-Karussell auszusteigen und auf den „Was kann ich tun“-Pfad zu kommen.

Wie kann man dieses Arbeitsbuch nutzen?

Wie geht man das an? Vielleicht möchten Sie zunächst den Rest der Einführung aufmerksam durchlesen, besonders wenn das Konzept achtsamen Essens neu für Sie ist. Das wird Ihnen einen allgemeinen Überblick vermitteln. Wenn Sie das getan haben, brauchen Sie nur einen Stift und etwas Zeit, um das Buch durchzuarbeiten. Das kann eine Herausforderung sein, aber es lohnt die Zeit und Mühe. Füllen Sie die Selbsteinschätzungen aus, die über das ganze Buch verstreut sind. Sie enthalten viele Fragen über Ihre momentanen und früheren Gewohnheiten und werden Ihnen helfen, ein Gespür dafür zu entwickeln, auf welche Kapitel dieses Buches es für Sie am sinnvollsten ist sich zu konzentrieren, genauer, welche Informationen für Sie am hilfreichsten sind.

In Kapitel 2 geht es um die sieben Aspekte achtsamen Essens. Jedem dieser Aspekte ist im Folgenden ein eigenes Kapitel gewidmet. Die jeweiligen Kapitel erklären, warum jener Aspekt ein wesentlicher Bestandteil achtsamen Essens ist, und führen ihn weiter aus. Im ganzen Buch gibt es eine Vielzahl von praktischen Übungen zu achtsamem Essen. Diese Übungen helfen Ihnen, achtsames Essen in ihr alltägliches Leben zu integrieren.

Es gibt in diesem Buch zwei Arten von Übungen. Die erste Art sind Fragen, die Ihnen helfen, Sie zu tieferem Nachdenken über Ihre Gewohnheiten anzuregen. Es ist wichtig, die Antworten auf diese Fragen aufzuschreiben. Wie beim Führen eines Tagebuches hilft das Aufschreiben, die Gedanken zu sortieren, und beim späteren Lesen Ihrer Einträge gewinnen Sie neue Einsichten. Die zweite Art von Übungen ist erfahrungsbezogen. Sie dienen dazu, achtsames Essen in den realen Herausforderungen des Lebens umzusetzen. Aus diesem Grund werden Sie die jeweiligen Achtsamkeitsaspekte in unterschiedlichen Situationen üben wollen. Probieren Sie die Übung zuerst beim Frühstück aus und dann beim Abendessen. Machen Sie sie zu Hause und auch im Restaurant. Essen bildet einen so großen Teil unseres täglichen Lebens, dass es viele unterschiedliche Gelegenheiten gibt, eine Methode einzusetzen.

Wie das Erlernen jeder neuen Fertigkeit dauert es, bis man sie kann. Je mehr Sie üben, desto besser werden Sie. Natürlich werden Sie eine Essgewohnheit, die Sie über zehn Jahre gepflegt haben, nicht über Nacht verändern können. Bleiben Sie dran: Es ist möglich! Vielleicht möchten Sie dieses Arbeitsbuch überallhin mitnehmen, wo Sie hingehen, damit Sie daran denken, es zu benutzen. Es ist besonders hilfreich, vor oder nach Mahlzeiten hineinzuschauen und immer wenn Sie bemerken, dass Sie etwas achtlos essen.

Eine andere Vorgehensweise ist, das Buch ganz durchzulesen und dann erst zu den Übungen zurückzukommen und sie auszuführen. So verschaffen Sie sich zunächst einen Überblick und gehen erst danach in die Details. Das Buchformat ist so angelegt, dass Sie direkt hineinschreiben können. Zögern Sie nicht, viel anzustreichen! Vielleicht möchten Sie, um Ihre Fortschritte zu unterstützen, *Ein Leben im Gleichgewicht* lesen, wozu dieses Arbeitsbuch eine Erweiterung darstellt. *Ein Leben im Gleichgewicht* bespricht die Grundgedanken und Fertigkeiten detaillierter.

Wenn Sie noch studieren, finden Sie vielleicht *Mindful Eating 101: A Guide to Healthy Eating in College and Beyond* (Grundstufe achtsamen Essens – ein spezieller Führer für gesundes Essen an der Uni und darüber hinaus) hilfreich, ein Ratgeber, der Studenten, die oft in Cafeterien essen, mit Examensstress zu kämpfen haben und mit akademischem Druck umgehen müssen, Tipps für achtsames Essen gibt.

Das vorliegende Buch verfolgt die Absicht, beim Erlernen der Freuden achtsamen Essens zu helfen, ganz gleich, wer Sie sind oder wo Sie leben. Aus diesem Grund können Sie das Buch sowohl allein benutzen als auch in einer Therapie oder Selbsthilfegruppe. Wenn Ihnen dieses Arbeitsbuch von Therapeuten empfohlen wird, ist es vermutlich hilfreich, sich ein eigenes zu kaufen, damit Sie hineinschreiben können.

Auch wenn Sie die Kunst achtsamen Essens gemeistert haben, greifen Sie womöglich immer mal wieder zu diesem Arbeitsbuch. Je nach Lebensumständen oder Jahreszeit – wie im Urlaub, oder wenn Ihr Gewicht schwankt –, können Sie vielleicht eine kleine Auffrischung vertragen. Das ist in Ordnung. Dieses Arbeitsbuch ist dafür gedacht, Ihnen bei jedem Schritt auf dem Weg zu helfen.

Wo findet man Therapie und Unterstützung?

Viele meiner Klienten erwähnen, wie hilfreich es ist, Unterstützung und Führung von professioneller Seite zu bekommen. Behalten Sie also im Sinn, dass dieses Arbeitsbuch nicht beabsichtigt, Therapie oder medizinischen Rat zu ersetzen. Ich würde sehr empfehlen, eng mit einer Gruppe von verschiedenen Fachleuten zusammenzuarbeiten, die spezielle Verfahren anbieten, wie Therapeuten, Psychologen, zugelassene Ernährungsberater, Ernährungswissenschaftler und Ärzte. Wenn Ihr Essverhalten sehr problematisch ist, zeigen Sie dieses Arbeitsbuch zunächst einer angesehenen Fachperson. Es kann bei jedweder Behandlung ergänzend benutzt werden. Ihr Therapeut oder Arzt mag Ihnen helfen herauszufinden, welche Teile des Arbeitsbuches für Sie am nützlichsten sind.

Von meinen Klienten höre ich, dass verschiedene Dinge sie davon abgehalten haben zu einer Fachperson zu gehen. Manchmal waren sie in der Angst gefangen, dass psychische Probleme und Essstörungen mit einem Stigma behaftet sind. Dankenswerterweise sind solche Ideen nicht mehr zeitgemäß. Viele Menschen sind sich heute der Verbindung von Körper und Geist sehr bewusst. Diejenigen, denen das immer noch Sorgen bereitet, befürchten, dass man sie für verrückt oder schwach hält. Ich möchte Ihnen jedoch versichern, dass das Gegenteil der Fall ist! Es ist gesund, die bestmöglichen Ressourcen heranzuziehen. Wenn Sie Diabetes hätten, würden Sie doch auch nicht versuchen, sich allein zu kurieren. Sie würden Fachleute hinzuziehen, damit Sie gesunden können. Das Gleiche gilt für Essprobleme.

Eine weitere Hürde besteht darin, an die richtigen Experten zu kommen. Eine passende Fachperson zu finden ist eine Hauptschwierigkeit, da die Essproblematik eines jeden einzigartig ist und von Fall zu Fall behandelt werden muss. Doch gibt es viele Wege, hervorragende Behandlung ausfindig zu machen.

Fragen Sie eine Fachperson, der Sie vertrauen, wie Ihren Arzt, oder eine angesehene Organisation für psychologische Beratung und Betreuung. Es ist wichtig, eine gute Empfehlung zu bekommen. Fühlen Sie sich frei, die betreffende Person anzurufen oder aufzusuchen, um zu sehen, ob er oder sie für Ihre Probleme passend ist, und um sicherzustellen, dass Sie sich mit ihr wohlfühlen und mit ihr zusammenarbeiten können. Wenn Sie sich einmal mit ihr getroffen haben, kann er oder sie Ihnen helfen, einen Plan zu erstellen, der achtsames Essen berücksichtigt. Bringen Sie das Arbeitsbuch mit und gehen es zusammen durch.

Wie können Fachleute dieses Buch nutzen?

Für die meisten Psychologen und Ärzte ist es eine der größten Herausforderungen, ein Buch zu finden, das sie guten Gewissens ihren Patienten und Klienten empfehlen können. Sie suchen etwas, das die Klienten tatsächlich lesen, und zwar von Anfang bis Ende. Sehr viele Bücher sind zu lang oder zu kompliziert; wenn etwas einschüchternd aussieht, trauen sich Klienten noch nicht einmal, es überhaupt aufzuschlagen. Sie suchen ein Buch, das viel mehr Details liefert, als sie ihren Klienten in der begrenzten Zeit, die sie mit ihnen haben, geben können. Noch wichtiger: Sie suchen ein Buch, das positiv ist, auf das Wohlbefinden ausgerichtet und einfühlsam. Wer mit Menschen mit Essproblemen zu tun hat, ist sich sehr bewusst, wie viel Scham und Peinlichkeit diese mit sich herumtragen. Sie möchten ihren Patienten die bestmögliche Fürsorge und Unterstützung geben, was sich in der Literatur spiegelt, die sie ihnen zu lesen geben.

Dieses Buch erfüllt alle diese Anforderungen. Deshalb ist es ein wunderbares Werkzeug, um es mit Klienten zu nutzen. Das Format des Arbeitsbuches ermöglicht es den Klienten, ihre Essgewohnheiten festzuhalten; sie können in den dafür vorgesehenen Rubriken detailliert Buch führen und es mit Ihnen dann später zu besprechen. Darüber hinaus werden neue Fertigkeiten, um mit problematischem Essverhalten zurechtzukommen, verständlich erklärt, und die vorgeschlagenen Übungen sind kurz und leicht anzuwenden.

Sie werden auch bemerken, dass das Arbeitsbuch für die ganze Bandbreite von Essproblemen einsetzbar ist, von alltäglichem achtlosem Essen bis hin zu chronischen Problemen achtlosen Zu-viel- oder Zu-wenig-Essens. Es deckt auch die Aspekte von Geist, Körper und Gefühlen ab, die in gesunde Essgewohnheiten hineinspielen. Auf diese Weise hilft es Ihnen, Essprobleme aus vielen verschiedenen Blickwinkeln anzugehen.

Selbsthilfegruppen für achtsames Essen

Selbsthilfegruppen können dieses Buch sehr gut einsetzen. Dadurch, dass jedem Thema ein Kapitel gewidmet ist, bietet es sich geradezu an ein Thema pro Woche abzudecken. Den Gruppenmitgliedern können wöchentliche Aufgaben gegeben werden und die achtsamen Essübungen können die Schwerpunkte für das gemeinsame Gespräch bilden. Der praxisbezogene Ansatz des Buches animiert die Klienten zum Wiederkommen und hilft ihnen in dem Prozess engagiert zu bleiben. Auf www.eatingmindfully.com finden Sie Anregungen zum Leiten einer Selbsthilfegruppe für achtsames Essen.

Wenn Sie eine Einzelperson sind, die eine Selbsthilfegruppe für achtsames Essen sucht, schauen Sie auf www.eatingmindfully.com nach den Verzeichnissen von Gruppen. Fachleute schicken dorthin Informationen über entstehende Gruppen.

Eine achtsame Reise

Wenn Sie sich auf diese Reise begeben, behalten Sie eine alte Geschichte im Sinn, die wie folgt lautet: Zu einem japanischen Meister kam ein Professor, der etwas über Zen wissen wollte. Der Professor erzählte dem Meister gleich zu Beginn des Treffens, was er schon alles über Zen gelesen hatte. Der Meister hörte zu und begann, dem Besucher Tee einzugießen. Er goss, bis die Tasse voll war, hörte dann aber nicht auf. Der Professor sah, wie die Tasse überlief und rief: „Sie ist übervoll! Es geht nichts mehr hinein!“ – „Wie diese Tasse“, sagte der Meister, „bist du angefüllt mit deinen eigenen Meinungen und Spekulationen. Wie soll ich dir Zen zeigen, wenn du nicht vorher deine Tasse leer machst?“

Versuchen Sie, gemäß dem Rat dieser Geschichte Ihre vorgefassten Meinungen beiseitezulassen, alles, was Sie schon darüber wissen, wie man mit seinem Essverhalten umgeht. Werfen Sie alle herkömmlichen Diätregeln und Denkarten übers Abnehmen aus Ihrem Geist. Sie werden möglicherweise bemerken, dass Ihr Geist zeitweise in alte Diätgewohnheiten und Vorstellungen, wie man abnimmt, verfällt. Wenn das passiert, denken Sie daran, dass durch das Lesen dieses Arbeitsbuches Ihre Tasse mit neuem Handwerkszeug gefüllt wird.

Nun sind Sie vorbereitet und können dieses Arbeitsbuch in Angriff nehmen. Lehnen Sie sich zurück und genießen es!

Kapitel 1

Was ist eine achtsame Geistesverfassung?

Der Geist ist alles. Du wirst, was du denkst.

Der Buddha

Lassen Sie uns zuerst über „Achtsamkeit" sprechen, bevor Sie sich in achtsames Essen stürzen. Dieser Begriff mag neu für Sie sein. Allerdings ist Achtsamkeit, oder genauer, achtsames Essen, keine neue Idee. Sie ist im Grunde jahrhundertealt und gründet in der östlichen Vorstellung von Achtsamkeit oder „reinem Gewahrsein". Sie wird definiert als „gegenwärtig sein", „im Augenblick sein", „wertfrei sein". Was heißt das? Es bedeutet einfach, genauer auf Ihren Körper, Ihre Gewohnheiten und auf das zu achten, was bestimmte Verhaltensweisen auslöst.

Im Grunde ist Achtsamkeit ein einfaches Konzept. In einfachen Worten ausgedrückt geht es schlichtweg darum, *wacher und bewusster zu sein.* Achtsamkeit kann man bei fast allen Tätigkeiten üben. Wer achtsam geht, wird langsamer, genießt die Umgebung und denkt an den nächsten Schritt. Wenn Sie achtsam essen, sind Sie bewusster und bekommen mit, welche Faktoren Sie zum Essen bewegen, obwohl Sie satt sind, und welche zum Hungern, obwohl Sie eigentlich Hunger haben.

Bei Achtsamkeit geht es darum, eine enge Beziehung zum eigenen Geist zu entwickeln. Wir machen uns mit dem vertraut, was wir denken und fühlen, reagieren weniger automatisch auf unsere Gefühle, Gedanken und Gelüste. Oft handeln wir, ohne bewusst darüber nachzudenken oder bewusst zu sein, warum wir tun, was wir tun. Wenn wir jedoch achtsam sind, akzeptieren wir ohne Werturteil oder Kritik alles, was in unserem Geist oder Herzen auftaucht. Wir benutzen das, was in unser Gewahrsein tritt, um mehr über uns zu erfahren. Wenn man zum Beispiel traurig ist, nimmt man das an und arbeitet sich durch das Gefühl, statt es in eine Schublade zu stecken oder wegzuschieben. Darüber hinaus genießt man sein Leben mehr, wenn man geistig und physisch präsent ist. Achtsamkeit ermöglicht es uns, dass wir uns inmitten der Geräuschkulisse des Lebens ohne Ablenkung konzentrieren können.

Im Gegensatz dazu gehen mit Achtlosigkeit automatische, gewohnheitsmäßige Gedanken und Handlungen einher. Das ist so ähnlich wie das, was Bill Murrays Held in dem Film *Und täglich grüßt das Murmeltier* erfährt: ein Leben, in dem immer wieder das Gleiche abläuft, dessen Drehbuch schon geschrieben und das festgefahren ist. Zu dieser sich wiederholenden Form von Achtlosigkeit trägt der Mythos über die Vorteile des „Multitasking" viel bei, der Fähigkeit mehrere Aufgaben parallel zu erledigen. Kürzlich sah ich einen Autoaufkleber, auf dem stand: „Multitasking-Königin". Das gab mir zu denken. Die westliche Welt ist sehr stolz auf die Fähigkeit mehrere Aufgaben parallel erledigen zu können. Aber wie sehr hilft das tatsächlich? Schafft man wirklich mehr oder macht es einen für Fehler anfälliger? Ähnlich ist es mit den technischen Fortschritten bei Handys, Faxgeräten und Modems in den letzten zehn Jahren. Sie verstärken den Druck, viele Dinge parallel zu erledigen und die Welt in einen Schnelllaufmodus zu versetzen. Ältere Modelle funktionieren aus heutiger Sicht im Schneckentempo. Vielleicht fällt Ihnen auf, wie wenig Sie ohne Handy oder E-Mail leben können. Gleichzeitig fühlen Sie sich überladen, oder es macht Sie ärgerlich, wenn Sie schon wieder eine Nachricht oder einen Anruf bekommen. Wer kann mit so einem Tempo Schritt halten? Es erschöpft mental und physisch, doch scheint es fast unmöglich, es zu drosseln.

Die Mahlzeiten entgehen diesem Druck nicht. Sind Ihre Gedanken im Schnelllaufmodus gefangen, wenn Sie sich zum Essen hinsetzen? Fällt es Ihrem Geist schwer, sein Tempo zu drosseln, während Sie still am Tisch sitzen? Sich in halsbrecherischer Geschwindigkeit zu bewegen und zu denken, macht es schwer, mit dem Geist bei jedem Bissen zu sein. Möglicherweise verlassen Sie sich auf automatisches Essverhalten: einfache und schnelle Handlungen, die wenig Denken erfordern. Vielleicht ist Ihr Standardverhalten, Ihren Teller leer zu essen. Sie schaufeln die ganze Portion Hackbraten in sich, die auf Ihrem Teller liegt, statt zu überlegen, wie viel genug wäre. Sie können so sehr in Gewohnheiten feststecken, dass Sie manchmal nicht einmal bemerken, was passiert. Das ist ein Grund, warum sich achtloses Essen einschleichen kann. Achtlose Esser müssen unbedingt eine neue Art finden, in ihrem Körper zu sein oder ihr Verhältnis zu Essen und Trinken neu zu überdenken.

Hier ein Beispiel für Achtsamkeit: In diesem Moment, während Sie dieses Buch lesen, erleben Sie Achtsamkeit. Sie halten Ihre Aufmerksamkeit auf der Buchseite und nehmen jedes Wort auf, ohne darüber nachzudenken, ob es „gut" oder „schlecht" ist, kurz, Sie lesen bloß. Wenn Sie unachtsam wären, würden Sie an etwas anderes denken, während Ihre Augen die Seite überflögen. Sie würden fünf Seiten „lesen" und dann plötzlich merken, dass Sie überhaupt nicht wissen, was Sie gerade gelesen haben. Ihre Hand hätte die Seiten umgeblättert, aber Sie hätten nichts vom Inhalt aufgenommen. Achtloses Essen ähnelt achtlosem Lesen. Ihre Hand nimmt die Gabel in die Hand, aber Ihr Geist ist irgendwo anders.

Achtsamkeitstipp: Telefonläuten als Aufwachaufruf

Wenn das nächste Mal das Telefon klingelt, nutzen Sie es als Erinnerung, sich auf den Moment zu konzentrieren. Spüren Sie einfach für eine Sekunde in sich, wenn Sie das Klingeln hören. Stellen Sie fest, wo Ihre Aufmerksamkeit gerade war, bevor das Telefon klingelte. Nehmen Sie wahr, wie diese Übung Ihr Gewahrsein verändert.

Viele Menschen überall in der Welt und aus allen Gesellschaftsschichten benutzen und genießen Achtsamkeitstechniken: Anwälte, Lehrer, Bauern, Mönche, Fachleute, Frauen und Männer. Sie setzen sie aus allen erdenklichen Gründen ein. Es gibt sogar einige Zentren, die Kindern beibringen, achtsam zu sein. Krankenhäuser und Therapeuten unterweisen Menschen täglich in Achtsamkeitstechniken als Hauptmethode, um mit Schmerz und emotionalem Leid fertig zu werden.

Achtsames Essen findet rund um die Welt Anklang. Im Internet sind zahlreiche Kliniken und Zentren zu finden, die achtsames Essen einsetzen. Diese Zentren und Ärzte haben den Menschen geholfen, Achtsamkeitsübungen in ihr tägliches Leben zu integrieren. Achtsames Essen können Sie überall finden, von Beratungsstellen an Universitäten bis zu Schulen, Kindertagesstätten und Krankenhäusern. Die bisherigen Forschungsergebnisse weisen alle in die gleiche Richtung: Achtsamkeitsmaßnahmen sind wirksame Hilfen zur Regulierung von Essgewohnheiten (Kristeller, Baer und Quillian-Wolever 2006; Smith u. a. 2006; Wilson 1996).

Über achtsames Essen wurde im Verlauf der Jahre viel geschrieben. *Essen, trinken, achtsam genießen* beleuchtet eingehend, wie Achtsamkeitstechniken bei Problemen mit dem eigenen Essverhalten und Körperbild helfen können. Allerdings erweitert *Essen, trinken, achtsam genießen* das Achtsamkeitskonzept um eine besondere Perspektive. Und zwar verbinde ich hier traditionelle Achtsamkeitsmethoden mit Techniken der kognitiven Verhaltenstherapie und wende sie auf Essprobleme an. Ebenso gebe ich Beispiele aus dem wirklichen Leben von der Arbeit mit meinen Klienten.

Achtsamkeit und Psychologie: der Nutzen

In den letzten Jahren haben Psychologen angefangen, eingehend Achtsamkeit zu erforschen. Sie wollten besser verstehen, warum Achtsamkeit auf so viele Menschen eine therapeutische Wirkung hat. Es ist wissenschaftlich erwiesen, dass sie bei einer großen Bandbreite von emotionalen und körperlichen Störungen helfen kann. Gemäß den Forschungsergebnissen der letzten 25 Jahre kann ein Training in Achtsamkeitsmeditation Folgendes bewirken:

- Depression schwächen
- Angst mindern
- bei der Bewältigung von Essstörungen helfen

- Müdigkeit und Angst verringern
- das Selbstwertgefühl verbessern
- die Toleranzgrenze für Stress erhöhen
- die Kosten für die Gesundheitsversorgung senken
- die Schmerzgrenzen und die Erfahrung von Schmerz verringern
- die Herzfrequenz drosseln und den Blutdruck senken
- das Immunsystem stärken
- die Fähigkeit, zu entspannen, erhöhen
- die Gesundheit verbessern

(Baer 2003; Baer, Fischer und Huss 2005a; Brown, Ryan und Creswell 2007; Davidson u. a. 2003; Kabat-Zinn 1998)

Wie kann Achtsamkeit all diesen Nutzen bringen? Wenn man auf den gegenwärtigen Augenblick achtet, können Körper und Gehirn besser funktionieren. Das geschieht auf zwei Weisen.

Zum einen ist man weniger reaktiv. Wer sein Tempo verlangsamt, denkt klarer. Man *geht* bedacht auf die Situation *ein*, statt automatisch zu *reagieren*. Typischerweise benutzen Menschen immer wieder die gleichen Bewältigungsstrategien, indem sie wiederholt und ohne nachzudenken auf dieselbe Weise reagieren. Manchmal ist die Bewältigungsstrategie gesund, wie Joggen, um Frust abzubauen. Aber manchmal wenden sie sich auch Alkohol, Drogen oder Essen zu. Wenn Sie Ihr Tempo verlangsamen, können Sie sich bewusst für eine neue Umgangsweise entscheiden, die gesünder ist. Achtsam zu sein hilft also, mehr zu gewahren, wie man unbewusst und bewusst auf Stress *reagiert*, und neue Wege zu finden, mit der Situation umzugehen, ohne sich auf Essen zu stützen.

Zum anderen hilft sie dem Körper, sich zu entspannen. Die Kurzzeitwirkung von Achtsamkeit auf den Körper ähnelt dem Nutzen von Entspannung. Wenn man in einer achtsamen Verfassung ist, ist die Schweißabsonderung nachweisbar geringer, die Herzfrequenz langsamer und die Alphawellen im Gehirn verändern sich. Diese körperlichen Veränderungen belegen, dass sich der Körper in einen Entspannungszustand begibt. Um das Offensichtliche auszusprechen: Der Körper kann nicht entspannt und gleichzeitig gestresst sein. Und wenn man entspannt ist, denkt man klarer. Als Folge dieser Klarheit neigt man dazu, klügere Essentscheidungen zu treffen.

Die neuere Forschung hat herausgefunden, dass Achtsamkeit sowohl im Augenblick als auch auf lange Sicht helfen kann (Davidson u. a. 2003). Sie kann die Nervenverbindungen im Gehirn verändern und hat anderen positiven Nutzen. Dr. Richard Davidson, der Direktor des Labors für affektive Neurowissenschaft an der Universität von Wisconsin, hat mit seinen Kollegen die Wirkungen von Achtsamkeit auf das Gehirn untersucht. In Personen, die meditierten (verglichen mit denen, die es nicht taten), war die Aktivität in Bereichen des Gehirns, die mit positiven Gefühlen verbunden sind, deutlich höher. Die gleiche Studie fand heraus, dass das Abwehrsystem von Menschen, die meditieren, deutlich besser funktioniert.

Dr. Davidson hat auch Menschen untersucht, die schon sehr lange meditieren, wie etwa Nonnen oder Mönche. Er fand heraus, dass sie durch den langfristigen Einsatz dieser Übung neue Nervenbahnen in ihrem Gehirn geschaffen hatten. Das ähnelt dem, was passiert, wenn jemand für sehr lange Zeit einen bestimmten Sport getrieben hat: mit viel wiederholter Übung entwickelt das Gehirn dieser Person für bestimmte Abläufe abgekürzte Verfahren.

Mehr Informationen darüber, wie Achtsamkeit die Gehirnchemie verändert, finden Sie in *Das achtsame Gehirn* von Daniel J. Siegel.

Achtsamkeit und Essprobleme

Therapeuten für Essstörungen wollten herausfinden, ob Achtsamkeit auch bei der Behandlung von Essstörungen helfen würde (Kristeller und Hallett 1999; Proulx 2008; Safer u. a. 2002; Smith u. a. 2006; Wiser und Telch 1999). Konnte achtsames Essen wirklich helfen, Essprobleme zu überwinden, die zu den schwierigsten psychischen Problemen überhaupt gehören? Sie fanden heraus, dass es das tut!

Eine Reihe bekannter Therapieformen, bei denen Achtsamkeit im Mittelpunkt steht oder zumindest ein Bestandteil ist, werden zum Kurieren von Essproblemen eingesetzt. Die dialektische Verhaltenstherapie (*dia-*

lectical behavior therapy, DBT), die Akzeptanz- und Commitmenttherapie (*acceptance and commitment therapy*, ACT) und das Training im Essgewahrsein auf der Grundlage von Achtsamkeit (*mindfulness-based eating awareness training*, MB-EAT) setzen alle Achtsamkeit als wichtigen Bestandteil ihrer Behandlung ein.

Die Forschung hat bislang viel über die Vorteile von Achtsamkeit herausgefunden. Es ist davon auszugehen, dass mit der weiteren Erforschung das Interesse an achtsamem Essen in den nächsten Jahren vermutlich rasant zunehmen wird.

Wie ist man achtsam?

An diesem Punkt fragen Sie sich vielleicht: „Aber wie übe ich Achtsamkeit? Wie mache ich das eigentlich?“ Das Erlernen von Achtsamkeit braucht Übung und ist ein andauernder Prozess. Sie werden es nicht über Nacht meistern. Beim Lesen dieses Buches können Sie Übungen ausführen, die Ihnen allmählich beibringen, wie Sie im Hinblick auf Ihr Gewicht und Ihre Essgewohnheiten achtsam sein können. Schon mit der folgenden Übung kann Ihr Achtsamkeitstraining beginnen.

Achtsamkeitsübung: Einen achtsamen Augenblick einlegen

Die Übung von Achtsamkeit ähnelt dem Virenscan bei Computern. Es dauert zwar eine Weile, aber auf lange Sicht ersparen die wenigen Momente viele Stunden, die man damit zubringen müsste, zu versuchen ihn wieder funktionstüchtig zu machen und verlorene Dateien wiederherzustellen. Es ist wichtig, den Computer regelmäßig auf Viren zu überprüfen, da sie im Hintergrund lauern können, auch wenn vordergründig alles glatt zu laufen scheint. Meistens hat man keine Ahnung, dass sie da sind, außer man überprüft es.

Ebenso wichtig ist die Übung von Achtsamkeit. Man sollte es täglich tun. Das muss keine formale Meditationsübung sein. Es reicht, sich eine, zwei Minuten zu nehmen, um innezuhalten, den Blick nach innen zu wenden und einen Mini-selbst-Scan durchzuführen. Es geht einfach darum, sich mit den eigenen Gedanken, Gefühlen und Empfindungen zu verbinden. Nehmen Sie sich also ein paar Momente für diese Übung.

1. Gönnen Sie sich ein paar stille Augenblicke. Wenn Ihnen das angenehm ist, können Sie die Augen schließen.
2. Konzentrieren Sie sich darauf, die richtige Geisteshaltung zu finden. Versuchen Sie zu entspannen. Betrachten Sie diese Übung als eine Möglichkeit, all Ihre internen Dateien zu überprüfen.
3. Stellen Sie sich dann ein paar einfache Fragen. „Wie fühle ich mich gerade? Gibt es etwas, das mich in diesem Moment beschäftigt? Wie geht es meinem Körper? Bin ich im Augenblick? Liegt mir etwas auf dem Herzen, das mich ablenkt oder mir Sorgen macht? Lächle ich? Sind meine Muskeln verspannt?"
4. Sehen Sie auch die geheimen oder verborgenen „Ablagen" durch, von denen niemand außer Ihnen weiß. Das ist ein Prozess des Nachsinnens über sehr persönliche oder emotionale Dinge. Versuchen Sie sich auch einige der schwierigeren oder unbequemeren Fragen zu stellen, wie: „Fühle ich mich heute ängstlich? Warum fühle ich mich so gestresst? Warum hat mich diese Äußerung gerade verletzt?" Wenn Sie einfach so dahinleben, ohne einen achtsamen Selbstscan durchzuführen, können eine Menge unsichtbarer Gefühle und Gedanken Sie klammheimlich sabotieren.
5. Wenn Sie gut auf Bilder ansprechen, stellen Sie sich das nächste Mal, wenn Sie achtsam sein wollen, vor, Sie drückten einen Knopf, der einen inneren Scan in Gang setzt. Denken Sie an einen Computerbildschirm. Stellen Sie sich vor, auf dem Schreibtisch sind einige Dateien abgelegt. Was für Dateien sind das? Stress? Wut? Hunger?

Oft führen Menschen erst dann einen inneren Scan durch, wenn etwas nicht läuft. Aber ich möchte Sie ermutigen, regelmäßig eine Routinewartung durchzuführen: Spüren Sie, auch wenn alles glatt läuft, nach innen. Die Sprache der Achtsamkeit hilft Ihnen, ein Meister der inneren Scans zu werden.

Die Sprache der Achtsamkeit erlernen

Sie können damit beginnen, ein achtsamerer Mensch zu werden, indem Sie die Sprache der Achtsamkeit erlernen. Achtsam sprechen bedeutet, sich voll und ganz bewusst zu sein, was man sagt. Es heißt auch, mit sich selbst und anderen mitfühlend zu sprechen. Nicht viele Menschen beherrschen Achtsamkeit als Muttersprache.

Achtsam zu sprechen erfordert Übung. Wenn Sie Spanisch oder Französisch lernen würden, dann wiederholten Sie zunächst die Worte immer wieder in Ihrem Kopf. Sie würden immer wieder innehalten und versuchen, sich an das richtige Wort zu erinnern, bis es Ihnen irgendwann kommt, ohne darüber nachzudenken. Das Gleiche gilt auch für die Sprache der Achtsamkeit. Wenn Sie sich darin üben, in einer Sprache zu denken und zu sprechen, die Mitgefühl und Gewahrsein unterstützt, kommen Ihnen mit der Zeit die richtigen Worte von alleine.

Warum sollten Sie sich die Zeit nehmen, diese Sprache zu erlernen? Das ist deshalb wichtig, weil Worte unsere Handlungen lenken. Wenn wir ein Gefühl, das wir spüren, als „Angst" bezeichnen, werden wir wegrennen. Wenn wir das gleiche Gefühl „Wut" nennen, schlagen wir vielleicht zu. Das lässt sich auch darauf übertragen, wie wir uns selbst und unseren Körper behandeln. Wenn wir uns mit mitfühlenden, wertfreien Worten beschreiben, werden wir wahrscheinlich gut mit uns umgehen. Wir werden unserem Körper größere Achtung entgegenbringen. Stellen Sie sich nun das Gegenteil vor, Sie würden sich als „Fettsack" oder „unansehnliche Person" bezeichnen. Wie würden Sie dann wohl mit sich umgehen? Vermutlich würden Sie Ihren Körper auf bestrafende und beschämende Weise behandeln. Wenn Sie sich nicht sicher sind, wie gut Sie die Sprache der Achtsamkeit kennen oder wie sie in Ihr Leben passt, machen Sie den folgenden Test.

Achtsamkeitstest

Wenn es Ihnen schwerfällt, achtsam zu leben, haben Sie oft auch Schwierigkeiten, achtsam zu essen. Hier sind einige verbreitete Arten, achtlos zu handeln. Kreuzen Sie die Aussagen an, die auf Sie zutreffen.

- ☐ Es gibt Zeiten, in denen ich mir nicht wirklich bewusst bin, was ich fühle oder tue. Ich fühle mich manchmal wie ein Roboter, der einfach funktioniert.
- ☐ Ich finde es schwer, mich und Umstände so zu akzeptieren, wie sie sind. Ich wünsche oft, es wäre anders.
- ☐ Ich mache manchmal unnötige Fehler, weil ich unaufmerksam bin.
- ☐ Unangenehmes vermeide ich oft oder schiebe es auf, damit ich mich nicht mit Dingen beschäftigen muss, die mir etwas ausmachen.
- ☐ Manchmal nehmen mich meine Gedanken (über Essen oder meine Probleme) so sehr ein, dass ich nicht so auf andere zu- oder eingehe, wie ich es könnte.
- ☐ Ich konzentriere mich bloß aufs Ankommen. Ich habe nur mein Ziel im Blick, ohne von meiner Umgebung etwas wahrzunehmen. Manchmal schaue ich noch nicht einmal auf. Ich fahre, ohne wirklich darüber nachzudenken, wo ich hinfahre.
- ☐ Ich höre nicht sehr genau hin, wenn andere Leute sprechen, oder finde es schwer, anderen längere Zeit zuzuhören.
- ☐ Wenn ich einen Vortrag höre, ist die Hälfte meiner Aufmerksamkeit beim Vortrag und die andere irgendwo anders.
- ☐ Ich mache in Gedanken immer Listen von Dingen, die zu erledigen sind, sogar in unpassenden Situationen (während ich mit meiner Aufmerksamkeit bei meiner Arbeit sein sollte, beim Sex oder zu anderen Zeiten).
- ☐ Auf Partys kann ich mir die Namen neuer Leute nicht merken.
- ☐ Was ich tue, mache ich immer schnell, um es hinter mich zu bringen.
- ☐ Ich glaube, ich muss noch eine Reihe von Zielen erreichen, bis ich irgendwann in der Zukunft einmal glücklich sein kann; es fällt mir schwer, zu sehen, was ich schon alles vollbracht habe.

- ☐ Beim Autofahren oder bei anderen Handlungen schalte ich manchmal auf Automatik.
- ☐ Routineaktivitäten langweilen mich.
- ☐ Ich finde es schwer, den Moment zu genießen, auch wenn ich etwas tue, das mir Spaß macht.
- ☐ Ein typischer Gedanke für mich ist: „Und was kommt als Nächstes?"
- ☐ Ich beschäftige mich viel mit der Vergangenheit. Wenn ich anfange, an unangenehme Dinge aus der Vergangenheit zu denken, kann ich mich ziemlich darin verfangen. Es fällt mir dann schwer, mich da wieder herauszuholen.
- ☐ Ich denke viel an die Zukunft und als Folge davon kann ich manchmal nicht das genießen, was ich im Moment tue.
- ☐ Manchmal vergesse ich, ob ich Routineaufgaben schon erledigt habe, weil ich sie so achtlos mache (zum Beispiel kann ich mich nicht daran erinnern, ob ich die Tür abgeschlossen oder den Fernseher ausgeschaltet habe).

Die meisten von uns würden einige dieser Aussagen ankreuzen; im alltäglichen Leben ist es ziemlich normal, gelegentlich unachtsam zu sein. Doch wenn Sie mehrere dieser Beispiele angestrichen haben, möchten Sie sich vielleicht um eine achtsamere Lebensführung bemühen.

Das kostbarste Geschenk, das wir geben können, ist unsere Präsenz. Wenn Achtsamkeit jene umarmt, die wir lieben, werden sie wie Blumen blühen.

Thich Nhat Hanh

Achtsamkeitsübung: einen achtsamen Gang einlegen

Die folgende Übung ist zweigeteilt. Führen Sie zuerst die Tätigkeit aus und denken dann darüber nach, was Sie dadurch gelernt haben. Das hilft Ihnen, sich darüber klar zu werden, was Sie emotional erfahren, wenn Sie mit Ihrem Geist und Ihrem Körper einen achtsameren Gang einlegen.

Teil eins

Versuchen Sie heute, wenn Sie mit jemandem sprechen, geistig anwesend zu sein. Vielleicht ist es Ihre Vorgesetzte oder Ihr Partner. Wenn Sie bemerken, dass Ihr Geist abschweift, während diese Person mit Ihnen spricht (und er wird abschweifen!), versuchen Sie, ihn zu dem zurückzubringen, was er oder sie gerade sagt. Konzentrieren Sie sich auf die Gesichtszüge, den Ton und den Ausdruck der Person. Bemerken Sie, wie diese Person darauf reagiert, dass Sie präsenter sind.

Teil zwei

Schreiben Sie nun auf, wie das für Sie war.
Mit wem versuchten Sie heute, präsenter zu sein?

....

....

Was hat Sie dabei herausgefordert?

....

....

Wohin wollte Ihr Geist entfliehen? Woran dachten Sie? Warum war es schwierig, Ihre Aufmerksamkeit bei dem Gespräch zu halten?

....

....

Wie antwortete die Person, als Sie wirklich präsent waren? Bemerkten Sie eine Veränderung in der Körpersprache? Vielleicht ein Zeichen der Anerkennung? Oder Überraschung, dass Sie aufmerksam zuhörten?

....

....

Achtsamkeit im Alltag bemerken

Die Menschen benutzen jeden Tag Achtsamkeitstechniken, ob sie sich dessen bewusst sind oder nicht. Therapeuten verlassen sich bei ihrer Arbeit sehr auf Achtsamkeitstechniken. Wenn ein Klient spricht, muss der Therapeut in diesem Augenblick gegenwärtig sein und sehr aufmerksam zuhören. Therapeuten üben sich auch in Urteilsfreiheit; sie versuchen sich darauf zu konzentrieren, für ihre Klienten Mitgefühl zu haben. Wenn Klienten spüren, dass sie nicht beurteilt werden, ist es wahrscheinlicher, dass sie sich öffnen und zu sich selbst und der Therapeutin ehrlich sind. Das ermöglicht ihnen, sich unvoreingenommen ihr Verhalten zu betrachten und erstaunliche Veränderungen zu vollbringen.

Auch Sie benutzen bereits Achtsamkeit in Ihrem Leben. Schreiben Sie in die Freiräume unten, auf welche Weise Sie zurzeit Achtsamkeit nutzen. Denken Sie an die unterschiedlichen Rollen, die Sie einnehmen. An einem einzigen Tag schlüpfen Sie wahrscheinlich in eine Vielzahl von Rollen: Ehefrau, Mitarbeiterin, Klientin, Mutter, Hausfrau und andere. Jede dieser Rollen fordert Sie auf ihre eigene Weise heraus, und in jeder setzen Sie aller Wahrscheinlichkeit nach bereits Achtsamkeit ein. Notieren Sie, auf welche Weise Sie Achtsamkeit nutzen könnten, um eine Ihrer täglichen Rollen wirksamer auszufüllen.

....

....

....

....

....

....

Achtsam leben

In diesem Kapitel haben Sie erfahren, dass Achtsamkeit eine Seinsweise ist. Sie basiert auf Gewahrsein und darauf, völlig gegenwärtig zu sein. Sie lehrt, die Welt mit offenen Augen anzuschauen, mehr wahrzunehmen, als zu beurteilen. Sie können an alles, was Sie in der Welt tun, achtsam herangehen, an Ihre Arbeit, an Ihre zwischenmenschlichen Beziehungen oder an den Umgang mit unangenehmen Dingen in Ihrem Leben. Wenn Sie Achtsamkeit ausprobiert haben, wissen Sie, dass sie hilfreich ist.

In den folgenden Kapiteln werden Sie entdecken, dass Achtsamkeit ein Weg ist, um Essprobleme in den Griff zu bekommen, ganz gleich, ob Sie zu viel oder zu wenig essen. Im nächsten Kapitel erfahren Sie, wie Sie Achtsamkeit speziell dafür einsetzen können, wenn Sie etwas an Ihrem Ringen mit den Happen zwischendurch und Ihrem Essverhalten verändern wollen.

Kapitel 2

Was ist achtsames Essen?

Jeder Mensch ist der Schöpfer seiner eigenen Gesundheit und Krankheit.

Der Buddha

Lassen Sie uns mit einem kurzen Überblick über achtsames Essen beginnen. Bei achtsamem Essen entwickelt man eine spezielle Art von Gewahrsein, die Sie bei jeder Mahlzeit mit an den Tisch bringen. Es ist keine Diät. Es gibt keine Regeln, Speisepläne oder Rezepte. Sie müssen keine ganzen Lebensmittelgruppen weglassen, wie Brot oder Fleisch, oder jede Kalorie zählen. Wenn Sie jede erdenkliche Diät ausprobiert haben, klingt das wahrscheinlich wie ein erfrischender Gedanke – endlich keine Diät mehr! Aber vielleicht kratzen Sie sich zur gleichen Zeit am Kopf und fragen sich, wie das möglich ist.

Ronald Reagan sagte einmal: „Die Art und Weise, wie jemand Geleefrüchte isst, sagt viel über seinen oder ihren Charakter." Essen Sie eine nach der anderen? Essen Sie sie genüsslich? Schlingen Sie sie achtlos hinunter? Meiden Sie sie wie die Pest? Nur mitten in der Nacht? Heimlich?

Es ist wahr, die Art, wie jemand isst, sagt viel über einen Menschen. Essen Sie auch, wenn Sie satt sind? Naschen Sie immer weiter, bis Sie sich unwohl und vollgestopft fühlen? Entziehen Sie sich etwas, wenn Sie Diät halten? Naschen Sie achtlos auch Dinge, die Sie nicht einmal mögen, nur weil sie vor Ihrer Nase stehen? Bei achtsamem Essen geht es weniger darum, *was* Sie essen, sondern mehr um die Art, *wie* Sie essen. Jeder kennt das wahre Geheimnis zur Erhaltung seines Gewichts: Nimm nur die Menge an Kalorien zu dir, die dein Körper zum Funktionieren braucht. Das klingt ziemlich einfach. Aber, wie Sie wissen, ist es überhaupt nicht einfach. Was steht dem im Weg, das zu tun, von dem Sie wissen, dass es für Ihren Körper am besten ist? Genau darum geht es in diesem Buch.

Wenn Sie achtsam essen, werden Sie sich Ihrer Essgewohnheiten bewusster, besonders derjenigen, die gutes Essverhalten sabotieren. Das ist, als ob man die Schaltzentrale des Gehirns gut kennenlernt, den Teil, der für Essentscheidungen verantwortlich ist. Sie lernen, sich Fragen zu stellen und sie zu beantworten. Zum Beispiel: „Möchte ich wirklich etwas zwischendurch essen?", „Reagiere ich auf Essen einfach mit automatischen Gewohnheiten?", „Laufe ich auf der Arbeit unbedacht zum Automaten und kaufe mir meinen Lieblingsriegel, ohne einen Gedanken daran zu verschwenden?" Manchmal sind Ihre Entscheidungen besser und Sie essen sehr aufmerksam. Und manchmal nicht. Dann essen Sie viel zu viel und hassen sich dafür. Aber Sie sind sich dieser Wahlmöglichkeiten bewusster und haben mehr Mitgefühl für sich, auch wenn Sie keine hilfreiche Wahl treffen.

Achtsames Essen ist kein militantes Programm, das Sie vom Essen abschrecken soll. Es ist eigentlich genau das Gegenteil. Es bringt Ihnen bei, dass Essen in Ordnung ist! Essen ist eine gute Sache und ein notwendiger Bestandteil des Lebens.

Drei Schritte zu achtsamem Essen, mit Geist und Mund

Es gibt drei grundlegende Schritte zu achtsamem Essen. Jeder dieser Aspekte ist wichtig; zusammen genommen ermöglichen sie Ihnen die achtsamste Esserin zu sein, die Sie sein können. Diese drei Schritte lenken

Ihre Aufmerksamkeit darauf, sich dessen, was Sie essen, sehr bewusst zu sein. Aber sie betonen ebenso, dass es wichtig ist, zu wissen, wie Sie über Essen denken und fühlen.

1. **Die physischen Eigenschaften der Nahrung bemerken.** Achten Sie genau auf Ihre Sinne. Nehmen Sie wahr, wie das Essen schmeckt. Benutzen Sie Ihre Zunge, um die Beschaffenheit zu spüren. Messen Sie die Temperatur. Bemerken Sie den Geruch. Stellen Sie sich vor, Ihr Mund wäre ein Vergrößerungsglas, das alles nah heranholt. Jeder Bissen wird hundert Prozent vergrößert. Fragen Sie sich: „Wie schmeckt er wirklich? Wie fühlt er sich in meinem Mund an? Ist es etwas, das ich wirklich haben möchte? Befriedigt es meine Geschmacksnerven? Ist mein Geist wirklich präsent, wenn ich einen Bissen nehme, so dass ich ihn voll und ganz erlebe?"

2. **Die wiederkehrenden Gewohnheiten und den Vorgang des Essens bemerken.** Nehmen Sie wahr, wie Sie essen. Achten Sie auf Ihr automatisches Essverhalten. Wenn Sie auf Automatik geschaltet haben, ist es wahrscheinlicher, dass Sie gewohnheitsmäßig handeln: jeden Tag um die gleiche Zeit einen Snack zu sich nehmen, beim Essen noch verschiedenes anderes tun oder immer wieder das Gleiche essen. Fragen Sie sich: „Gibt es etwas, das ich immer wieder tue und das mich zu achtlosem Essen verführt? Habe ich irgendwelche eingefleischten Angewohnheiten, bezüglich der Happen zwischendurch? Was hindert mich daran, die Kontrolle zu behalten, wenn ich die Gabel in die Hand nehme?"

3. **Mitbekommen, was achtloses Essen auslöst.** Seien Sie sich sehr bewusst, was Sie veranlasst, zu essen anzufangen und aufzuhören. Ist Ihre Küche ein gefährliches Naschpflaster? Führt ein harter Tag (oder andere Gefühle wie Stress, Unwohlsein oder Langeweile) zu einer Fressorgie? Oder lösen wertende Gedanken, wie „Bin ich ein Idiot!", achtloses Essen aus? Werden Sie zu einer fachkundigen Kennerin all dessen, was Sie zum Essen antreibt, wenn Sie körperlich gar nicht hungrig sind; wenn Sie Ihre Auslöser kennen, können Sie sie vorhersehen, bevor sie

zu greifen anfangen, und so eine bessere Wahl treffen. Fragen Sie sich: „Was fühle ich? Bin ich körperlich oder emotional hungrig? Unterstützt meine Umgebung, meine Gefühlsverfassung oder mein Tischpartner meine Bemühungen, achtsam zu essen, oder sind sie ihnen eher abträglich?"

Zu achtsamem Essen gehört das, was ich eine „Geschmackspatrouille" nenne. Stellen Sie sich vor, Sie erspähen beim Fahren auf einer Straße ein Polizeiauto. Was passiert in dem Moment, in dem Sie den Polizeiwagen erkennen? Da gibt es einen plötzlichen Aufmerksamkeitsschub. Sie prüfen blitzschnell, was Sie gerade tun. „Wie schnell fahre ich? Wie schwer ist mein Fuß auf dem Gaspedal?", fragen Sie sich. Sie bemerken ein Gefühl von Schuld oder Sorge. In diesem Moment passiert eine Menge.

Auf ähnliche Weise können Sie Ihre Aufmerksamkeit gegenüber Ihrem Essverhalten während einer Mahlzeit verändern. Denken Sie an das Gefühl, wenn Sie ein Polizeiauto sehen, und erinnern Sie sich daran, mit sich Kontakt aufzunehmen und langsamer zu werden. Aber bitte, ohne sich zu geißeln!

Sieben Aspekte achtsamen Essens

Obwohl achtsames Essen ein einfaches Konzept ist, ist es schwer, es angemessen in Worte zu fassen, da Achtsamkeit eine Erfahrung ist. Es gleicht dem Versuch, zu beschreiben, wie es ist, über beide Ohren verliebt zu sein. Man kann zwar darüber reden, aber bevor man die Intensität der Leidenschaft nicht aus erster Hand erlebt hat, ist die Erfahrung schwer nachvollziehbar. Um Ihnen zu helfen, den Grundgedanken von Achtsamkeit zu verstehen, habe ich ihn in sieben Hauptaspekte untergliedert.

Dazu gehört auch, die Entwicklung von *Gewahrsein* oder mehr im Einklang mit der eigenen Erfahrung zu sein. Lassen Sie uns jeden der sieben Aspekte genauer ansehen.

Gewahrsein

Gewahrsein ist der Eckpfeiler von Achtsamkeit. Das ist ruhige, gesammelte Aufmerksamkeit. Bei achtsamem Essen kann man seine Aufmerksamkeit auf zwei Weisen sammeln. Eine besteht darin, sich auf die Sinne einzustellen. Sie achten genau auf die äußere Welt: das, was Sie hören, sehen, fühlen und vor allem schmecken. Diese Methode hilft zu bemerken, dass es Lebensmittel gibt, die Sie so oft essen, dass Sie sie nicht mehr beachten, zum Beispiel das tägliche Müsli, das Sie nicht mehr wirklich schmecken.

Um das zu tun, müssen Sie die Empfindungen in Ihrem Körper hautnah verfolgen: Hunger, Stress, Schmerz und Gefühle. Das ist schwerer, als es klingt. Diese Empfindungen helfen Ihnen, das Essen wirklich zu schmecken und zu wissen, wann es Zeit ist, aufzuhören. Seien Sie ehrlich: Wie oft nehmen Sie sich einen Augenblick und denken an die grundlegenden Empfindungen des Essens? Erfahrungen werden oft als Ganzes gesehen, ohne sie in ihre Bestandteile zu zerlegen.

Viele meiner Klienten sprechen davon, dass sie ihren Körper missverstehen. Sie verspüren entweder immer Hunger oder sie essen weiter, wenn sie schon satt sind. Es ist kein Wunder, dass das so schwierig ist. Jahrelanges achtloses Überessen und Diäthalten verzerren die Wahrnehmung ihrer Körpersignale und dementsprechend gehen sie auch darauf ein. Wenn Sie sich dessen, was in Ihnen vorgeht, wirklich bewusst sind, dann können Sie die sehr feine innere Rückmeldung hören, die Ihnen Ihr Körper gibt. Diese Information dient Ihnen dann als Orientierung, um zu entscheiden, wann Sie zu essen anfangen und wann Sie aufhören.

Die zweite Methode von Gewahrsein hat damit zu tun, die Gewohnheiten kennenzulernen, die Ihnen ein Bein stellen. Eine Gewohnheit ist wie eine Spurrille in einem abgefahrenen Reifen: Er schert in eine bestimmte Richtung aus. Vielleicht haben Sie zum Beispiel die Gewohnheit, etwas in sich hineinzumampfen, während Sie über der Spüle stehen. Oder Sie spazieren vielleicht immer in die Küche, wenn Sie abschalten möchten. Diese Gewohnheiten ziehen Sie in Richtung achtlosen Essens und werden zu Fallgruben Ihres achtsamen Essprozesses. Wundern Sie sich nicht, wenn Ihnen beim Lesen dieses Buches Gewohnheiten und Gedanken über sich auffallen, die Sie zuvor nicht wahrgenommen haben. Wenn Sie sich ihrer einmal bewusst sind, können Sie beginnen, andere Gewohnheiten auszubilden.

Beobachten

Wenn man beobachtet, betrachtet man eine Situation mit Abstand, als ob man sich selbst auf einer Bildschirmleinwand sehen würde. Wenn man sich einen Film anschaut, ist es so viel einfacher, die ganze Handlung der Geschichte zu erfassen, als wenn man selbst mitspielt. Und weil man nur zuschaut, versucht man die Erfahrung nicht zu verändern oder etwas mit ihr zu machen. Man nimmt bloß wahr, als ob man eine unbeteiligte Zeugin wäre. Wenn also ein Gedanke an Essen in Ihrem Kopf auftaucht, gibt der unbeteiligte Zeuge Ihnen einen kleinen Schubs und sagt: „Hast du das bemerkt? Dir ist gerade wieder ein Gedanke an Essen gekommen."

Wenn Sie Ihren Körper, Ihre Gefühle und Gedanken aufmerksam beobachten, beginnen Sie zu verstehen, welche kniffeligen Gefühle und heiklen Situationen achtloses Essen auslösen. Sie lernen die Hinweise Ihres Körpers erkennen, die Ihnen sagen, wann Sie satt und wann Sie hungrig sind. Ihre Gedanken zu beobachten ist etwas schwieriger. Viele Menschen verstricken sich in das, was Sie denken. Wesentlicher ist es allerdings, zu wissen, warum Sie in diesem Moment an etwas zu essen denken und welcher Art der Gedanke ist. Was hat diesen Gedanken ausgelöst? Wie beeinflusst er Ihre Handlungen?

Im Moment sein

Wenn Sie nicht mehr darüber nachdenken müssen, wie man etwas tut, wie Autofahren oder Gehen, läuft es automatisch und Ihr Geist kann dabei an gemachte Fehler denken oder sich über die Zukunft sorgen. Das Gleiche gilt fürs Essen. Wie Zähneputzen oder Autofahren erfordert Essen nicht viel bewusstes Denken. Aus diesem Grund sind Sie zu Tisch oft geistig nicht wirklich präsent. Diese Geistesabwesenheit mag einer der vielen Gründe für achtloses Essen sein. Wenn wir nicht bewusst an unsere Nahrungsaufnahme denken, können wir sehr leicht ungesunde Essgewohnheiten entwickeln, wie zu oft essen gehen oder unbewusst in die Schublade mit Knabber- und Naschzeug an Ihrem Schreibtisch greifen. Achtsames Essen hilft Ihnen, statt aus Gewohnheit bewusst zu handeln.

Wo ist Ihr Geist, wenn er nicht im gegenwärtigen Augenblick ist? Er kann an so vielen Orten sein! Ihre Gedanken mögen sich mit der Vergangenheit beschäftigen. Sind Sie je über eine rote Ampel gefahren, weil Sie sich innerlich gerade wegen eines begangenen Fehlers gegrämt haben? Oder Sie sind mehr in der Zukunft? Wenn Sie jedoch im Moment sind, bemerkt Ihr Geist die Dinge, während sie geschehen. Wenn Sie sicherstellen, dass Ihr Geist mit Ihnen am Tisch sitzt, hilft Ihnen das, achtsame Essentscheidungen zu treffen.

Auf die Umgebung achten

Bemerken Sie, wie Ihre Umgebung Sie er- oder entmutigt, auf achtsame Weise zu handeln. Menschen gehen wegen achtlosen Essens sehr hart mit sich ins Gericht. Doch was sollen sie anderes tun, wenn sie vom Fernsehen andauernd mit Werbung für Junkfood oder ungesundes Essen überflutet werden und Restaurants Portionen servieren, die so groß sind, dass davon drei satt werden?

Wenn Sie auf Ihre Umgebung achten, bemerken Sie, wie viele Dinge um Sie herum achtloses Essen auslösen. Beachten Sie neben der ganzen Reklame im Fernsehen und sonst wo, die zu unbekümmertem Zu-viel-Essen ermutigt, auch die Werbung, die Ihren Appetit sabotiert. Abnehm-Werbung und Bilder von spindeldürren, gestylten Mannequins können dazu führen, dass Sie unrealistische Erwartungen an sich stellen und sich dazu antreiben, zu hungern.

Während Sie dieses Buch lesen, arbeiten Sie daran, wahrzunehmen, was Sie umgibt, und Ihre Umgebung achtsamer zu gestalten. Besitzen Sie viele Diätbücher? Gibt es in Ihrer Umgebung Menschen, die oft von Diäten sprechen oder ständig mit Ihrem Gewicht beschäftigt sind? Bestehen Ihre Essensvorräte aus gesunder Nahrung oder aus Fertiggerichten?

Machen Sie eine Bestandsaufnahme von der achtlosen Essatmosphäre, die Sie umgibt.

Nicht urteilen

Es ist leicht, jeden Bissen eingehend zu untersuchen und kritisch zu betrachten. Menschen können so hart mit sich sein, besonders in Bezug auf ihr Essverhalten. Statt wertende Gedanken zu unterstützen, schult uns Achtsamkeit darin, neutral oder mitfühlend zu denken. Anders gesagt: Dinge müssen nicht ständig als „gut" oder „schlecht" bezeichnet werden. Dinge sind, was sie sind. Sie können lernen, mit der Schwierigkeit, achtsam zu essen einfühlsam umzugehen. Wenn Sie aufhören, sich und Ihr Verhalten zu beurteilen, erlauben Sie sich präsenter zu sein und sind sich bewusster, was Sie tun.

Sie können Urteile natürlich nicht auf magische Weise verschwinden lassen. Wenn sie da sind, nehmen Sie die Urteile einfach wahr, wie „Ich bin ein Idiot. Ich hab's vermasselt", ohne an diese wertenden und kritischen Gedanken zu glauben. Auch wenn Schuld und Schelte oft benutzt werden, um sich zu einer Veränderung zu bewegen, sind Mitgefühl und Einfühlung viel hilfreicher, um einen wirklich weiterzubringen.

Loslassen

Freiheit von Essproblemen und Geistesruhe kommen dann zum Vorschein, wenn Sie aufhören, daran festzuhalten, wie Sie meinen, dass Dinge „sein sollten": in eine bestimmte Hosengröße passen, auf eine bestimmte Weise essen, alles hinkriegen. Wenn Sie loslassen, erlauben Sie der Situation zu sein, wie sie ist, ohne sie besser haben zu wollen. Manchmal bedeutet das, etwas aufzugeben, das Sie wirklich haben wollten und von dem Sie vielleicht glaubten, Sie könnten ohne es nicht leben. Für viele Klienten hieße das, den Traum von Kleidergröße 36 aufzugeben.

Es ist ein andauernder Kampf, Essensgelüste loszulassen. Viele Menschen sind völlig ratlos, wie sie klug damit umgehen sollen, wenn sie ein Verlangen überkommt. Eine noch größere Herausforderung ist der Wunsch, alles unter Kontrolle zu haben, der Wunsch, ein Mensch zu sein, der perfekt isst und sich nie vertut. Und den Kontrollwunsch loszulassen ist viel schwieriger, als es klingt.

Wenn man dahinter gekommen ist, wie Loslassen funktioniert, kann man sogar starke Gefühle an sich vorbeiziehen lassen, ohne etwas mit ihnen zu tun. Psychologen benutzen oft die Formulierung „spüre die Gefühle". Was bedeutet das? Es bedeutet, unangenehme Gefühle zu spüren, ohne sich in etwas (Essen oder Alkohol) zu flüchten, was das Gefühl betäubt. Die Gefühle sind oft erträglicher, als man denkt. Im Grunde genommen ist es manchmal wichtiger, Gefühle erkennen und mit ihnen klarkommen zu lernen, als Fertiggerichte aus dem Fenster zu werfen und stattdessen Obst und Gemüse zu essen. Schließlich kann man sich auch mit gesunden Lebensmitteln achtlos überessen, um schwierigen Gefühlen auszuweichen.

Annehmen

Annehmen bedeutet, mit der Art, wie Dinge sind, sein zu können. Sie müssen sie nicht mögen oder der Situation zustimmen. Aber Sie erkennen die Situation an und arbeiten mit ihr, wie sie ist. Allzu oft kämpfen Menschen so sehr gegen ein Problem an, dass Sie nie dazu kommen, tatsächlich konkret etwas damit zu tun. Sie sind darin gefangen, sich über die Ungerechtigkeit aufzuregen. Wie heißt es so schön? Annehmen ist der erste Schritt im Umgang mit jedem Problem. Von da aus geht es weiter.

Annehmen kann Ihnen also helfen, ein beschädigtes Körperbild zu heilen. Sie lernen, sagen zu können, „ich bin, wer ich bin", ohne dabei zu versuchen, es zu verändern. Das ist für viele äußerst hart. Schließlich kommen Sie dahin, zu erkennen, dass Annehmen etwas dem ähnelt, wie Sie sich in Bezug auf Ihre Schuhgröße fühlen. Vielleicht meinen Sie, Ihre Füße seien zu groß oder zu klein, aber Sie haben gelernt, mit der gegebenen Situation umzugehen. Sie können nicht viel tun, um die Größe Ihrer Füße zu ändern, aber Sie arbeiten daran, gut für Ihre Füße zu sorgen und manchmal schmücken Sie sie vielleicht auch mit schönen Schuhen.

Sich nicht anzunehmen führt zu emotionalen und physischen Schäden. Sie verfangen sich leicht in Selbstbestrafung, indem Sie sich Essen entziehen oder unbequeme Kleider tragen oder sich einer schönen Zeit berauben, indem Sie vermeiden, etwas mit Freunden zu unternehmen, weil Sie Angst haben, sich Ihnen im Badeanzug zu zeigen.

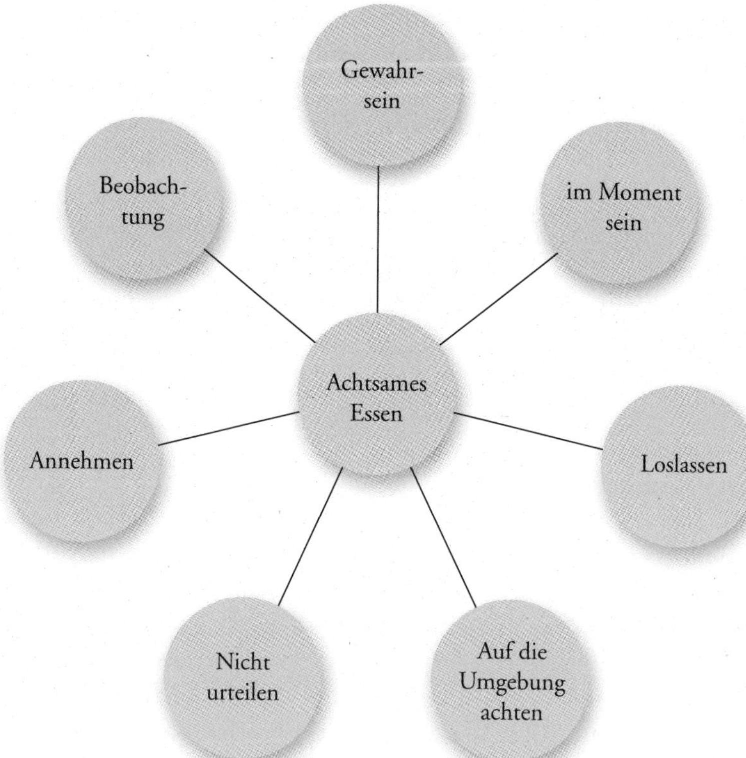

Jeder dieser Aspekte steht für sich. Wenn sie zusammen benutzt werden, schaffen sie die Erfahrung von Achtsamkeit. Es ist wie Schwimmen: Um zu schwimmen, kombiniert man eine Reihe einzelner Fertigkeiten, wie spezielle Atmung, bestimmte Bewegung der Arme und Beine, Wassertreten. Wenn man einmal den Dreh heraushat, geht es automatisch, ohne darüber nachzudenken. Aber wenn man noch nie zuvor geschwommen ist, muss man auf jeden einzelnen Aspekt achten. Mal übt man mehr die

Atemtechnik, mal die Armbewegung. Mit achtsamem Essen ist es wie mit Schwimmen; wenn Sie die Achtsamkeitsaspekte nicht sofort alle beherrschen, können Sie sie durch Übung mit der Zeit ausbilden.

Einige davon mögen Ihnen sehr leicht fallen, weil Sie sie vielleicht bereits in anderen Zusammenhängen in Ihrem Leben entwickelt haben. Wenn Sie zum Beispiel den Tod einer nahestehenden Person erlebt haben, haben Sie wahrscheinlich schon am Annehmen gearbeitet. Sie kennen das Leid und die Qual, die damit einhergehen, dass man das hasst, was passiert ist; der Wunsch, dass die Dinge anders sein sollen, kann einen wahnsinnig machen, wenn es etwas ist, das man nicht ändern kann. Oder wenn Sie eine ungewollte Trennung durchgemacht haben, dann kennen Sie aus erster Hand den quälenden Schmerz, wenn man versucht loszulassen, obwohl man es nicht will. Andere Fertigkeiten mögen sehr schwer für Sie zu erlernen sein. Lassen Sie uns Cindys Erfahrung ansehen und wie diese Fertigkeiten genutzt werden können, um achtloses Essen zu verändern.

Die sieben Achtsamkeitsaspekte in die Tat umsetzen

Cindy, eine fünfzigjährige Mutter von drei Mädchen und erfolgreiche Geschäftsfrau, kam in eine meiner achtsamen Essgruppen, weil ihr ein milder Fall von achtlosem Essen zu schaffen machte, der sich zu einem großen Problem auswuchs. Sie beschrieb sich als jemand, die aß, wie es gerade kam. Manchmal nahm sie nahrhaftes Essen in Maßen zu sich. Zu anderen Zeiten haute sie dann ziemlich daneben: eine ganze Packung Eiscreme, einen ganzen Teller Weihnachtsplätzchen, zwei Bagels statt einem.

Nach der Geburt jedes Kindes hatte sie an Gewicht zugelegt. Mit einer Unzahl von Modediäten hatte sie versucht, den Babyspeck loszuwerden. In ihren Vierzigern hörte sie auf, es weiter zu probieren. Das Pfund, das sie jedes Jahr zunahm, war bei ihren hundertsechzig Zentimetern schwer zu verstecken. Cindy beschrieb ihren Kleiderschrank als ein Kleidergeschäft: Es gab darin Kleider in allen Größen. Ihr Arzt, der sich um Cindys Gesundheit sorgte, hielt ihr zwar Vorträge, dass sie abnehmen müsse, hatte aber keine nützlichen Tipps für sie, wie sie das tun sollte. Sie verließ immer enttäuscht und ärgerlich die Praxis.

Aus Verzweiflung kam sie in meine achtsame Essgruppe. Anfangs war sie skeptisch. Ihr Gewicht in den Griff zu kriegen sollte eine recht einfache Aufgabe sein, meinte sie. Cindy war eine pfiffige Frau; auf der Arbeit konnte sie ein Vorhaben planen und ohne Probleme ausführen. Warum also sollte sie diese simple Aufgabe des Abnehmens nicht hinkriegen? Diese unlogische Situation fuchste sie. Doch viele Menschen kennen Cindys Dilemma: Wenn ich es will, warum kann ich es nicht einfach tun?

Cindys erste Herausforderung bestand darin, das Konzept des Loslassens zu begreifen, die Fähigkeit, Dinge sein zu lassen, die einfach nicht funktionieren, auch wenn man denkt, dass sie es müssten. Das bedeutete, die Diäthaltung loszulassen, die ihr sagte, dass sie hungern müsse und dass guter Geschmack mit unnötigen Kalorien verbunden sei. Es ging ihr wie vielen, die abnehmen wollen: Wenn sie sich sagten, „keine Kohlehydrate mehr", fingen sie an, nur noch an Brot und Nudeln zu denken. In der Gruppe lernte Cindy, dass sie weiterhin Nudeln mit Fleischbällchen, ihr Lieblingsgericht, essen konnte, aber dass sie es auf eine ganz andere Weise verzehren müsste, wie sie das früher getan hatte.

Zuerst musste sie daran arbeiten, die Hürde zu nehmen, dass es unmöglich war, ihr Gewicht in den Griff zu bekommen. Von Anfang an konnten die anderen Teilnehmer der Gruppe sehen, dass sie nicht wirklich daran glaubte, ihre Essgewohnheiten verändern zu können. Und natürlich würde sich nie etwas ändern, wenn sie nicht daran glaubte, dass sie dazu in der Lage war.

Ein anderer wichtiger Schritt in Richtung achtsamen Essens war die Meisterung der Kunst des Gewahrseins. Cindy konnte zunächst kaum glauben, dass sie an ihrer Ernährungsweise nichts ändern sollte. Ihre einzige Aufgabe war, ihr tägliches Verhalten so zu beobachten, wie es war. Und zum ersten Mal bemerkte sie Gewohnheiten, die immer wieder zu achtlosem Essen führten. Sich zu beobachten war schockierend! Jeden Tag tappte Cindy in genau die gleichen achtlosen Essfallen. Zum Beispiel aß sie, während sie vor dem Kühlschrank stand, oder holte etwas aus den Behältern in ihrer Vorratskammer und aß es gleich auf. Wenn Cindy ihre Mittagsmahlzeit karg gehalten hatte, aß sie später, wenn sie nach Arbeitsschluss zu Hause war, gierig alles Mögliche. Diese beiden Gewohnheiten waren recht leicht abzustellen. Sie bemühte sich bewusst, sich zum Essen immer hinzusetzen und zur Arbeit etwas für ‚zwischendurch' mitzunehmen.

Aber Cindy hatte noch zwei andere achtlose Gewohnheiten, die weitaus schwerer in den Griff zu bekommen waren. Wenn ihr Mann Spätschicht hatte, aß sie abends noch. Ihr war langweilig und sie fühlte sich rastlos. Die Überreste vom Abendessen, die im Kühlschrank standen, schienen nach ihr zu rufen. Es war ein richtiger Kampf, etwas zu finden, dass sie abends beschäftigt hielt, wenn sie allein war. Außerdem ging sie mit Freunden zwei oder drei Mal die Woche essen, eine riesige achtlose Essfalle.

Cindy entdeckte, dass eine oder zwei Veränderungen einen Riesenunterschied machen können. Diäten gehen dem Problem nie auf den Grund. Stattdessen setzte sie die sieben Achtsamkeitsaspekte ein, um ihr Verhältnis zum Essen zu verändern. Cindy hörte auf, während des Essens etwas anderes zu tun und achtete darauf, dass sie jeden Bissen achtsam zu sich nahm, das Essen wirklich schmeckte. Auch fand sie ein neues Hobby: Sie fing an zu stricken, was sie abends beschäftigt hielt. Ihre Hände hatten etwas zu tun und die Zeit ging schnell um, wenn ihr Mann abends arbeiten musste. Auch entdeckte sie außer Essengehen andere Dinge, die sie mit ihren Freundinnen tun konnte, wie sich einen Film ansehen oder spazieren gehen. Und am wichtigsten: Sie hörte auf, sich wegen ihrer früheren schlechten Ernährungsweise zu geißeln. Das half ihr, voranzukommen.

Sie konzentrierte sich einfach darauf, ihre Gewohnheiten umzustellen, und dadurch veränderte sich ihr Leben völlig. Ihre Ernährungsweise hatte sie nicht drastisch geändert, nur ihren Lebensstil und ihre Umgangsweisen. So hörte sie nicht nur auf, zuzunehmen, was ihr Hauptziel war, sondern sie nahm sogar ab. Das passierte zwar nicht über Nacht, aber Schritt für Schritt. Bald wollte sie zu ihrem Arzt gehen, um ihm zu zeigen, was für einen Fortschritt sie schließlich gemacht hatte.

Achtsamkeitsübung: Beherrschen Sie die sieben Fertigkeiten?

Die folgenden Arbeitsblätter ermöglichen Ihnen eine kurze Selbsteinschätzung Ihrer achtlosen und achtsamen Essgewohnheiten. Es ist kein diagnostisches Instrument oder ein Messgerät und liefert Ihnen keine medizinische „Schublade“ oder Diagnose. Stattdessen hilft es Ihnen herauszufinden, was Ihre Stärken sind und welches Verhalten näherer Aufmerksamkeit bedarf. Setzen Sie neben jede Aussage, die auf Sie zutrifft, einen Haken. Wenn Sie die Selbsteinschätzung beendet haben, möchten Sie sich vielleicht zunächst der Fertigkeit widmen, in deren Abschnitt Sie die meisten Haken haben.

Gewahrsein

- ☐ Ich bin beim Essen mit meinen Gedanken oft ganz woanders. Ich schaufle das Essen in mich hinein.
- ☐ Ich esse oft mehr, als ich wollte, oder höre einfach nicht darauf, was mein Körper braucht.
- ☐ Ich übergehe manchmal meinen körperlichen Hunger; ich sage mir, ich sei nicht hungrig, obwohl ich es bin.
- ☐ Ich achte oft nicht auf den Geschmack des Essens.
- ☐ Ich bemerke häufig nicht, wie das Essen riecht.
- ☐ Manchmal bin ich mir erst bewusst, wie viel ich gegessen habe, wenn ich fertig bin.
- ☐ Wenn ich abnehmen will, konzentriere ich mich ängstlich auf die Kalorien oder darauf, was ich esse.
- ☐ Zuweilen verfange ich mich in der Sorge um bestimmte Aspekte von Essen (Fettgehalt, Wiegen, Gewicht oder Kleidergröße).
- ☐ Ich habe einige Essroutinen oder -gewohnheiten.
- ☐ Es fällt mir schwer, vor oder während des Essens zu bemerken, wie ich mich damit fühle, und danach bekomme ich Schuldgefühle.
- ☐ Ich versuche, meinen Hunger zu übergehen, bis ich ausgehungert bin, oder versuche Mahlzeiten auszulassen.

Beobachtung

- ☐ Ich kann oft nicht erkennen, was hinter meinem achtlosen Essen steckt; ich tue es, ohne es zu hinterfragen.
- ☐ Ich kann manchmal nicht sehen, wie ich durch mein achtloses Essen mein Leid selbst schaffe.
- ☐ Ich kann meine Gedanken und Gefühle über Essen nicht wahrnehmen, ohne sie auch auszuleben (wenn ich ein Verlangen bemerke, muss ich ihm nachgeben und kann es nicht vorbeiziehen lassen).
- ☐ Ich höre nicht darauf, wenn mein Körper stopp sagt.
- ☐ Ich reagiere extrem auf Hunger – ich übergehe ihn oder fixiere mich darauf und habe Schwierigkeiten, einen mittleren Weg zu finden.
- ☐ Ich fühle mich unwohl, wenn ich achtlos gegessen habe und dann keinen Sport treiben oder es auf eine andere Weise kompensieren kann.
- ☐ Ich bin mir der Veränderungen in meinem Körper entweder nicht bewusst oder ich fixiere mich auf jede Kleinigkeit.
- ☐ Aufgrund meiner Essgewohnheiten oder meines Gewichts war mir oft kalt, habe ich unter trockener Haut, Schwäche, Müdigkeit oder hohem Blutdruck gelitten.
- ☐ Ich fühle mich schwer.
- ☐ Es fällt mir manchmal schwer, etwas zu finden, das ich gern anziehe oder worin ich mich wohlfühle.
- ☐ Ich habe aufgrund meines Gewichts viele körperliche Beschwerden.
- ☐ Ich fühle mich oft dick oder mache mir Sorgen, dass mein Körper als Ganzer oder an manchen Stellen unförmig ist.

Im Moment sein

- ☐ Manchmal bin ich zwanghaft damit beschäftigt, wie mein Körper früher aussah oder wie er in der Zukunft aussehen könnte, statt dass ich mich so annehme, wie ich jetzt bin.

- ☐ Wenn ich bemerke, dass mein Geist beim Essen abschweift, ist es schwer, mich in den gegenwärtigen Augenblick zurückzubringen.
- ☐ Ich esse oft einen kleinen Happen, ohne darüber nachzudenken.
- ☐ Meine Gedanken über Essen laufen mir gewöhnlich davon.
- ☐ Ich mache oft beim Essen noch andere Dinge.
- ☐ Ich esse häufig im Stehen.
- ☐ Ich esse häufig vorm Fernseher.
- ☐ Mein Geist ist ein Gedankenkarussell. Es ist schwer, sich nur auf das Essen zu konzentrieren, weil so viel in meinem Kopf abläuft.

Auf die Umgebung achten

- ☐ Es gibt vieles, das ich achtlos esse, weil es bequem und gut zu erreichen ist (in meiner Küche oder auf meinem Schreibtisch).
- ☐ Ich lese viele Modezeitschriften, die Artikel über Diäten enthalten.
- ☐ Ich besitze eine Süßigkeiten- oder Keksdose.
- ☐ Ich esse viel in Fast-Food-Läden.
- ☐ Ich schaue mir Fernsehsendungen an, die mir ein schlechtes Körpergefühl geben.
- ☐ Ich schaue viel fern.
- ☐ Ich esse oft bequeme Lebensmittel (Dinge, in die man gleich hineinbeißen kann oder die nur in die Mikrowelle müssen).
- ☐ Ich habe das Gefühl, keine Zeit zum Essen zu haben.
- ☐ Meine Freunde sind achtlose Esser.
- ☐ In meiner Umgebung dreht sich viel ums Essen.
- ☐ Die meisten Angehörigen meines weiteren Familienkreises hatten mit achtlosem Essen zu tun.
- ☐ Ich habe Freunde, die mit ihrem Gewicht konkurrieren wollen.
- ☐ Ich rede viel über Diäten.

- ☐ Ich bemerke Plakatwände und Anzeigen für Essen.
- ☐ Wenn ich Bilder von gutem Essen auf Zeitschriften oder im Fernsehen sehe, verlangt es mich danach.
- ☐ Ich mag Sonderangebote und bemerke, dass ich Mengen einkaufe, die für meinen Haushalt viel zu groß sind.
- ☐ Ich schaue mir Kochsendungen an.

Loslassen

- ☐ Ich möchte unbedingt abnehmen und hänge an dieser Idee. Ich kann sie nicht loslassen. Sie geht mir oft durch den Sinn und vernebelt manchmal meine Urteilsfähigkeit.
- ☐ Wenn ich den Drang verspüre, etwas zu essen, muss ich dem nachgeben, auch wenn ich keinen wirklichen Hunger habe.
- ☐ Es scheint, ich kann die Idee nicht loslassen, dass Diäten die Antwort sind.
- ☐ Ich denke oft an Essen, auch dann, wenn ich mich auf andere Dinge konzentrieren müsste.
- ☐ Meine Gedanken drehen sich zwanghaft um meinen Körper und um Essen.
- ☐ Ich kann Dinge oft nicht loslassen; ich grüble lange über sie nach.
- ☐ Es scheint nicht, dass meine Gedanken über Essen kommen und gehen; sie scheinen zu bleiben.
- ☐ Ich schrecke davor zurück, meine momentanen Gewohnheiten loszulassen, weil ich Angst vor Versagen habe.

Nicht urteilen

- ☐ Ich werde auf mich selbst wütend, weil ich mich so sehr ums Essen sorge.
- ☐ Ich bezeichne mich als schlecht, wenn ich achtlos esse.

- ☐ Ich esse nicht gern mit anderen, da sie mich oder meinen Körper beurteilen könnten.
- ☐ Ich esse achtlos, wenn ich emotional aufgewühlt bin.
- ☐ Es macht mich wütend, wenn ich achtlos esse oder meine, Mist gebaut zu haben.
- ☐ Meine Essgewohnheiten wirken sich auf meine Liebesbeziehungen aus (mir fehlt es an Selbstvertrauen; ich vermeide intime Momente, weil ich mich dick fühle; ich weiche Beziehungen aus; ich möchte dünner als meine Freundinnen sein).
- ☐ Ich fühle mich dick und betitle mich oft so.
- ☐ Schuld regiert darüber, ob ich etwas esse oder nicht.
- ☐ Ich konkurriere mit den Körpern anderer oder bin auf sie eifersüchtig.
- ☐ Ich habe kritische Gedanken über mich und meinen Körper.
- ☐ Meine Gedanken sind oft wertend.

Annehmen

- ☐ Ich wünsche mir oft, ich hätte einen anderen Körper.
- ☐ Es fällt mir schwer, das zu schätzen, was an meinem Körper ansprechend ist; ich glaube nicht, dass es an seinem Äußeren irgendetwas Gutes gibt.
- ☐ Ich finde, Essen ist eine mühsame und unangenehme Erfahrung.
- ☐ Oft bin ich auf Menschen, die keine Gewichtsprobleme haben, eifersüchtig.
- ☐ Ich denke häufig, dass ich nicht möchte, dass es ein Problem ist, oder dass es „keins sein sollte".
- ☐ Ich empfinde mich als Versagerin, weil ich es nicht hinkriege.
- ☐ Es fällt mir schwer, meinen Körper so anzunehmen, wie er ist.
- ☐ Ich habe Schwierigkeiten, Dinge, die ich an meinem Körper mag, wertzuschätzen; ich ignoriere das Positive und konzentriere mich auf das Negative.

Benutzen Sie den folgenden Freiraum, um über einen Bereich achtsamen Essens zu schreiben, der Sie am meisten herausfordert. Was haben Sie aus dieser Übung gelernt? Benutzen Sie diese Information, um zu bestimmen, welche Fertigkeit besondere Aufmerksamkeit benötigt. Wenn Sie feststellen, dass es Ihnen zum Beispiel schwerfällt, im gegenwärtigen Moment zu sein, achten Sie darauf, dass Sie diesem Kapitel mehr Aufmerksamkeit widmen.

....

....

....

....

Wann sind Sie geheilt?

Woran werden Sie erkennen, ob Sie achtloses Essen erfolgreich überwunden haben? Vielleicht denken Sie: „Ich werde wissen, dass achtloses Überessen hinter mir liegt, wenn mein Verlangen nach Kürbistorte weg ist oder ich aufhöre, Pommes mit Käse verschlingen zu wollen.“ Falsch! Der Drang, etwas zu essen, das man sehr gern mag, geht vermutlich nie ganz weg. Er ist normal. Diese Dinge schmecken einfach gut und verlocken jedermanns Geschmacksnerven.

Wenn Sie eine achtsame Esserin sind, akzeptieren Sie die harte Wirklichkeit des Verlangens nach Käsekuchen und Schokoladenkeksen. Nur, gehen Sie mit diesem Essdrang auf eine andere Weise um. Ein achtloser Esser geht auf fast jedes Verlangen ein oder gibt ihm nach. Eine achtsame Esserin gibt manchen Gelüsten nach leckeren Speisen nach. Die gute Nachricht lautet: Wenn Sie einmal begonnen haben, achtsam auf Essverlangen einzugehen, werden Sie eine Veränderung in Ihren Essgelüsten bemerken. Das Verlangen ist weniger beängstigend und mit der Zeit ist der Drang, etwas zu essen, nicht mehr so stark.

Achtloses Essen und Zu-wenig-Essen

Achtsames Essen ist ideal für Menschen, die zu viel essen. Das Hauptproblem der meisten achtlosen Esser ist ihre stürmische Beziehung zu Essen, die sich allerdings legt. Indem sie den Essvorgang verlangsamen und sich mit ihm verbinden sowie ihre Körpersignale beachten, lernen sie, eine klügere Lebensmittelwahl zu treffen.

Achtsames Essen eignet sich ebenso gut für Menschen, die chronisch zu wenig essen, ihre Nahrungsaufnahme auf ungesunde Weise beschränken und Jojo-Esser. Viele dieser Arbeitsblätter setze ich in Verbindung mit Psychotherapie und anderen medizinischen Behandlungsformen bei Klienten ein, die ernsthafte Essprobleme haben wie Magersucht oder Bulimie.

Wenn Sie je ein chronisches Essproblem gehabt haben, wissen Sie, dass es bei Essstörungen nicht wirklich ums Essen oder Aussehen geht. Obwohl populäre Zeitschriften den Eindruck erwecken, dass das Streben nach Dünnsein oder einem idealen Körperbild der Treibstoff für Magersucht und chronische Diäten sei, liegt das Problem viel tiefer und ist komplexer. Es geht weniger ums Aussehen als um einen Mangel an Selbstwert, um Scham, um die Schwierigkeit, Gefühle zuzulassen, um ein Kontrollbedürfnis und um Probleme mit Selbstakzeptanz. Deshalb kratzt es noch nicht einmal an der Oberfläche, wenn man zu jemand mit einem Problem des Zu-wenig-Essens sagt: „Iss einfach." Es geht mehr darum, der Person zu helfen, die Angst und das Unwohlsein spüren zu lernen, ohne den Schmerz durch Hungern oder Essorgien und Erbrechen wegzuschieben. Wenn Sie Ihre Achtsamkeit bei schmerzhaften Gefühlen halten können, ohne auf sie zu reagieren, indem Sie sich Essen zu- oder abwenden, dann wissen Sie, wie es geht.

Achtsames Essen stellt sich nicht über Nacht ein. Aber wenn man mit einer ausgebildeten Therapeutin arbeitet, die diesen Ansatz benutzt, kann das helfen, die Macht, die Essprobleme über einen haben können, umzulenken. Es gibt einige wesentliche Gründe, warum achtsames Essen dabei hilft, diese grundlegenden Probleme in Ordnung zu bringen.

Ich habe kürzlich eine Frau behandelt, Cecily, die seit fünf Jahren mit dem Jojo-Effekt nach Diäten und der Beschränkung ihrer Nahrungszufuhr zu tun hatte. Sie ist ein gutes Beispiel für jemand, die zu wenig aß, und achtsames Essen einsetzte, um sich davon zu heilen. Sie hatte seit Langem ihre Kalorienzufuhr eingeschränkt und nach Diäten immer wieder zugenommen. Sie war müde, reizbar und fürchtete die meisten Lebensmittel. Jedoch war sie entschlossen, wieder gesünder zu werden.

Als sie in die Therapie kam, waren ihre ersten Worte: „Sagen Sie mir einfach, was ich essen soll.“ Nachdem sie jahrelang ihren Hunger ignoriert hatte, wusste sie nicht mehr, wann sie satt und wann sie hungrig war. Zunächst begann sie damit, dem Essvorgang mehr Aufmerksamkeit zu schenken, auf die Ernährung zu achten und die Essmuster zu beobachten, die sie ausgebildet hatte. Stress und das Gefühl, nicht gut genug zu sein, hatten sie in extremes Diäthalten getrieben. Als sie auf dem Weg der Besserung war, konnte sie diese Gefühle identifizieren und Bewältigungsstrategien wählen, die nichts mit Essen zu tun hatten, und sich mit den Gefühlen auseinandersetzen, statt ihr Essen einzuschränken. Sie setzt achtsames Essen nun täglich ein.

Sie werden sehen, dass die Übungen in diesem Buch für jeden hervorragend geeignet sind, ganz gleich, ob übermäßiges Essen, Nahrungsbeschränkung oder chronisches Diäthalten das Problem ist.

Der verhungernde Geist

Wenn Sie deutliches Untergewicht haben oder andere chronische psychische Probleme, wie eine nicht behandelte Depression, kann es sein, dass Sie zunächst medizinische Hilfe brauchen, bevor achtsames Essen für Sie sinnvoll ist. Es ist wichtig, medizinische und psychologische Fachleute aufzusuchen, die Ihnen dabei helfen können, eine gesunde Geistesverfassung wiederzuerlangen. Wenn sich Ihr Körper in einem dauernden Zustand des Verhungerns befindet, ist es schwierig, wahrhaft achtsam und präsent zu sein. Ihr Geist wird dann durch zwanghaftes Denken an Essen verschleiert.

Eine Studie über Hungern im Zweiten Weltkrieg, die Ancel Keys an der Universität von Minnesota durchführte, bewies diesen Umstand. In dieser wegweisenden Studie wollten die Forscher die beste Methode finden, wie Menschen, die während des Krieges in Europa Hunger gelitten hatten, nach dem Krieg wieder zu ernähren seien. Die Studie fand heraus, dass Hungern und sogar Quasi-Hungern den Körper in eine besonders schwierige Funktionsweise versetzt. Der Körper versucht, sich gegen den Nahrungsmangel zu verteidigen, indem er Hungersignale sendet, ein kognitiver Zustand, der Menschen zum Essen anregt; aber Menschen fangen auch an, sich auf ungesunde Weise auf Essen zu fixieren. Das meiste, das wir über die kognitiven und emotionalen Auswirkungen von Hungern wissen, stammt von Keys' Studie (Kalm und Semba 2005). Die Studie wurde mit einer Gruppe gesunder amerikanischer Männer durchgeführt, die auf psychische und physische Probleme untersucht worden waren. Ziel war, die Folgen einer vierundzwanzigwöchigen Periode von halbem Hungern zu verfolgen. Während der Studie stiegen ein paar Personen aus und die anderen entwickelten Gewohnheiten, die sie nie zuvor hatten, wie Essanfälle, Lebensmitteldiebstahl, starke Depressionen und psychotische Symptome. Die Forscher waren erstaunt, dass Männer, die nie zuvor auf Essen fixiert waren oder sich darum sorgten, so schwere Symptome hatten. Fünfzig Jahre später wurde eine Folgestudie durchgeführt. Sie suchten die Männer der ersten Studie wieder auf und interviewten sie über ihr aktuelles Essverhalten. Alle sorgten sich immer noch ums Essen oder berichteten, dass sie in Bezug auf Essen problematische Gewohnheiten haben.

Wenn Sie je eine Diät gemacht haben, hat Ihr Körper wahrscheinlich eine Idee von den Auswirkungen von halbem Hungern bekommen. Menschen, die Diät halten, sind die ersten, die davon berichten, dass sie viel mehr an Essen denken – allerdings nicht auf positive Weise. Ihre Gelüste geraten außer Kontrolle. Das liegt daran, dass sie die natürlichen Esssignale ihres Körpers ignorieren. Das ist in etwa so, wie wenn man die Klingel am Telefon gerade dann leise stellt, wenn uns unbedingt jemand erreichen will. Wahrscheinlich findet die Person schließlich einen Weg, uns zu finden, den wir nicht ignorieren können. Wenn wir achtsam sein möchten, müssen wir unser Gehirn füttern; wir dürfen es nicht hungern lassen. Ein angemessen gefütterter Geist hat es leichter, achtsam zu sein.

Das achtsame Essmotto

Mit meiner Titelwahl für dieses Buch *Eat, drink, and be mindful* (Iss, trink und genieße achtsam) spiele ich auf eine bekannte Redensart an: „Eat, drink and be merry" (Iss, trink und sei fröhlich). Woran lässt Sie dieser Spruch denken? Wahrscheinlich haben Sie ein Bild von Leuten vor Augen, die am Feiern sind und fröhlich schmausen, ohne sich um irgendetwas zu sorgen. Er vermittelt auch die Botschaft, dass Essen und Vergnügen zusammengehören. Wenn Sie zu diesem Buch gegriffen haben, kennen Sie sicher die Erfahrung, dass Essen häufig keine fröhliche Angelegenheit ist – höchstwahrscheinlich das Gegenteil. Sie wissen, dass Sie sich nicht auf Essen verlassen können, um glücklich zu sein. Damit ist die Katastrophe vorprogrammiert. Sie können allerdings auch Ihre Erfahrungen mit Essen nutzen, um achtsamer zu sein.

So ist „Iss, trink und genieße achtsam" das Motto dieses Buches, und ich hoffe, dass es auch Ihr Motto wird.

Machen Sie „Iss, trink und genieße achtsam" zu Ihrem Mantra

Ein Mantra ist jeder Satz oder jede Klangfolge, die man für sich oft wiederholt. Die Worte besitzen die Kraft, die Richtung Ihrer Gedanken zu verändern. Möglicherweise bemerken Sie gar nicht, dass Sie sich die ganze Zeit unbewusst viele ungesunde Mantras aufsagen. Aussprüche wie „Ich fange meine Diät am Montag an" und „Oh je, ich habe es vermasselt" sind zum Beispiel Diätmantras. Sagen Sie sich immer wieder: „Iss, trink und genieße achtsam." Rufen Sie sich diesen Satz immer ins Gedächtnis, wenn Sie mit einer Essentscheidung ringen oder wieder auf die rechte Bahn zurückkehren müssen. Wenn Sie es oft genug wiederholen, werden Sie, sobald Sie eine gesunde Essenswahl treffen, anfangen sich zu sagen: „Donnerwetter, ich esse, trinke und genieße achtsam."

Grundlagen achtsamen Essens

In diesem Kapitel haben Sie die grundlegenden Elemente von achtsamem Essen kennengelernt und das achtsame Essmotto. Zusammengefasst heißt das, es ist in Ordnung, gern zu essen. Essen macht Spaß. Es dient auch einem ganz bestimmten Zweck: uns mit Nahrung, Energie und Vergnügen zu versorgen und eine Lebensquelle zu sein. Der Trick besteht darin, gesunde Lebensmittel mit einem achtsamen Geist zu sich zu nehmen.

Im weiteren Verlauf werden Sie mehr Übung bekommen und sich mehr Kenntnisse aneignen, wie Sie die sieben Achtsamkeitsaspekte in die Praxis umsetzen können. Behalten Sie das achtsame Essmotto „Iss, trink und genieße achtsam" im Sinn. Benutzen Sie es als einfache, tägliche Erinnerung, um während der Mahlzeiten achtsam zu bleiben.

Im nächsten Kapitel sehen Sie sich anhand einer Reihe von Selbsteinschätzungen Ihre aktuellen Essgewohnheiten genauer an.

Kapitel 3

Eine Selbsteinschätzung in achtsamem Essen

Nachdem Sie nun die Grundlagen von achtsamem Essen kennengelernt haben, ist es an der Zeit, sich Ihre täglichen Essmuster genauer anzusehen. Vielleicht haben Sie sich gefragt, wie Sie wissen können, ob Sie eine achtsame oder eine achtlose Esserin sind. Womöglich haben Sie sich mit einem nahen Familienmitglied oder einer Freundin verglichen. Wenn Sie Ihre Essgewohnheiten neben die Ernährungsweise Ihrer Schwester stellen, schneiden Sie ziemlich gut ab. Ihre Mahlzeiten sind ausgewogen und gelegentlich, wenn Sie mit Speck oder italienischem Essen konfrontiert sind, ringen Sie mit achtlosem Essen. Wenn Sie allerdings Ihre Portion für die Mittagspause mit der einer Kollegin vergleichen, ist sie viel größer, was Sie ins Grübeln bringt, ob Sie nicht vielleicht doch zu viel essen. Oder Sie essen die meiste Zeit ausgewogen, haben aber während der Winterferien mit achtlosem Essen zu kämpfen. Macht das aus Ihnen eine achtlose Esserin?

Dieses Kapitel enthält kleine Selbsteinschätzungen, die Ihnen helfen, diese Fragen zu beantworten. Es gibt nichts Kniffeliges oder Kompliziertes an diesen Selbsteinschätzungen. Seien Sie einfach ehrlich, dann werden Sie die Antworten finden, die der Schlüssel sind, mit dem Sie Ihr achtloses Essen umkehren können.

Startvorbereitungen

Wenn Sie anfangen, die Selbsteinschätzungen auszufüllen, lautet das erste Gebot: Versuchen Sie aufzuhören, sich mit anderen zu vergleichen. Achten Sie auf Ihre eigenen Gewohnheiten, lassen Sie Ihre Augen sozusagen auf Ihrem Teller. Wenn man sich mit anderen vergleicht, ist es sehr schwer, genaue Informationen zu bekommen. Vielmehr geraten Sie oft in eine Beurteilungshaltung und denken Dinge wie „Meine Gewohnheiten sind besser als Peters" oder „Meine Gewohnheiten sind schlechter als Utes".

Wenn Sie die Einschätzungen ausgefüllt und festgestellt haben, ob Sie die Neigungen eines achtsamen oder achtlosen Essers haben, bestimmen Sie, wie bereit Sie für den nächsten Schritt auf der achtsamen Essreise sind. Sammeln Sie immer noch Informationen oder sind Sie bereit, loszulegen? Das ist äußerst wichtig. Wenn Sie noch nicht zum Handeln bereit sind, aber schon anfangen, Veränderungen vorzunehmen, sind Enttäuschungen und Rückfälle höchstwahrscheinlich vorprogrammiert. Sie wissen vermutlich schon, wie das ist: Ein Rückfall kann vernichtend sein. Deshalb möchten Sie alles in Ihrer Macht Stehende tun, damit Sie diesmal erfolgreich sind.

Während Sie die Selbsteinschätzungen vornehmen, mögen Sie versucht sein zu beurteilen, wo Sie stehen. Sie sagen sich vielleicht: „Ich hätte mehr tun sollen", „Ich hätte es besser wissen müssen" oder „Ich müsste schon weiter sein!" Wenn Sie bemerken, dass Sie Ihren aktuellen Stand beurteilen, nehmen Sie einfach diesen starken Sog wahr und denken stattdessen daran, dass diese Selbsteinschätzungen ein Instrument sind und kein Anlass für Bewertungen. Sie sind schlichtweg dafür gedacht, Ihre Aufmerksamkeit zu sammeln, wie wenn man eine Taschenlampe auf eine dunkle Ecke richten würde, so dass Sie sehen können, worauf Sie achten müssen.

Sind Sie eine achtsame Esserin?

Im Folgenden sind Kennzeichen von verschiedenen Arten zu essen aufgeführt: achtsames Essen, achtloses Diäthalten, achtloses Zu-viel- oder Zu-wenig-Essen und chaotisches Essen. Die Liste enthält eine Reihe der hauptsächlichen Symptome, ist aber nicht erschöpfend. Achtlose Essgewohnheiten finden in vielen einzigartigen Wegen ihren Ausdruck. Nutzen Sie die Liste als grobe Orientierung, um zu erkennen, welche Arten achtlosen Essens Sie selbst erleben. Setzen Sie einen Haken neben die Verhaltensweisen, die den Ihren gleichen.

Achtsame Esser

- ☐ in Bezug auf Essen flexibel (Süßigkeiten und Ungesundes in Maßen)
- ☐ der Nährstoffbedürfnisse bewusst, können auf die körperlichen Bedürfnisse eingehen
- ☐ mit dem Körper vertraut und verbunden (Hungersignale, Sättigungsgefühl)
- ☐ vertrauen dem Körper, dass er richtig Hunger und Sättigung anzeigt; Hunger macht nicht viel Angst
- ☐ essen, wenn sie Hunger haben, und fühlen sich dabei wohl; hören auf, wenn sie satt sind
- ☐ bewerten sich nicht; nehmen ihren Körper an; bemerken Selbstkritik und lenken die Gedanken um
- ☐ achten darauf, wie sich Lebensmittel auf ihre Gesundheit und das allgemeine Wohlbefinden auswirken
- ☐ genießen Essen; versinken nicht in Schuldgefühlen
- ☐ essen gelegentlich achtlos (zum Beispiel an Feiertagen oder bei einer Lieblingsspeise)
- ☐ erholen sich schnell von irgendwelchen achtlosen Essvorfällen

Achtlose Diäthalter

- ☐ haben viele verschiedene Modediäten ausprobiert, die teilweise Jojo-Effekte hatten und nie lange angehalten haben
- ☐ kaufen viele Diätprodukte, Zeitschriften mit Abnehmtipps und Abnehmbücher
- ☐ fühlen sich schuldig, wenn sie etwas „Schlechtes“ essen oder etwas, das nicht zur Diät gehört
- ☐ ignorieren den Geschmack der Diätlebensmittel
- ☐ haben ein ideales Körperbild im Kopf und sind unglücklich, dass sie es nicht erreichen
- ☐ studieren eingehend die Lebensmitteletiketten und folgen „Essregeln“

Achtlose Zu-viel-Esser

- ☐ ihr Gewicht schwankt
- ☐ essen so lange, bis sie sich unwohl fühlen; sind sich der Sättigung zwar bewusst, essen aber weiter
- ☐ essen ohne besonderes Interesse von diesem und jenem; essen ununterbrochen
- ☐ fühlen sich unbeherrscht und unfähig, aufzuhören
- ☐ verlangt es intensiv nach bestimmten Lebensmitteln
- ☐ schämen sich, mit anderen zu essen
- ☐ benutzen Essen, um sich wohlzufühlen oder angenehme Gefühle aufrechtzuerhalten

Achtlose Zu-wenig-Esser

- ☐ vernachlässigen ihre Nährstoffbedürfnisse
- ☐ lassen bestimmte Lebensmittel oder Lebensmittelgruppen weg

- ☐ sind auf Kalorien, Fettgehalt oder einige andere Einzelaspekte von Lebensmitteln fixiert
- ☐ machen sich viele Sorgen um ihr Gewicht
- ☐ wünschen, perfekt zu sein
- ☐ sind mit sich zufrieden, wenn sie Hunger haben
- ☐ isolieren sich, statt mit anderen zu essen
- ☐ fürchten, die Kontrolle zu verlieren

Achtlose chaotische Esser

- ☐ suchen nach Wegen, wie sie ihr Überessen kompensieren können (Sport oder Erbrechen)
- ☐ haben Gewichtsschwankungen
- ☐ kaufen manchmal große Mengen und schränken ein anderes Mal ihr Essen ein (oder *nehmen* etwas als Essanfall *wahr*, das heißt, sie essen eine bestimmte Menge, die *sie* zwar für groß halten, in Wirklichkeit aber vielleicht gar nicht so groß ist)
- ☐ denken kritisch über sich; andere Bereiche ihres Lebens scheinen ebenso außer Kontrolle
- ☐ haben Schwierigkeiten, mit Stress umzugehen; benutzen zur Bewältigung von Unannehmlichkeiten oft Essen
- ☐ benutzen Essen häufig, um nichts zu fühlen
- ☐ haben viele Symptome von Menschen, die sich überessen
- ☐ fühlen sich leer
- ☐ essen, während sie etwas anderes tun, und fühlen sich selten satt

Dieses Arbeitsblatt sollte Ihnen eine allgemeine Vorstellung geben, wo Sie in dem Spektrum zwischen achtlosen und achtsamen Essern anzusiedeln sind. Behalten Sie im Sinn, dass Menschen Essen auf viele unterschiedliche Weisen erleben. Manche Elemente mögen Ihnen bekannt vorkommen und andere nicht.

Sind Sie bereit, mit achtsamem Essen zu beginnen?

Gut, Sie haben sich also entschieden, achtsamer zu essen. Das ist wunderbar. Und nun? Auch wenn Sie sich wünschten, dass es so wäre, findet Veränderung nicht magisch über Nacht statt. Stattdessen ist Veränderung ein Prozess – ein langwieriger Prozess. Geduld zu haben ist schwer. Das Erfreuliche daran ist jedoch, dass Veränderung in vorhersehbaren Schritten abläuft. Die Autoren von *Jetzt fange ich neu an* (Prochaska, Norcross und DiClemente 1997) berichten darin über ihre umfassenden Untersuchungen, wie man sein Verhalten auf gesunde Weise verändert. Das in diesem Buch vorgestellte Modell lässt sich auf die meisten Verhaltensweisen anwenden, die Menschen annehmen möchten, wie nicht mehr rauchen oder mehr Sport treiben. Es enthält sechs wesentliche Schritte.

Die folgende Aufstellung zeigt, wie die Stadien aussehen würden, wenn man sie auf die Herausforderungen achtsamen Essens anwendet.

Stadien achtsamen Essens

Stadium eins	**Ich habe kein Problem.** *Ich meine nicht, dass ich mein achtloses Essverhalten verändern müsste, aber andere (Arzt oder Familie) sagen mir, ich sollte das tun.*
Stadium zwei	**Ich habe ein Problem, aber ich bin noch nicht soweit.** *Ich denke zwar darüber nach, meine achtlosen Essgewohnheiten zu verändern, aber ich bin noch nicht wirklich dazu bereit. (Ich möchte achtsamer essen.)*
Stadium drei	**Ich werde langsam bereit.** *Ich denke daran, mein achtloses Essverhalten zu verändern und habe auch schon ein paar Schritte unternommen, die mich darauf vorbereiten, daran zu arbeiten. (Ich lese ein Buch oder gehe zu einer psychologischen Beratung.)*

Stadium vier	**Ich verändere es.** *Ich verändere meine Essgewohnheiten. (Ich esse angemessenere Mengen, gesündere Lebensmittel, schmecke, was ich esse, und esse langsam.)*
Stadium fünf	**Ich habe es dauerhaft verändert.** *Ich habe meine Verhaltensweisen verändert. Achtsames Essen kostet nicht viel Anstrengung. (Ich habe mich auf achtsames Essen eingelassen.)*
Stadium sechs	**Ich hatte Ausrutscher.** *Einige meiner alten Verhaltensweisen sind zurückgekehrt und ich arbeite daran, wieder ins richtige Gleis zu kommen. (Ich verpflichte mich jeden Tag auf achtsames Essen.)*

Denken Sie darüber nach, wie viel effektiver Ihre Bemühungen sein werden, wenn Sie sich erlauben, diese Stadien zu durchlaufen. Statt sich wegen Ausrutschern schuldig zu fühlen, sieht man, dass ein kurzer Rückfall in alte Gewohnheiten zu diesem Prozess dazugehört und annehmbar ist.

Zu mir kommen oft Klienten, die über Ärzte oder Psychologen frustriert und verärgert sind. Ich glaube, dass das häufig daran liegt, dass es eine Kommunikations- oder Wissenslücke hinsichtlich des Veränderungsprozesses gibt. Stellen Sie sich vor, Sie gehen zu Ihrem Arzt. Sie befinden sich in Stadium zwei, denken gerade erst darüber nach, Ihr achtloses Essverhalten zu verändern, sind aber noch nicht wirklich bereit, Veränderungen vorzunehmen. Ihr Arzt möchte jedoch, dass Sie schnell vorankommen und gleich zum Handeln schreiten. Er gibt Ihnen viele Anweisungen, aber Sie sind noch nicht ganz darauf vorbereitet oder innerlich bereit, ihnen zu folgen. Sie fühlen sich überwältigt, weil Sie noch nicht in der Lage sind, den Rat in die Praxis umzusetzen. Sie befinden sich einfach erst in einem Frühstadium des Prozesses, haben aber bereits das Gefühl, dass es Ihnen nicht glückt. Hilfreicher wäre, Maßnahmen zu finden, die für das Stadium, in dem Sie sich befinden, angemessen und realistisch sind.

Im Folgenden finden Sie Beispiele für die sechs Stadien, die Ihnen helfen sollen, die feinen Unterschiede der einzelnen Stadien zu verstehen. Sie zeigen Ihnen auch, was als Nächstes für Sie ansteht, je nach dem Stadium, in dem Sie sich gegenwärtig befinden. Nehmen Sie sich einen Moment Zeit, um sich die Stadien anzusehen und herauszufinden, welches Ihren augenblicklichen Standort am besten beschreibt.

Stadium eins

„Ich denke nicht, dass ich achtlos esse, aber andere tun es."

„Willst du das essen?" Diese Frage haben Sie in letzter Zeit von Ihren Freunden und Ihrer Familie häufig gehört. Manchmal deuten sie ihre Sorge über Ihre Essgewohnheiten weniger direkt an („Hast du diesen Salat hier probiert? Er schmeckt toll."). Zu anderen Zeiten sind sie nicht so taktvoll. Sie sagen Ihnen geradeheraus: „Schau, du hast hier ein Problem. Du isst viel zu viel!" oder „Dein Gewicht ist ein Problem." Vielleicht hat auch Ihr Arzt Ihnen einen Vortrag gehalten oder angeraten, um Ihrer Gesundheit willen Ihre Essgewohnheiten zu verändern.

Wenn Sie selbst nicht meinen, ein Problem mit achtlosem Essen zu haben, Ihr Partner, Ihre Freunde oder Familienmitglieder Ihnen jedoch wegen Ihrer Essgewohnheiten in den Ohren liegen, fallen Sie vermutlich in diese Kategorie. Die Lebensmittel, die Sie essen (oder nicht essen), scheinen andere auf eine Art zu beschäftigen, wie das für Sie im Augenblick nicht der Fall ist.

Sie sagen Dinge wie:

- „Es macht mich verrückt, wenn du Diäten beendest und wieder anfängst. Ich habe es satt."
- „Es regt mich richtig auf, wenn du zu viel isst."
- „Dein Gewicht ist ungesund."
- „Du musst gesündere Dinge essen. Du isst bloß Mist!"
- „Ich mache mir um deine Gesundheit Sorgen. Du läufst Gefahr, Diabetes Typ 2, hohen Blutdruck, Krebs und Fruchtbarkeitsprobleme zu bekommen und dein Leben zu verkürzen."

Worauf ist in diesem Arbeitsbuch das Augenmerk zu richten?
Wenn man sich nicht sicher ist, ob man eine achtlose Esserin ist (oder ein Problem mit Essen hat), ist das in Ordnung. Vielleicht haben Sie das Buch von jemandem bekommen oder Sie haben es sich besorgt, um Ihren Partner bei Laune zu halten oder vor Ihren Eltern Ruhe zu haben. Warum füllen Sie nicht einfach die Achtsamkeitsselbsteinschätzungen aus? Wenn Sie das getan haben, nehmen Sie sie mit zu Ihrem Arzt oder besprechen Ihre Antworten mit der Person, die die Sorge aufgebracht hat. Vielleicht finden Sie es auch nützlich, das Buch einfach durchzublättern, um zu sehen, ob irgendwelche Übungen für Sie passend sind. Falls das so ist, mögen Sie es vielleicht in Erwägung ziehen, weiter zu lesen.

Stadium zwei

„Ich sehe, dass ich achtlos esse, aber ich bin noch nicht wirklich bereit, mein Verhalten zu verändern."

Sie sagen Dinge wie:
- „In meinem Leben ist zu viel los, um achtsam zu essen."
- „Es sieht nach viel Mühe und Arbeit aus."
- „Ich muss erst mehr über gesundes Essen wissen."
- „Ich werde meine Ernährungsweise nach den Ferien (oder anderen Ereignissen) umstellen."
- (Für diejenigen, die zu wenig essen oder viel Diät halten) „Ich habe Angst, mein Essverhalten zu verändern, obwohl ich weiß, dass es extrem ist, aber ich fürchte, dick zu werden."
- „Ich habe keine Zeit; ich habe zu viel Stress."
- „Ich habe es versucht und meine, versagt zu haben."

Worauf ist in diesem Arbeitsbuch das Augenmerk zu richten?
Wenn Sie noch nicht ganz soweit sind, ist das in Ordnung. Vielleicht möchten Sie schon mal damit beginnen, einfach Ihre Essmuster wahrzunehmen. Dafür eignen sich besonders die Arbeitsblätter, die Ihnen helfen herauszufinden, was genau das Problem ist. Oder lesen Sie einfach das

ganze Buch. Und wenn Sie sich dazu bereit fühlen, nehmen Sie es wieder zur Hand und machen die Übungen. Lesen Sie zumindest die Einführung. Sie gibt Ihnen die Hintergrundinformationen, die Sie brauchen werden, wenn Sie bereit sind, loszulegen.

Stadium drei

> *„Ich sehe, dass ich achtlos esse, und bin langsam bereit, achtsamer zu essen."*

Sie sagen Dinge wie:

- „Am Montag fange ich an, besser zu essen."
- „Ich bin entschlossen, meine Ernährungsweise zu verbessern, fürchte aber, dass es schwierig werden wird."
- „Ein paar Veränderungen habe ich bereits vorgenommen: Ich esse weniger Ungesundes und mehr Obst und Gemüse."
- „Ich habe angefangen, Bücher über gesundes Essen zu lesen."
- „Ich habe mich im Telefonbuch nach Therapeuten umgesehen."
- „Ich bin mir bewusst, wenn ich in achtloses Essverhalten verfalle (wie achtloses Zwischendurchessen, emotionales Essen und Abführen oder Erbrechen)."
- „Ich überlege bereits, wann ich anfangen werde."

Worauf ist in diesem Arbeitsbuch das Augenmerk zu richten?
Sie sind nahe daran, zur Tat zu schreiten. Es sieht so aus, dass Sie bereits wissen, was das Problem ist, aber noch Angst vor der Veränderung haben. Beginnen Sie mit einer Selbsteinschätzung. Sammeln Sie zuerst möglichst viele Informationen über Ihre Gewohnheiten, bevor Sie irgendwelche Veränderungen vornehmen. Vielleicht wäre es gut, mit einem achtsamen Esstagebuch zu beginnen. Verändern Sie zunächst nichts, sondern versuchen Sie nur zu beobachten und das festzuhalten. Auch kann es hilfreich sein, sich zunächst darin zu üben, auf den Essvorgang zu achten: Ihr Esstempo zu verlangsamen, damit Sie sich auf den Geschmack und die Konsistenz konzentrieren können. Darüber hinaus können Sie einen Vertrag mit sich

abschließen, was Sie in der Zukunft tun möchten, um Ihre achtlose Essgeschichte zu erforschen.

Sie sind fast bereit loszulegen! Sie haben vermutlich schon die Einführung dieses Arbeitsbuches gelesen und sind nun soweit, sich an die Arbeitsblätter zu machen. Sie beschäftigen sich besonders damit, Ihren Körper wieder kennenzulernen. Wenn Sie bestimmte Arbeitsblätter nützlich finden, ist es wichtig, sie an einer gut sichtbaren Stelle in Ihrer Wohnung aufzuhängen. Sie können als tägliche Erinnerung dienen, um in sich zu spüren und einzuschätzen, wo Sie stehen.

Stadium vier

„Bei mir verändert sich viel. Ich esse regelmäßig achtsam."

Sie sagen Dinge wie:

- „Nun habe ich es begriffen. Ich kann es aufrechterhalten. Ich genieße es sogar, achtsamer zu essen."
- „Meine Essgewohnheiten haben sich wirklich verbessert. Ich esse jeden Tag achtsam."
- „Wenn ich etwas zwischendurch esse, frage ich mich, ob ich achtsam esse."
- „Ich führe ein achtsames Esstagebuch."
- „Ich habe mit anderen darüber gesprochen, wie sie mir helfen können, achtsamer zu essen; mein Partner ist mit im Boot oder ich habe Fachleute konsultiert (Ernährungsberater, Psychiater, Ärzte oder Psychotherapeuten)."
- „Ich lobe mich weiterhin und erkenne, wenn ich achtsam und auch, wenn ich achtlos esse."
- „Wenn ich achtlos esse, trete ich einen Schritt zurück und versuche herauszufinden, warum das passierte und wie ich es in Zukunft vermeiden kann."

Worauf ist in diesem Arbeitsbuch das Augenmerk zu richten?

Sie haben den Dreh heraus und haben einige große Veränderungen erreicht. Sicherlich ist es wichtig, dass Sie wissen, was einen Rückfall auslösen könnte. Wenn Sie in stressigen Situationen sind, werden Sie wahrscheinlich am meisten zu kämpfen haben, achtsame Essentscheidungen zu treffen. Stellen Sie sicher, dass Sie das Arbeitsblatt zur Vorbeugung gegen achtlose Essrückfälle in Kapitel 11 ausfüllen.

Stadium fünf

„Ich esse nun achtsam! Ich habe mein Verhalten verändert.“

Wenn Sie dieses Stadium auf Ihrer Reise erreicht haben, alle Achtung! Dann ziehe ich vor Ihnen den Hut und klatsche Ihnen Beifall. Menschen, die sich auf diese Reise begeben, sind einfach überglücklich, das fünfte Stadium erreicht zu haben.

Sie sagen dann Dinge wie:

- „Essen ist für mich keine Herausforderung mehr.“
- „Wenn ich Essen um mich habe, das ich früher achtlos aß, verleitet es mich nicht mehr.“
- „Ich habe keine Sorge, rückfällig zu werden; ich weiß, ich kann damit umgehen.“
- „Als Zu-wenig-Esserin oder Diäthalterin stehen für mich nicht mehr Kalorien im Vordergrund oder ich sorge mich nicht mehr um sie oder darum, wie viel ich wiege.“

Worauf ist in diesem Arbeitsbuch das Augenmerk zu richten?

Arbeiten Sie weiterhin so gut. Legen Sie dieses Arbeitsbuch an einen leicht zugänglichen Ort. Nehmen Sie es zur Hand, wenn Sie bei sich achtloses Essverhalten irgendeiner Art bemerken. Teilen Sie es auch mit Freunden und Familienmitgliedern, die für ihr achtloses Essverhalten Hilfe suchen.

Stadium sechs

„Ich habe lange Zeit achtsam gegessen. Aber ich hatte Ausrutscher und esse wieder achtlos."

Das passiert zwangsläufig. Sogar die achtsamsten Esser sollten darauf gefasst sein, hie und da daneben zu hauen. Das bedeutet nicht, dass Sie versagt haben. Es sollte Sie nicht aus der Bahn werfen. Im Grunde gibt es dieses Stadium, weil Sie auf Herausforderungen gefasst sein sollten. Das zwingt Sie, wieder mehr auf das Problem zu achten und Ihre Entschiedenheit, achtsam zu essen, zu erneuern. Es ist eine andauernde Reise!

Sie sagen Dinge wie:

- „Ich kann nicht glauben, dass das passierte. Es lief so gut."
- „Achtsames Essen war lange Zeit kein Problem."
- „Ich muss meine Entschiedenheit, achtsam zu essen, jeden Tag erneuern. Nur weil sich ein paar Dinge verändert haben, heißt das nicht, dass meine alten Verhaltensweisen nicht mehr verlockend erscheinen."
- „Wenn ich in achtloses Essverhalten zurückfalle, muss ich Mitgefühl mit mir haben, statt hart zu sein."
- „Ich muss wieder ins rechte Gleis kommen. Ich weiß, dass ich das kann, weil ich es früher auch schon geschafft habe."

Worauf ist in diesem Arbeitsbuch das Augenmerk zu richten?
Sie hatten achtsames Essen wirklich im Griff. Allerdings haben sich einige Ihrer alten Verhaltensweisen wieder eingeschlichen. Für einen solchen Prozess ist es ganz normal, dass in anstrengenden Zeiten kurzfristig wieder die alten Symptome auftauchen. Es ist wichtig, dass Sie wissen, was einen Rückfall hervorrufen kann. Wahrscheinlich werden Sie am meisten zu kämpfen haben, achtsame Essentscheidungen zu treffen, wenn Sie sich in stressigen Situationen befinden. Stellen Sie sicher, dass Sie das Arbeitsblatt zur Vorbeugung gegen achtlose Essrückfälle in Kapitel 11 ausfüllen. Wenn Sie einen Rückfall haben, denken Sie daran, mitfühlend mit sich umzugehen. Bringen Sie sich wieder auf den richtigen Weg zurück, indem Sie die Faktoren bestimmen, die zu dem Ausrutscher geführt haben

Sind Sie bereit, mit achtsamem Essen zu beginnen?

Wahrscheinlich waren Sie zu unterschiedlichen Zeiten in Ihrem Leben schon mal in jedem der sechs Stadien. Beantworten Sie die folgenden Fragen, um zu verstehen, was dazu führt, dass Sie die Stadien wechseln.

In welchem Stadium sind Sie heute?

....

....

Welche Verhaltensweisen oder Gedanken zeigen Ihnen an, in welchem Stadium Sie sich gegenwärtig befinden?

....

....

Welche Verhaltensweisen oder Gedanken zeigen Ihnen an, in welchem Stadium Sie vor sechs Monaten waren?

....

....

Vor einem Jahr?

....

....

Vor fünf Jahren?

....

Beschreiben Sie, welche Faktoren Ihnen im Weg standen, um in die Handlungsphase überzugehen (zum Beispiel Angst, Zeitmangel oder Stress):

....

....

Nun, nachdem Sie wissen, wie groß Ihre momentane Bereitschaft zu Veränderungen ist, können Sie realistische Ziele und Prognosen für sich aufstellen. Lassen Sie uns ansehen, was für achtsames Essen spricht und was dagegen, das heißt, die Faktoren, die es wahrscheinlich machen, dass Sie in alte Gewohnheiten zurückfallen.

Achtsames Essen: Pro und Kontra

Es gibt einige sehr gute Gründe, dass man sich achtlosem Essen hingibt. Natürlich weiß man, dass es ungesund und nicht gut für das gesamte Selbstwertgefühl ist. Allerdings bringt einem achtloses Zu-viel- oder Zu-wenig-Essen auch etwas, wovon man schwer loslassen kann. Sie müssen ehrlich zu sich sein, was Sie an diesem Verhalten vermissen werden und welche Funktion es in Ihrem Leben spielt. Zählen Sie im folgenden Arbeitsblatt mindestens drei Dinge auf, die für das Verändern Ihrer achtlosen Essgewohnheiten sprechen und drei, die dagegen sprechen. Ein Beispiel für ein Pro wäre: „Achtloses Essen gibt mir viel Freude: Es macht Spaß, es hilft mir, mit Stress umzugehen und es ermöglicht mir, leckere Dinge zu essen." Ein Kontra wäre: „Es macht nur ein paar Minuten lang Spaß und führt dann zu Bedauern und Schuldgefühlen."

Pro und kontra Achtsamkeit

Pro	Kontra
1.	1.
2.	2.
3.	3.
4.	4.
5.	5.
6.	6.
7.	7.
8.	8.

Diese Gegenüberstellung von Pro und Kontra hilft Ihnen, einige Einsichten zu gewinnen, warum Sie an achtlosen Essgewohnheiten festhalten. Auch wenn Sie achtloses Essverhalten nicht mögen, gibt es Ihnen etwas, das Sie schwer hinter sich lassen können. Das ist das Ironische daran: Wenn das, was Sie tun, Ihnen kein Vergnügen bereitet, warum machen Sie es dann weiterhin? Fragen Sie sich: „Was habe ich davon, weiterhin achtlos zu essen? Was würde ich davon haben, wenn ich jetzt anfangen würde, achtsam zu essen?"

Schreiben Sie unten die Antworten auf:

....

....

....

....

....

Die Funktion achtlosen Essens

Es ist wichtig, dem Warum Ihres achtlosen Essverhaltens auf den Grund zu gehen. Die meisten Menschen machen an der Oberfläche halt: „Es schmeckt so gut" oder „Ich kann mich nicht bremsen." Sie fixieren sich darauf, was Sie essen oder nicht essen: „Ich sollte diesen Käsekuchen nicht essen" oder „Ich fühle mich dick, wenn ich Süßigkeiten esse". Aber es ist entscheidend, zu wissen, welche darunter liegenden Gefühle den Drang zu essen oder nicht zu essen steuern. Unten folgen verbreitete psychologische Gründe, warum Menschen sich achtlosem Essen hingeben oder sich um ihr Gewicht sorgen. Streichen Sie die Gründe an, die auf Sie zutreffen.

Die Funktion achtlosen Essens

Warum ich mich achtlosem Essen hingebe:

- ☐ als Quelle von Vergnügen
- ☐ um mich abzulenken
- ☐ als Belohnung
- ☐ aus Geselligkeit
- ☐ um Pausen zu füllen oder Langeweile zu vertreiben
- ☐ um Gefühle zu betäuben
- ☐ um Zeit zu sparen
- ☐ andere:

....

....

Warum ich mich um mein Gewicht so sehr sorge:

- ☐ um mein Selbstwertgefühl zu verbessern
- ☐ um ein Gefühl der Kontrolle zu haben
- ☐ um Aufmerksamkeit zu bekommen
- ☐ um Wut zu bewältigen
- ☐ um perfekt zu sein
- ☐ um mich von anderen Themen in meinem Leben abzulenken
- ☐ als Entschuldigung („Wenn ich Übergewicht habe, mag man mich nicht.")
- ☐ damit ich einzigartig bin („Ich identifiziere mich damit, die dünne Person zu sein.")
- ☐ aus Gewohnheit

- ☐ um gut auszusehen
- ☐ damit man mich mehr mag
- ☐ andere:

....

....

Denken Sie ein paar Minuten darüber nach, was Sie über Ihre tieferen Beweggründe zu achtlosem Essen erfahren haben. Schreiben Sie es hier auf.

....

....

....

....

Wenn Sie achtloses Essen aus Ihrem Leben entfernen, müssen Sie es durch ein anderes Verhalten ersetzen, das die gleiche Funktion erfüllt. Das sollten Sie im Sinn behalten. Wenn Sie also achtlos essen, um Pausen zu füllen oder Langeweile zu vertreiben, werden Sie genügend Tätigkeiten finden müssen, die Sie beschäftigt halten! Wenn Sie nicht wissen, warum Sie achtlos essen, fragen Sie sich: „Welche Funktion erfüllt achtloses Essen gerade jetzt in meinem Leben?“

Achtsame Mahlzeiten

Was ist eine achtsame Mahlzeit? Eine achtsame Mahlzeit wird im Allgemeinen so definiert, dass man während der Mahlzeit auf das achtet, was man isst, es genießt und sich gesättigt fühlt, nicht vollgestopft oder noch hungrig. Das kann auf viele verschiedene Arten passieren.

Für einige Menschen würde eine achtsame Mahlzeit bedeuten, an einem Tisch zu essen statt an einem Schreibtisch oder in einem Auto. Für andere heißt es, auf die Menge zu achten und nur so viel zu essen, bis sie gerade satt sind. Für wieder andere besteht die Aufgabe darin, Schuldgefühle ziehen zu lassen und das Essen wirklich zu genießen. Für eine junge Mutter mag eine achtsame Mahlzeit eine sein, bei der sie sich auf ihr eigenes Essen konzentrieren kann, statt zwischen dem Füttern ihres Babys und sich selbst hin- und herzuspringen. Für einen Manager mag eine achtsame Mahlzeit ein heißes Gericht sein, das auch Gemüse und Kohlehydrate enthält, nicht aus dem Automaten kommt und das er nicht an seinem Schreibtisch einnimmt.

Lassen Sie uns nun genauer anschauen, was für Ihren speziellen Lebensstil eine achtsame Mahlzeit wäre.

Biografische Essgeschichte

Menschen lernen achtsame und achtlose Essgewohnheiten teilweise von den Menschen, die sie aufgezogen haben. Prägende Vorbilder in Ihrem Leben erschaffen zwar nicht Ihre Essgewohnheiten oder machen sie zunichte, aber sie spielen definitiv eine Rolle bei ihrer Ausbildung. Ausgehend von dieser Tatsache ist es wichtig, darüber nachzudenken, wo und wann Sie als Kind gegessen haben und wie sich das auf Ihr heutiges Fühlen und Denken über Essen auswirkt. Wenn Sie zum Beispiel auf einem Bauernhof aufgewachsen sind, war das Essen vielleicht immer schwer, bestand hauptsächlich aus Fleisch und Kartoffeln und man nahm es gemeinsam um den Tisch sitzend ein. Oder wenn Sie aus einer kinderreichen Familie kommen, haben Sie vielleicht Lebensmittel gehortet, weil Sie sich ihren Teil erkämpfen mussten. Wenn sich Ihre Eltern getrennt haben, waren Sie vielleicht für Ihre Mahlzeiten selbst verantwortlich und fühlen sich deshalb heute noch zu Fertiggerichten hinzogen.

Arbeitsblatt zur biografischen Essgeschichte

Beschreiben Sie den Rahmen, die Lebensmittelarten, die Atmosphäre und die Länge oder Geschwindigkeit der Mahlzeiten in Ihrer Familie. Wurde achtlos zwischendurch gegessen?

....

....

1. Beschreiben Sie, was es in Ihrer Kindheit zu den Mahlzeiten gab:

   ....

   ....

   Wer war anwesend?

   ....

   ....

   Wo aßen Sie?

   ....

   ....

Wie war die Atmosphäre? Angespannt oder entspannt? Und die Umgebung? Voll gestellt? Unordentlich?

....

....

Welche Bemerkungen machte Ihre Familie bei Tisch über das Essen? Wurde gesprochen oder aß man gewöhnlich schweigend?

....

....

Was für ein Verhältnis hatten die Familienmitglieder zu Essen? Gab es zum Beispiel jemand, der einen antrieb, viel zu essen?

....

....

Wollten irgendwelche Familienmitglieder abnehmen und hielten Diät? Falls ja, wie oft?

....

....

Gab es gemeinsame Mahlzeiten oder aßen Sie allein?

....

....

Zu welchen Lebensmitteln hatten Sie Zugang? Waren sie nahrhaft, gesund?

....

....

Was für unterschwellige Botschaften über Essen erhielten Sie? Wurde Essen zum Beispiel dazu benutzt, um mit Stress zurechtzukommen oder zur Geselligkeit?

....

....

2. Beschreiben Sie eine typische Mahlzeit aus der Zeit, als Sie eine junge Erwachsene oder ein Teenager waren.

....

....

3. Beschreiben Sie die Atmosphäre der Mahlzeiten in Ihrem jetzigen Zuhause.

....

....

4. Inwiefern unterscheidet sich die Geschichte der Familienmahlzeiten Ihres Partners von Ihrer eigenen oder gleicht sie ihr?

....

5. Was erwartet Ihr Partner von den gemeinsamen Mahlzeiten?

....

Gewohnheiten achtlosen Zu-viel- und Zu-wenig-Essens

Haben Sie eine bestimmte Angewohnheit, was Sie tun, wenn Sie nervös sind, ein Verhalten, in das Sie automatisch verfallen, wenn Sie sich Sorgen machen oder gestresst sind? Viele von uns haben eine. Das kann zum Beispiel Nägelkauen sein. Sie bemerken vielleicht gar nicht, wie häufig Sie an Ihren Nägeln kauen, bis eines Tages eine Freundin Sie aus heiterem Himmel fragt, ob Sie sich Sorgen machen. Sie schauen sie erstaunt an. Woher wusste sie, dass Sie über etwas brüteten? Ihre Freundin stößt Ihnen die Tür zu einem kleinen Geheimnis auf: Sie hat bemerkt, dass Sie immer, wenn Sie sich Sorgen machen, an Ihren Nägeln kauen. Aber Sie stecken so tief in Ihrem Stress, dass Sie keinen inneren Raum haben, ihn wahrzunehmen, geschweige denn sich dessen bewusst sind, was mit Ihrem Körper abläuft.

Ein anderes Beispiel: Mary, eine vierundzwanzigjährige Lehrerin, wechselte immer schnell das Thema, sobald in ihrer Therapiestunde das Gespräch auf ihre Essgewohnheiten kam. Diese Gewohnheit war ihr nicht bewusst, bis sie darauf aufmerksam gemacht wurde; sie lenkte nicht absichtlich vom Thema ab. Aber wenn sie es wechselte, konnte sie erfolgreich der Angst aus dem Weg gehen, die hochkommen würde, wenn sie nur darüber sprechen würde. Wenn ihre Therapeutin nun ihre Essgewohnheiten erwähnt, lächelt sie und sagt: „Ich bemerke, dass ich das Thema wechseln will, aber ich tue es nicht.“

Diese unbewussten Angewohnheiten zum Ablassen innerer Spannung gleichen sehr achtlosem Essen. Es gibt Zeiten, in denen Sie sich sehr bewusst waren, wie wenig Sie achtsames Essen mögen, aber es gab auch andere, in denen Ihnen noch nicht einmal aufgefallen ist, dass Sie in dieselben alten Gewohnheiten verfallen sind.

Denken Sie daran, dass ein wichtiger Teil der Veränderung Ihres achtlosen Essverhaltens darin besteht, dass Sie die täglichen Gewohnheiten oder Routinen identifizieren, die einer gesunden Essweise im Weg stehen. Die nächsten beiden Arbeitsblätter helfen Ihnen, einige der häufigsten Gewohnheiten von achtlosen Essern zu erkennen. Das erste Arbeitsblatt betrachtet die typischen Muster von achtlosen Zu-viel-Essern.

Den achtlosen Gewohnheiten übermäßigen Essens auf die Spur kommen

Dieses Arbeitsblatt skizziert verschiedene gewohnheitsmäßige Arten achtlosen Überessens. Setzen Sie neben die Arten achtlosen Essverhaltens einen Haken, mit denen Sie sich abmühen.

☐ **Achtlose Multitasking-Esser** machen beim Essen noch etwas anderes (wie Telefonieren, Autofahren oder Zeitunglesen).

☐ **Abgelenkte achtlose Esser** mampfen irgendetwas beim Fernsehen, schmecken oder genießen nicht wirklich, was sie da gerade zu sich nehmen. Sie essen ohne wirkliches Gewahrsein der Menge oder des Geschmacks.

☐ **Emotionale achtlose Esser** essen, wenn sie etwas fühlen, ob positiv oder negativ. Sie essen, wenn sie sich freuen, aufgeregt sind, Schmerzen haben oder traurig sind. Menschen essen oft, wenn sie glücklich sind, um das schöne Gefühl zu erhalten. Und sie essen, um unangenehme Gefühle zu vertreiben oder die Intensität eines Gefühls zu dämpfen.

- ☐ **Achtlose Restaurant-Esser** betrachten Essengehen als ein besonderes Vergnügen und neigen dazu, es dann zu übertreiben.
- ☐ **Achtlose Nach-der-Uhr-Esser** setzen sich um 12 Uhr mittags zum Essen hin, ob sie Hunger haben oder nicht, oder essen jeden Abend um 20 Uhr noch eine Kleinigkeit. Sie bemerken, dass Sie am meisten zu bestimmten Zeiten mit achtlosem Essen zu kämpfen haben, wie zum Beispiel abends.
- ☐ **Achtlose Teller-leer-Esser** essen partout alles, was auf ihrem Teller liegt; sie fühlen sich schuldig, wenn Essen verkommen würde.
- ☐ **Achtlose „Gut-gemacht"-Esser** benutzen Essen als Belohnung oder besonderes Vergnügen.
- ☐ **Achtlose „Umsonst"-Esser:** Wenn es Essen umsonst gibt, nehmen sie immer etwas, ganz gleich, ob sie hungrig sind oder nicht und ob sie die Speisen mögen oder nicht.
- ☐ **Geselligkeitsesser** überessen sich oder essen achtlos, wenn sie mit Menschen zusammen sind, die selbst zu achtlosem Essen neigen. Oder sie neigen dazu, auf Festen und Feiern achtlos zu essen.
- ☐ **Gewohnheitsmäßige achtlose Esser** neigen dazu, achtlose Essroutinen zu haben, wie etwas zu knabbern, während sie sich jeden Abend ihre Lieblingsshow ansehen oder sich einen Hamburger zu holen, wenn sie in einem bestimmten Stadtteil sind.
- ☐ **Unkontrollierte Zwischendurchesser** sind bei ihren Mahlzeiten ziemlich gut; aber es sind die Kleinigkeiten zwischendurch oder das „Hier-und-da-etwas-Essen", die einiges zusammenkommen lassen.
- ☐ **Portionsesser** verspüren den Drang, die gesamte Portion zu essen, ob das eine Tüte ist, eine Schachtel oder eine Schale. Sie haben Schwierigkeiten, aufzuhören, bis die Portion aufgegessen ist.
- ☐ **Sättigungswunsch-Esser** befürchten, dass sie nicht genug gegessen haben, und überessen sich deshalb manchmal aus Angst, nicht satt zu sein.
- ☐ **Vielfalt-Esser** mögen vielschichtigen Geschmack und sind deshalb mit einem Lebensmittel allein nicht zufrieden.
- ☐ **Nachschlag-Esser** neigen dazu, sich automatisch einen Nachschlag zu holen, ganz gleich, was es ist.
- ☐ **Von bestimmten Lebensmitteln angezogene Esser** essen die meiste Zeit

ziemlich gesund, aber bestimmte Lebensmittel ziehen sie so sehr an, dass sie sich davon überessen: Kohlenhydrate, zuckerhaltige Lebensmittel oder etwas von einer bestimmten Farbe oder Konsistenz.

- ☐ **Sofortige Befriedigungsesser** sehen es und wollen es haben. Sie wollen die unmittelbare Befriedigung von leckerem Essen.
- ☐ **„Kommt-nicht-mehr-darauf-an"-Esser** haben einmal daneben gehauen und geben dann für den Rest des Tages auf.
- ☐ **Heimliche Esser** neigen dazu, für sich allein oder heimlich zu essen. Sie essen vielleicht mit anderen, essen dann aber noch mal, wenn niemand sie sieht.
- ☐ **Bequemlichkeitsesser** schnappen sich einfach das, was greifbar oder einfach zu essen ist, statt sich etwas Gesünderes zuzubereiten. Das führt oft dazu, Fertiggerichte oder Knabberzeug zu essen.
- ☐ **„Einen-für-dich, einen-für-mich-Esser"**: Eltern beschreiben oft, dass sie gedankenlos die Überreste ihrer Kinder aufessen oder in etwas hineinbeißen, während sie die Kinder füttern oder von den Pommes eines Kindes oder des Partners naschen.
- ☐ **Tandem-Esser** essen die gleiche Menge und im gleichen Tempo wie diejenigen, mit denen Sie essen.
- ☐ **„Schmeckt-so-gut"-Esser** genießen den Geschmack einer Speise so sehr, dass sie mehr davon möchten.

Benutzen Sie den folgenden Raum, um zusammenzufassen, was Sie über Ihre Muster achtlosen Überessens gelernt haben:

....

....

....

....

....

Ihren Gewohnheiten achtlosen Zu-wenig-Essens auf die Spur kommen

Dieses Arbeitsblatt beschreibt verschiedene Gewohnheiten achtlosen Zu-wenig-Essens. Setzen Sie einen Haken neben die Arten achtlosen Zu-wenig-Essens, mit denen Sie zu kämpfen haben.

- ☐ **Gewohnheitsmäßige Wiederholungsesser** essen immer wieder dieselben Lebensmittel. Manchmal halten sie sich an Lebensmittel, die „sicher" sind oder ihren Angstpegel nicht heben.
- ☐ **Achtlose Faster oder „Keinen-Hunger"-Esser** neigen dazu, nur einmal am Tag zu essen. Manchmal behaupten sie, es läge daran, dass sie zu beschäftigt seien, aber in Wirklichkeit ist es eine Art, das Essen einzustellen.
- ☐ **Achtlose Diäthalter** haben jede neue Diät ausprobiert. Neue Methoden, die schnelles Abnehmen versprechen, finden sie in der Regel aufregend.
- ☐ **Achtlose Mythen-Esser** neigen dazu, bestimmte Lebensmittel zu meiden, einfach weil sie irgendwo gelesen haben, dass sie „schlecht für einen" seien oder dass eine Berühmtheit sie nicht isst oder eine Freundin gesagt hat, sie gehören nicht zu ihrem Essplan.
- ☐ **Zeitschriftenjunkie-Esser** lesen viele Modemagazine und vergleichen sich mit den dort abgebildeten Models.
- ☐ **Gefühlsabhängige Esser:** Wenn sie sich gestresst fühlen oder sich ihre Kleider nicht mehr richtig anfühlen, machen sie tendenziell um Essen einen Bogen.
- ☐ **Belohnungs- oder Bestrafungsesser:** Ob sie essen oder nicht essen, hängt davon an, ob sie „gut" oder „schlecht" waren, was oft bedeutet, sie orientieren ihr Essverhalten daran, ob sie das Gefühl haben, es zu verdienen oder nicht.
- ☐ **Vergleichsesser** Wie viel sie essen, machen sie davon abhängig, was andere essen oder nicht essen. Wenn andere dünner sind, wühlt sie das auf.
- ☐ **Unehrliche Esser** sagen manchmal über das, was sie essen, die Unwahrheit.

- ☐ **Alles-oder-Nichts-Esser** machen es entweder perfekt oder gar nicht.
- ☐ **Routine-Esser** haben festgelegte Vorgaben für das, was und wie sie essen.
- ☐ **„Schuld"-Esser** orientieren ihre Lebensmittelwahl daran, Schuldgefühle zu vermeiden; wenn sie meinen, achtlos gegessen zu haben, fällt es ihnen schwer, mit ihren Schuldgefühlen umzugehen.
- ☐ **Heimliche Esser** essen manchmal heimlich etwas oder kaufen Lebensmittel, die sie niemandem zeigen würden.
- ☐ **Allein-Esser** essen oft allein. Manchmal lehnen sie Einladungen zum Essengehen ab, weil es nicht in ihren gewohnten Ablauf passt und sie mit anderen essen müssten.

Nutzen Sie diesen Raum, um zusammenzufassen, was Sie über Ihr achtloses Zu-wenig-Essen gelernt haben:

....

....

....

....

Kann ich diese Gewohnheiten verändern?

Ja! Das Gute daran ist, dass diese Verhaltensweisen lediglich Gewohnheiten sind. Sie sind nicht in Stein gemeißelt. Der erste Schritt besteht darin, jede automatische Verhaltensweise oder tägliche Routine, die zu dem Problem beiträgt, einfach zu bemerken. Wenn Sie sich bei diesem Verhalten ertappen, weisen Sie sich nur darauf hin. Sagen Sie: „Oh, hier mache ich aus Gewohnheit schon wieder das und das." Wenn Sie also irgendwelche Gewohnheiten auf den vorherigen Arbeitsblättern angestrichen haben, können Sie beruhigt sein, es ist in Ordnung. Beginnen Sie darauf zu achten, *wann* und *warum* diese Verhaltensweisen in Ihrem Tagesablauf auftauchen.

Verfallen Sie in diese Gewohnheit, weil es einfacher ist oder schneller geht? Oder stimmen Sie in das gleiche alte Lied ein und tanzen dazu, weil Sie so beschäftigt sind?

Keine Sorge! Für jede achtlose Gewohnheit gibt es ein achtsames Gegenmittel. Allerdings erfordert es ein gewisses aufmerksames Engagement, um diese Routinen zu verändern. Die nächsten Kapitel vertiefen die sieben Achtsamkeitsaspekte weiter und liefern mehr Einzelheiten, wie man das jeweilige Problem achtsam angehen kann.

Vertrag über achtsames Essen

Durch einen Vertrag kann man sich helfen, achtloses Essverhalten zu verändern. Sich schriftlich zu verpflichten hilft einem, seine Ziele zu formulieren und sein *Gewahrsein* zu erhöhen. Um in die richtige Richtung zu gehen, muss man sich allerdings dessen bewusst sein, wohin man gehen will, und sich dieses Ziel vergegenwärtigen. Die meisten Verträge sind nur in dem Maße wirksam, in dem die Vertragspartner auch wirklich gewillt und bereit sind, das Vereinbarte zu tun. In der Arbeit mit meinen Klienten bitte ich sie, ihre eigenen Verträge zu entwerfen. Eine Therapeutin kann mit vielen guten Ideen ankommen, aber wenn die betreffende Person nicht gewillt, bereit oder in der Lage ist, sich auf die Veränderungen einzulassen, wird der Vertrag wenig hilfreich sein. Seien Sie realistisch und beginnen Sie mit Minischritten. Hier sind einige Beispiele von Dingen, die Leute in ihre Verträge aufgenommen haben:

- ☐ Ich erkläre mich bereit, eine achtsamere Haltung einzunehmen.
- ☐ Ich erkläre mich bereit, zumindest eine Mahlzeit am Tag achtsamer zu essen.
- ☐ Ich erkläre mich bereit, auf den Essvorgang zu achten.
- ☐ Ich erkläre mich bereit, meine Diäteinstellung aufzugeben. Auch wenn es sich falsch anfühlt, sie fahren zu lassen, vertraue ich darauf, dass ich aus dem Modediäten-Karussell aussteigen kann.

- ☐ Ich erkläre mich bereit, meine eigenen Essgewohnheiten und die von anderen nicht zu beurteilen.
- ☐ Ich erkläre mich bereit, achtsam über meine Ernährung zu sprechen und mir dessen bewusst zu sein, wenn ich Worte benutze, die achtloses Essverhalten auslösen.
- ☐ Ich erkläre mich bereit, eine achtlose Essgewohnheit aufzugeben, wie den Happen, den ich jeden Tag zu mir nehme, wenn ich von der Arbeit komme.

Hier ist ein Vertragsmuster:

Vertrag über achtsames Essen
Ich, (Name), erkläre mich bereit, mehr auf mein Essverhalten zu achten. Das bedeutet nicht, dass ich hinsichtlich dessen, was ich esse, drastische Veränderungen vornehmen muss. Es bedeutet einfach, dass ich anfange, aufmerksamer und mitfühlender zu sein und mich selbst weniger zu beurteilen (den Gebrauch von Worten wie „ich bin *schlecht*" oder „ich bin *dick*" zu vermeiden).

Ich ... werde am ... (Datum) anfangen, daran zu arbeiten, achtsamer zu essen.
Ich werde anfangen, mehr auf die folgenden speziellen Verhaltensweisen zu achten (einige Beispiele stehen oben):

....

....

Ich werde den Vertrag am ... (Datum) auswerten oder aktualisieren.

Achtsame Essziele

Diese Ziele in Ihrem Vertrag sollten *spezifisch, realistisch* und *erreichbar* sein. Das ist entscheidend. Statt zum Beispiel zu sagen „weniger essen", ist es besser, zu denken: „zwei Mal in dieser Woche beim Abendessen aufhören achtlos zu essen" oder „zwei achtsame Mahlzeiten in der Woche einlegen".

Prozessbezogenheit versus Ergebnisorientierung

Wenn Sie achtsam sind, konzentrieren Sie sich eher auf prozessbezogene Ziele als auf ergebnisorientierte. Bei einem ergebnisorientierten Ziel konzentriert man sich auf das Resultat, das man am Ende sehen möchte, wie fünf Pfund abnehmen. Das ist der Grund für Enttäuschung: Man hat mehr das langfristige Ergebnis im Blick als das, was *im Moment* passiert. Ein prozessbezogenes Ziel schließt Verhaltensweisen ein, die dafür sorgen, dass das gewünschte Ergebnis eintreten kann – drei Mal pro Woche spazieren gehen, auf meine beiden Zwischenmahlzeiten für heute achten und so weiter –, alles, was man auf eine Liste setzen und am gleichen Tag abhaken kann. Es verhilft Ihnen jetzt zu Zufriedenheit und dem Gefühl, die Fäden in der Hand zu halten.

Schreiben Sie unten einige prozessbezogene Ziele auf, die Ihnen helfen würden, Ihr achtloses Essverhalten zu verringern, und denken Sie an sie, wenn Sie Ihren Vertrag aufsetzen.

Kurzfristige Ziele (in dieser Woche zu erreichen)

1. ....

2. ....

3. ....

Langfristige Ziele (innerhalb der nächsten sechs Monate bis zu einem Jahr zu erreichen)

1. ....

2. ....

3. ....

Hier sind einige achtsame Essziele aufgelistet, die Sie möglicherweise berücksichtigen wollen:

1. Beim Essen das Tempo drosseln. Wenn ich esse, esse ich nur. Geistig und körperlich völlig gegenwärtig sein.
2. Darauf achten, wenn ich mir mal hier und mal da etwas zu essen nehme oder auf andere Weise achtlos esse.
3. Mir bewusst sein, *wenn* ich achtlos esse.
4. Genau auf meine am tiefsten eingefleischten achtlosen Gewohnheiten achten (zum Beispiel abends oder beim Autofahren essen oder mir mit Freunden etwas zwischendurch genehmigen).
5. Deutlich erkennen und mich dabei ertappen, wenn ich anfange, aufgrund emotionaler Auslöser achtlos zu essen.
6. Immer wenn ich aufgrund von Gefühlen einen Essdrang verspüre, einen „Stressball" benutzen.
7. In der Lage sein, Lebensmittel, nach denen es mich gelüstet, wie Schokolade oder Junkfood, auf achtsame Weise zu essen.

Von Zahlen Abstand nehmen

Sie mögen bemerkt haben, dass es in dem angeführten Vertrag und den Arbeitsblättern für die Ziele keine Beispiele gab, die Kleidergrößen oder Pfunde enthielten. Wahrscheinlich werden Sie versucht sein, sich konkrete Gewichtsabnahmeziele zu setzen. Dazu fühlen sich die meisten Menschen, die abnehmen wollen, gedrängt. Bevor Sie das allerdings in Erwägung ziehen, lesen Sie die folgenden Abschnitte. Sie werden Ihnen helfen zu verstehen, welche Vorteile es hat, über Ihre Ziele auf eine andere, achtsame Weise nachzudenken.

Jeder von uns hat eine Gewichtsbandbreite, die für unseren Körper ganz natürlich ist. Allerdings kann man leicht in die Falle tappen, dass man immer am untersten Ende dieser

Skala sein möchte. In der folgenden Übung finden Sie heraus, welches Spektrum für Sie ideal ist.

Achtsamkeit auf die natürliche Gewichtsbandbreite

Teil 1

Markieren Sie zunächst auf der obigen Linie mit einem Kreuz, wo Sie Ihr augenblickliches Gewicht ansiedeln. Sind Sie an Ihrem höchsten oder niedrigsten Punkt oder irgendwo dazwischen? Sie brauchen keine genauen Zahlen zu wissen; grobe Schätzungen reichen aus. Verlassen Sie sich auf Ihr Gefühl oder wie Sie in Ihre Kleider passen. Dann beantworten Sie die folgenden Fragen von 1 bis 6. Tragen Sie die Zahlen auf der Linie ein. Zum Beispiel gehört die Antwort auf Frage 1 an das linke Ende.

1. **Niedrigstes Gewicht:** Das ist das Wenigste, das Sie in Ihrem Erwachsenenleben gewogen haben. (Wenn Sie erwachsen sind, nehmen Sie nicht das Gewicht Ihrer Oberschulzeit.) Vielleicht haben Sie vor zwei Jahren am wenigsten gewogen, als Sie jemanden hatten, mit dem Sie zusammen joggen gingen. Schreiben Sie dieses Gewicht unten auf, das ungefähre Datum und Ihre Lebensumstände zu diesem Zeitpunkt.

2. **Höchstgewicht:** Das ist das meiste, das Sie in Ihrem Erwachsenenleben gewogen haben. Schreiben Sie dieses Gewicht unten auf, das ungefähre Datum und Ihre Lebensumstände zu diesem Zeitpunkt.

3. **Gesundheitliche Umstände:** (wie Schwangerschaft, Reaktion auf Medikamente; das schließt jetzige wie vergangene Umstände ein):

....

4. **Ideal- oder gesundes Gewicht:** Schreiben Sie Ihr Idealgewicht nach einer *Body-Mass-Index* (BMI)-Tabelle auf. Sie können BMI-Tabellen im Internet finden, zum Beispiel unter www.uni-hohenheim.de/wwwin140/info/interaktives/bmi.htm www. Oder wenn Ihr Arzt Ihr Zielgewicht bestimmt hat, nehmen Sie diese Zahl.

....

5. **Realistisches Gewicht:** Ein realistisches Gewicht ist eins, das Ihr Körper wahrscheinlich erreichen kann. Wie viel würden Sie wiegen, wenn Sie einfach achtsam essen würden (ohne Diät oder zu hungern)? Schreiben Sie diese Zahl auf.

....

6. **Erträumtes Filmstargewicht:** Das ist das Gewicht, von dem Sie träumen, die Zahl, die Sie oft unterminiert und denken lässt, Sie seien nicht gut genug.

....

Teil 2

Schreiben Sie nun unter jede Zahl auf der Linie das Datum und was sich in Ihrem Leben zu dieser Zeit zugetragen hat. Bemerken Sie irgendwelche Trends oder Gründe, warum sich Ihr Gewicht verändert hat? Die meisten Menschen gehen nicht eines Abends zu Bett und wachen am nächsten Morgen mit einem drastisch veränderten Gewicht auf. Es passiert oft so langsam, dass es dem Gewahrsein entgeht. Zurückzuschauen hilft Ihnen die Umstände zu erkennen, die zu Veränderungen in Ihrem Gewicht geführt haben. Schreiben Sie hier Ihre Gedanken auf.

....

....

....

....

Auf Ihr Verhältnis zur Waage achten

In Bezug auf das Wiegen ist es schwer, einen pauschalen Rat zu geben. Manche Fachleute sagen: „Stellen Sie sich nicht auf die Waage! Werden Sie sie los." Für manche achtlose Esser ist das ein ausgezeichneter Rat. Die Waage bestimmt ihre Stimmung: Eine geringe Gewichtsveränderung kann ihren Tag retten oder verderben. Menschen, die abnehmen wollen, achten oft mehr auf ihr Gewicht als auf ihre Wechselbeziehung zu Essen. Wenn man zahlenorientiert ist, denkt man häufiger über die Gewichtsveränderung nach als darüber, welche Verhaltensweisen erforderlich sind, damit sie eintreten können.

Für andere ist das Meiden der Waage eine Strategie, um Angst zu umgehen. Die Zahlen auf der Waage lösen so viel Selbstverurteilung aus und dem können sie einfach nicht ins Auge schauen. Wieder anderen hilft die Waage, sich Klarheit zu verschaffen und sich wirklich bewusst zu sein, wie viel sie wiegen. Das sind diejenigen, die zunehmen, ohne es zu merken.

Auf die Waage achten

Wie ist Ihr Verhältnis zur Waage? Gehen Sie ihr aus dem Weg? Beeilen Sie sich, sie täglich zu konsultieren? Was für Gewohnheiten haben Sie rund ums Wiegen?

....

....

....

Wie reagieren Sie emotional auf die Waage? Geraten Sie in Hochstimmung, wenn die Zahlen sinken? Sind Sie am Boden zerstört und werden mutlos, wenn sie steigen? Sind Sie taub für die Zahlen?

....

....

....

Mit welchen Gedankenmustern reagieren Sie auf das, was die Waage Ihnen sagt? Denken Sie viel über die Zahlen nach? Sind Sie auf sie fixiert? Gehen Sie ihnen völlig aus dem Weg?

....

....

....

Wie man achtsam mit der Waage umgeht

1. **Setzen Sie sich realistische Zeitrahmen.** Wenn Sie Ihr Gewicht unbedingt wissen müssen und sich von der Waage nicht fernhalten können, legen Sie einen Zeitrahmen und konkrete Umstände fest, unter denen Sie sich wiegen. Zum Beispiel, dass Sie sich jeden zweiten Montag wiegen, bevor Sie sich anziehen. Wiegen Sie sich *nicht* mehr als einmal pro Tag. Wenn Sie merken, dass Sie sich zu oft wiegen, kann das ein Zeichen für ein mögliches Problem sein.
2. **Geben Sie das Wiegen auf und finden Sie ein besseres Messgerät.** Wenn Sie Ihr relatives Gewicht messen müssen, nehmen Sie Ihre Lieblingsjeans. Verwenden Sie sie als Maß für alle Veränderungen. Die Passform Ihrer Kleider spiegelt Veränderungen Ihrer Körperform tatsächlich besser wider und verursacht viel weniger Angst als die Zahlen auf der Waage. Für genauere Maße benutzen Sie die *Body-Mass-Index*-Tabelle (siehe wieder Internet) oder ein Maßband um Ihre Taille und Hüften.
3. **Suchen Sie Fachleute auf.** Wenn sich bei Ihnen zu viel um Zahlen dreht oder Sie Hilfe brauchen, um dabei zu bleiben, lassen Sie sich Ihr Gewicht von der Praxis Ihres Arztes oder einer Krankenschwester aufzeichnen. Fragen Sie auch Fachleute, was für Ihren Körper ein gesundes Gewicht wäre.
4. **Verwenden Sie sie als Hilfsmittel, nicht als Richter.** Hierfür sind die Achtsamkeitsfertigkeiten in diesem Buch hilfreich. Damit eine Waage auch nur im Entferntesten hilfreich sein kann, darf sie keinen emotionalen Absturz oder Hochgefühle auslösen. Richten Sie Ihre Aufmerksamkeit darauf, was Sie fühlen und denken, wenn Sie auf die Waage steigen. Schauen Sie sich Ihre Reaktion an und verfolgen Sie sie. Wie verändert sich Ihre Laune, sobald Sie sehen, wie viel Sie wiegen? Wie lange wirkt die Information über Ihr Gewicht emotional nach? Eine Minute? Den ganzen Tag?
5. **Konzentrieren Sie sich auf eine Spanne, nicht auf eine Zahl.** Konzentrieren Sie sich nie auf eine einzige Zahl! Seien Sie bestrebt, sich innerhalb einer fünf Pfund-Spanne zu bewegen. Ihr Körper reagiert zu empfindlich auf leichte Veränderungen, um die ganze Zeit genau

bei einem Gewicht stehen zu bleiben. Betrachten Sie Ihr Gewicht als einen groben Schätzwert.

Gewichtswünsche loslassen

Haben Sie sich bewusst oder unbewusst eine „magische Zahl" in den Kopf gesetzt, das Gewicht, von dem Sie glauben, dass dann alles besser sein wird (Sie werden endlich erfolgreich sein, Ihren Körper lieben und man wird Sie mögen)?

Unglücklicherweise kommt durch Zu- oder Abnehmen nicht Ihr emotionales Gepäck in Ordnung. Es begleitet Sie, wo immer Sie hingehen. Alle, die abgenommen haben, können Ihnen das bestätigen. Auch wenn sie sich für eine Weile mit ihrem Körper wohler fühlten, hielt es nicht an oder hat alle persönlichen Probleme behoben. Die magische Zahl zu erreichen ist manchmal enttäuschend. Oft gibt es nur eine kurze Belohnung und Sie müssen die Zahl wieder senken, in der Hoffnung, dann den erwünschten Nutzen daraus ziehen zu können. Oder nach einer Weile hören die Kommentare über die verlorenen Pfunde auf und Sie bemerken, dass Sie die Komplimente und die Aufmerksamkeit vermissen.

Was hoffen Sie durch Ihren Gewichtsverlust „in Ordnung zu bringen"? Es ist wichtig, sich das bewusst zu machen, weil Sie wahrscheinlich einen produktiveren Umgang damit finden können. Wenn Sie zum Beispiel meinen, dass man Sie mehr mögen würde, wenn Sie weniger wögen, können Sie vielleicht an Ihren Beziehungen zu anderen Menschen arbeiten.

Meine „magische Zahl"

Schreiben Sie hier Ihre magische Zahl auf. Wie viel meinen Sie, dass Sie wiegen müssten, damit Ihre Probleme verschwinden?

....

....

Hat sich Ihre magische Zahl verändert? Falls ja, wie oft?

....

....

Falls ja, warum hat sie sich verändert?

....

....

Was hoffen Sie, wird anders sein, wenn Sie Ihre magische Zahl erreichen?

....

....

Auf welche andere Weise können Sie jetzt damit umgehen?

....

....

Achtsame Selbstreflexion

Nachdem Sie nun die Selbsteinschätzungen durchgeführt haben, haben Sie einen klareren Blick für Ihre Stärken und die Bereiche, die der Verbesserung bedürfen. Die Fragen in diesen Übungen sind so angelegt, dass sie dazu anregen, über die eigenen Verhaltensweisen nachzudenken. Hoffentlich haben sie zu einigen neuen Einsichten geführt oder Ihnen zumindest einen Hinweis auf die Richtung gegeben, wo Ihre Reise beginnen kann.

Vergessen Sie nicht anzuerkennen, was Sie bereits gut machen, und führen Sie das fort! Richten Sie Ihr Hauptaugenmerk auf den Achtsamkeitsbereich, mit dem Sie sich am schwersten tun.

Nun können Sie zur Entfaltung des ersten Achtsamkeitsaspekts übergehen, dem Schärfen des Gewahrseins.

Kapitel 4

Gewahrsein

In dem Augenblick, in dem wir allem unsere volle Aufmerksamkeit schenken, sogar einem Grashalm, eröffnet sich uns eine geheimnisvolle, Ehrfurcht gebietende, unbeschreiblich schöne Welt.

Henry Miller

„Was möchte ich essen?“ Jeden Tag stellen Sie sich diese Frage, und wahrscheinlich nicht nur einmal, sondern viele Male. Es ist möglicherweise eine der wichtigsten Dinge, an die Sie den ganzen Tag denken. Manchmal ist die Antwort sehr klar und einfach: „Ich möchte Blaubeerkuchen, bitte.“ Andere Male ist es unglaublich frustrierend, darauf eine Antwort zu finden.

Schauen Sie, ob Ihnen dieser Dialog bekannt vorkommt.

> „Schatz, was möchtest du heute Abend essen?“ – „Mir ist es gleich. Was möchtest du?“ – „Ich weiß es nicht. Ich habe auf nichts Bestimmtes Lust.“

Für einige Menschen ist es nicht nur schwer, genau zu wissen, was sie möchten; es ist geradezu eine Qual. Es verlangt sie immer nach allem Möglichen. Pommes! Eis! Überbackene Kartoffeln! Die Menge der Wahlmöglichkeiten und der Wunsch nach Süßigkeiten und Wohlfühlessen sind überwältigend. Manche scheint von allen Seiten ein Essdrang anzufallen. Die Frage „Was möchte ich essen?“ kann einen achtlosen Esser den ganzen Tag verfolgen.

In diesem Kapitel werden Sie lernen, achtsames Gewahrsein einzusetzen, um 1) herauszufinden, was Sie wirklich essen möchten, 2) Lebensmittel auf eine neue Art zu schmecken und 3) mit Gelüsten umzugehen. Gewahrsein oder sich auf sich einstimmen bringt Ihnen auf sanfte Weise bei, wie Sie herausfinden können, was gut für Sie *ist*, statt was sich gut *anfühlt*. Mit anderen Worten, es geht bei Gewahrsein darum, zu wissen, ob man wirklich Hunger hat oder wegen eines inneren Wutanfalls einen Essdrang verspürt.

Wenn Ihr Gewahrsein ausgeschaltet ist, können Gelüste und alte Gewohnheiten plötzlich die Kontrolle übernehmen. Wenn Ihr Gewahrsein eingeschaltet ist, können Sie bewusste Entscheidungen treffen. (Beachten Sie, dass ich von „bewussten“ Entscheidungen gesprochen habe, nicht von „richtigen“.) Wenn man sich dessen bewusst ist, was man tut, hat man schon halb gewonnen. Wenn man einfach mechanisch etwas zu sich nimmt, schmeckt man kaum, was man isst oder trinkt. In diesem Kapitel werden Sie lernen, auf eine neue Weise zu essen und das, was Sie verzehren, wirklich zu genießen.

Wie hilft Gewahrsein?

Wie genau können Sie Gewahrsein zu Ihrem Vorteil einsetzen? Wie kommt es, dass das bloße Bündeln der Aufmerksamkeit auf eine Sache einen Unterschied macht? Das scheint zu einfach zu sein, oder? Lassen Sie mich also die Kraft von Gewahrsein erklären.

Sagen wir, Sie gehen hin und räumen heute Abend Ihre Kommode um. Sie nehmen alle Strümpfe und legen Sie in eine andere Schublade. Was wird wohl passieren, wenn Sie das nächste Mal Strümpfe brauchen? Wahrscheinlich werden Sie zuerst zur alten Schublade gehen. Das haben Sie so oft getan, dass es eine unbewusste Gewohnheit ist. Wenn Sie die alte Schublade dann aufgezogen haben, werden Sie sich sagen: „Oh, das ist die falsche Schublade."

Wenn Sie nun das nächste Mal zu Ihrer Kommode gehen, lenken Sie Ihre Aufmerksamkeit aktiv auf Ihre Hand. Und bevor Sie mit der Hand irgendwohin greifen, denken Sie bewusst daran, wo Sie Ihre Strümpfe hingeräumt haben und wo Sie Ihre Hand hinlenken müssen. In diesem Szenario richten Sie Ihr Gewahrsein aktiv auf die nächste Handlung, um nicht fehlzugehen. Wiederholen Sie das eine Woche lang. Wenn Sie schließlich Ihr Gewahrsein wiederholt auf diese Aufgabe gelenkt haben, können Sie eine neue Gewohnheit ausbilden. Diese neue Gewohnheit verschwindet bald wieder aus Ihrem Gewahrsein – bis Sie Ihre Strümpfe wieder in eine andere Schublade räumen.

Etwas Ähnliches läuft bei achtsamem Essen ab. Achtsames Essen wird zu einer Gewohnheit, wie automatisch zur alten Strumpfschublade zu gehen. Solange Sie nicht auf Ihre Handlungen achten, werden Sie immer wieder das Gleiche auf genau dieselbe Art tun. Wenn Sie anfangen achtsam zu essen, erfordert es Bemühung, sich der neuen Verhaltensweisen bewusst zu sein und genau darauf zu achten, wann und warum Sie essen. Jedes Mal, wenn Sie in eine Esssituation kommen, bringen Sie aktiv Ihr Gewahrsein mit. Aber keine Sorge, sobald Sie sich daran gewöhnt haben, achtsam zu essen, wird es zu einer automatischen Gewohnheit, die weniger Bemühung erfordert.

Was ist achtsames Gewahrsein?

Achtsames Gewahrsein unterscheidet sich von dem, was man normalerweise unter Bewusstsein oder Gewahrsein verstehen mag. Möglicherweise fasst man es als den Vorgang des bloßen Bemerkens auf. Zum Beispiel mögen Sie bemerken, dass es einen Stuhl im Raum gibt oder dass Sie gestresst sind. Das ist ein Teil von Gewahrsein. Doch Achtsamkeit fügt eine weitere Dimension hinzu.

Im Zusammenhang mit Achtsamkeit geht es um eine besondere Art von Aufmerksamkeit, die oft als „reine Wahrnehmung" bezeichnet wird. Bei reiner Wahrnehmung betrachtet man mit einem gewissen Abstand, was in diesem Augenblick vor sich geht, sowohl emotional in uns als auch um uns herum. Wir trainieren unseren Geist, offen zu bleiben. Er ist wach und präsent, betrachtet aufmerksam und beobachtet einfach. Allerdings geschieht das, ohne zu urteilen. Ein achtsamer Geist nimmt alles an, was ihm begegnet, unabhängig davon, ob es angenehm oder unangenehm ist. Wenn Ihnen auffällt, dass Sie etwas beurteilen, registrieren Sie einfach diesen Gedanken. Das ist alles.

Sie können diese reine Wahrnehmung für achtsames Essen nutzen. Bei achtsamem Essen sammeln Sie Ihre Aufmerksamkeit auf zwei Weisen. Erstens stimmen Sie sich auf Ihre Sinne ein: auf das, was Sie riechen, hören, sehen, fühlen und schmecken. Sie schulen Ihren Geist, gegenwärtig und wach zu bleiben, um diese Empfindungen wahrzunehmen. Zweitens benutzen Sie Ihr Gewahrsein als Werkzeug, um Ihre Aufmerksamkeit auf achtlose Essmuster zu lenken und ein waches Auge auf sie zu haben. Wenn Sie diese Muster betrachten können, ohne sich herunterzumachen, schaffen Sie eine produktive Atmosphäre, in der Sie gewillt sein werden, an ihrer Veränderung zu arbeiten.

Das Gewahrsein schärfen: Gewahrsein dessen, *was ist*

Es gibt viele Arten, wie man sein Gewahrsein schärfen kann. Dafür muss man keine formale Meditationsübung aufnehmen. Um Ihren Geist „einzuschalten“, so dass er völlig wach ist, bedarf es nicht mehr, als ihn zu einem unparteiischen Zeugen des momentanen Geschehens zu machen.

Die erste Aufgabe besteht darin, nichts zu tun. Ja, das ist richtig, nichts! Ich sage meinen Klienten, dass sie zunächst nichts anderes oder Außergewöhnliches tun sollen. Am Anfang gebe ich ihnen die Anweisung, nichts zu verändern. Achten Sie einfach ein paar Tage lang genau auf Ihre achtlosen und Ihre achtsamen Essgewohnheiten.

Ich vergleiche diesen Zugang oft damit, „Leute zu beobachten“, wenn man an einem öffentlichen Ort sitzt, wie in einem Einkaufszentrum oder einem Restaurant, und einfach die Menschen beobachtet, die kommen und gehen. Wenn Sie das jemals gemacht haben, haben Sie wahrscheinlich bemerkt, dass Sie mehr über sie wissen wollten –wohin sie wohl gehen, was sie denken und wie wohl ihre Geschichten sind. In diesem Fall nun widmen Sie sich statt dem Beobachten anderer Menschen der „Selbstbetrachtung“. Beobachten Sie einfach Ihr Verhalten und registrieren Sie Einzelheiten.

Denken Sie daran, nichts zu verändern. Wenn Gedanken über Essen oder irgendetwas anderes in Ihrem Geist auftauchen, registrieren Sie sie einfach. Versuchen Sie nicht, Ihre Gedanken umzumodeln. Sie bemerken vielleicht, dass Sie manchmal Ihre Gedanken zu verändern suchen, indem Sie sich sagen: „Oh, das sollte ich nicht denken; ich sollte positiver sein.“ Bewerten Sie Ihre Gedanken nicht („Das ist ein schrecklicher Gedanke“) und analysieren Sie sie nicht („Ich dachte das, weil …“). Wenn Sie bemerken, dass Sie versuchen, das Geschehen zu analysieren oder zu beurteilen, bringen Sie sich einfach zum Beobachten zurück und seien bloße Zeugin des Geschehens.

Achtsamer Esstipp: Abwechslung

In Frankreich sagt man, die ersten zwei Bissen seien die besten und alles danach sei nicht mehr ganz so befriedigend. Vielleicht haben Sie das selbst erfahren. Warum ist das oft der Fall? Es hat mit Gewöhnung zu tun. Die Geschmacksnerven nehmen die neue Empfindung wahr und gewöhnen sich schnell an den Geschmack. Wenn Ihnen auffällt, dass Sie weiter essen, weil Sie das erste Geschmackserlebnis wirklich genossen haben und bestrebt sind, diese Erfahrung fortzuführen, versuchen Sie sofort, zu einem anderen Lebensmittel zu wechseln. Nehmen Sie einen Bissen von etwas, das ganz anders schmeckt, eine andere Konsistenz und Temperatur hat. Wenn Sie gerade einen warmen Auflauf essen, dann beißen Sie in ein kaltes Stück Obst. Wenn Sie gerade etwas Breiiges essen, wie zum Beispiel Kartoffelpüree, beißen Sie in etwas Festes mit viel Geschmack, wie knusprige Karotten. Dann nehmen Sie wieder eine Gabel von dem Püree oder dem, von dem Sie sich schlecht trennen konnten. Bemerken Sie einen Unterschied im Geschmack? Abwechselnd in verschiedene Dinge zu beißen hilft oft, achtloses Essen zu verringern.

Nehmen wir an, Sie verspürten ein heftiges Verlangen nach Schokolade. Dann würden Sie sich sagen: „Oh, ich merke, dass gerade ein heftiges Verlangen nach Schokolade in mir aufsteigt. Ach ja, ich sah eine Schokoladenreklame, die mir das Wasser im Mund zusammenlaufen ließ. Danach fing ich an zu überlegen, wo ich etwas Schokolade herbekommen könnte."

Beachten Sie, wie anders dieses Gewahrsein des Verlangens ist, im Vergleich zur üblichen Antwort: „Oh Gott, ich giere gerade nach Schokolade. Ich bin so eine Niete! Wie kann ich nur wieder an Schokolade denken? Schokolade ist für mich tabu. Wenn ich sie esse, vermassle ich wieder alles." Dieses Beispiel zeigt, wie Beurteilung und Bewertung Sie von Ihrer ursprünglichen Reaktion entfernt, dem einfachen Gewahrsein des Verlangens nach Schokolade.

Wie gelangt man zu solch einer aufmerksamen Haltung? Stellen Sie sich vor, Sie wären ein Detektiv, der hinter einem Spion- oder Verhörspiegel sitzt und Sie beobachtet. Wie der Detektiv halten Sie einfach nach den Anzeichen Ausschau, die auf die darunter liegenden Motive verweisen. Sie möchten herausfinden, *warum* und *auf welche Weise* Sie achtlos essen. Das erfahren Sie, wenn Sie Ihr Verhalten, Ihre Gedanken und Gefühle beobachten.

Arten von Gewahrsein

An der Art, wie du dein Fleisch schneidest, sieht man, wie du lebst.

Konfuzius

Jeder handelt innerhalb eines bestimmten Gewahrseinsspektrums. Manchmal haben Sie wahrscheinlich sehr genau im Blick oder sind fast darauf fixiert, was Sie sich in den Mund stecken. Aber eine solche übermäßige Wachsamkeit hat wenig mit achtsamem Essen zu tun, denn sie enthält Wertung und pedantische Prüfung. Zudem taucht übermäßige Wachsamkeit dann auf, wenn man eine Gefahr wittert oder sich einer Situation ängstlich nähert. Stellen Sie sich vor, Sie würden eine sehr belebte

Kreuzung überqueren. Sie halten besorgt nach Anzeichen von Gefahr Ausschau, wie einem heranrauschenden Wagen.

Mit den Gedanken abzuschweifen ist das genaue Gegenteil davon. Wenn der Geist überfrachtet ist und nicht mehr denken will, schweift er in der Regel ab. Stellen Sie sich vor, wie jemand sich einen Film anschaut und dabei Popcorn isst: Manchmal sind Menschen völlig woanders, essen geistesabwesend und vertilgen so eine ganze Tüte Popcorn.

Achtsames Essen bietet einen mittleren Weg: Es verfällt in keins dieser Extreme. Es ist einfach der Vorgang, das, was man in den Mund nimmt, zu registrieren, ohne einen Angriff zu starten oder es zu ignorieren.

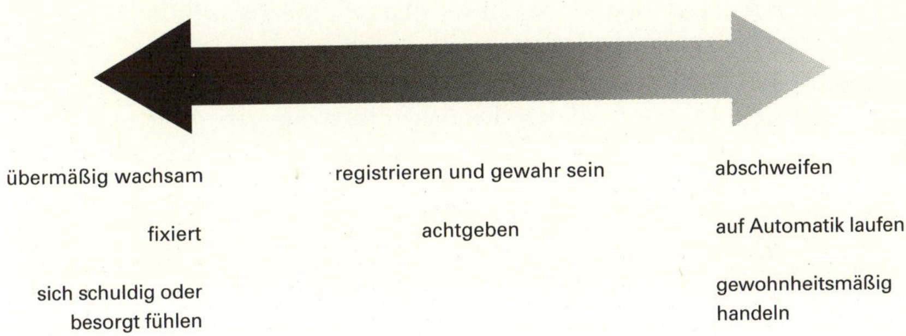

Achtsame Essübung: Informationen sammeln

Möglicherweise wollen Sie sich zunächst mit einer radikalen Veränderung Ihres Verhaltens zurückhalten. Wenn Sie noch nicht loslegen wollen, weil Sie ängstlich sind, können Sie diese Zeit nutzen und Informationen sammeln. Bücher und andere Quellen können helfen, gegenwärtig zu sein und Ihre Gewohnheiten auf eine neue Art zu verstehen. Je mehr Sie im Grunde über Essprobleme wissen, desto größer ist Ihr Bewusstsein für die verschiedenartigen Gedankenmuster und Verhaltensweisen, die unter achtlosen Essern verbreitet sind. Sie wissen dann besser, worauf Sie achten müssen.

Ein hoher Prozentteil der Menschen, die mit Essproblemen kämpfen, neigt zum Beispiel zum Perfektionismus. Sie haben eine klare Vorstellung, wie Dinge sein sollen, und werden sehr selbstkritisch, wenn der Idealzustand nicht eintritt. Diese Information ist insofern hilfreich, als Sie daran arbeiten können, sich Ihrer perfektionistischen Gedanken bewusst zu sein, wie: „Wenn ich zwischendurch einen Happen esse, vermassle ich alles." Wenn Sie um die Verbindung zwischen Perfektionismus und Essproblemen wissen, kann Ihnen das auch helfen, Ihr Ringen nicht mehr zu beurteilen. Sie können dann lockerer mit sich umgehen. Sie erinnern sich daran, dass es zwar normal (wenn auch frustrierend) ist, perfektionistische Gedanken zu haben, aber dass es einfach dazugehört, statt dass Sie es als persönliches Versagen ansehen.

Lesen Sie dieses Buch und andere, die Ihnen Freunde, Therapeuten oder Ihr Arzt empfehlen, damit Sie besser über Essprobleme informiert sind. Wenn Sie eine umfassende Leseliste zum Thema Essen suchen, können Sie www.gurze.net besuchen; dort finden Sie sehr empfehlenswerte (englische) Bücher. Die Produzenten des Gurze-Katalogs gaben ihr Bestes, um die Bücher kritisch durchzusehen und alle verdrehten und schädlichen Veröffentlichungen herauszufiltern, die beanspruchen, für Menschen mit Essproblemen von Nutzen zu sein. Doch ist das nur eine Recherchephase. Ihr eigentlicher Job besteht darin, einfach zu bemerken, wie das Problem in Erscheinung tritt und das im Gewahrsein zu halten. Aufklärung hilft Ihnen zu wissen, wonach Sie Ausschau halten müssen.

Ein achtsames Esstagebuch führen

Eine wunderbare Weise, wie man sich mehr seines achtlosen Essverhaltens bewusst werden kann, ist das Führen eines Esstagebuches. Von diesem Schritt können Sie eine Menge lernen; überspringen Sie ihn nicht. Beginnen Sie dieses Tagebuch, *bevor* Sie irgendetwas an Ihrem Verhalten verändern, und stellen Sie sicher, dass Sie es weiterführen, wenn Sie beginnen, die Achtsamkeitsaspekte anzuwenden. So erfassen Sie zunächst die Ausgangssituation, ähnlich wie es Wissenschaftler tun, bevor Sie ein Experiment durchführen. Sie fangen damit an, das Verhalten und die Umstände, wie sie normalerweise auftreten, einfach zu beobachten. Das bietet Ihnen die Grundlage zum Vergleich, nachdem Sie einen Eingriff vorgenommen haben. Durch ein Esstagebuch erfahren Sie, ob die achtsamen Essmethoden für Sie funktionieren. Wenn das Führen eines Tagebuches für Sie zunächst zu zeitaufwendig ist, versuchen Sie, sich ein paar Notizen in Ihren Terminkalender zu machen; haben Sie ihn in Ihrer Handtasche oder auf Ihrem Schreibtisch griffbereit. Sie werden bald den Bogen heraushaben.

Vier Gründe für das Führen eines achtsamen Esstagebuches

- **Es funktioniert!** Die Forschung zeigt, dass eine der besten Arten sein Essverhalten zu verändern darin besteht, aufzuschreiben, was man isst (Hollis et al. 2008). Es ist interessant, dass es allein schon zu einer Verbesserung des Essverhaltens führt, wenn man sich bloß beobachtet. Denken Sie daran, wie viel härter Sie arbeiten, wenn Ihr Chef im Zimmer ist. Einfach zu wissen, dass man beobachtet wird (auch wenn man es selbst ist), hilft etwas zu verändern.
- **Datensammlung.** Wenn man konkrete Daten hat, belegt das, wie man vorankommt. Man muss sich nicht auf sein Gedächtnis verlassen, das oft von der momentanen Stimmung gefärbt ist. Beachten Sie, dass es hier nicht um ein Kalorientagebuch geht. Es geht um Angaben zu Ihren Gewohnheiten und Gefühlen in Bezug auf Essen.
- **Es geht um den Prozess.** Es geht weniger um das, was Sie aufschreiben, als darum, das, was passiert, wahrzunehmen und im Auge zu behalten. Irgendwann, wenn Sie den Dreh heraushaben, wie man sich achtsam beobachtet, hören Sie auf, es aufzuschreiben und registrieren es nur noch im Geist.
- **Vielleicht waren Sie das letzte Mal noch nicht soweit.** Wenn Sie skeptisch sind oder ein Ernährungsprotokoll für Sie in der Vergangenheit nicht funktioniert hat, versuchen Sie es noch einmal. Die meisten Programme zur Gewichtsregulierung empfehlen, die Essgewohnheiten schriftlich festzuhalten. Wenn Sie früher schon einmal ein Esstagebuch ausprobiert haben und es hat nicht funktioniert, mag das daran gelegen haben, dass Sie sich noch in einer Frühphase des Veränderungsprozesses befanden

(siehe Kapitel 3). Doch nun mögen Sie soweit sein, die für das Führen eines solchen Tagebuches erforderliche Zeit und Energie aufzubringen.

Ich hasse Esstagebücher!

Viele meiner Klienten empfinden so und berichten von ihren Kämpfen mit dem Führen von Esstagebüchern. Sie finden sie lästig und Angst fördernd. Kommt Ihnen das bekannt vor? Haben auch Sie damit gerungen? Wenn das der Fall ist, ist es in Ordnung. Wenn das Führen eines Esstagebuches oder das Aufschreiben Ihrer Mahlzeiten Ihnen Angst macht, machen Sie einfach weiter und schreiben das alles mit auf. Nutzen Sie das Esstagebuch als Werkzeug, um sich durch diese Angst hindurchzuarbeiten. Wenn Sie bemerken, dass Sie sogar die Wahrheit verdrehen, halten Sie inne und fragen sich, warum das so schwierig für Sie ist. Vielleicht benutzen Sie das Esstagebuch, um sich zu beurteilen. Kennen Sie folgende Gedanken: „Mir ist das so peinlich; ich würde nicht wollen, dass irgendjemand es liest!", oder: „Ich schäme mich so für das, was ich aufgeschrieben habe", oder: „Es aufzuschreiben macht es schlimmer, denn ich fixiere mich mehr darauf"? Falls ja, haben Sie wahrscheinlich immer noch daran zu arbeiten, Ihren inneren Kritiker ziehen zu lassen. Denken Sie daran, dass das Aufschreiben nur dazu dient, Ihr Gewahrsein zu schärfen und Ihr Verhalten unter ein Mikroskop zu legen, um es besser betrachten zu können.

Wie führt man ein achtsames Esstagebuch?

Versuchen Sie mindestens einen Monat lang ein Esstagebuch zu führen, vorzugsweise jedoch länger. Wenn das zu schwer klingt, beginnen Sie mit einer Woche und schauen dann, wie es ist. Diese Übung hilft Ihnen, sich aller aktuellen Muster bewusster zu werden. Vielleicht bemerken Sie dann zum Beispiel, dass es am Wochenende schwieriger ist, achtsam zu essen, als an Wochentagen. Wenn Ihre Angst dadurch, dass Sie aufschreiben, was Sie essen, deutlich zunimmt, notieren Sie einfach, welchen Einfluss Essen auf Ihren Geist, Ihren Körper, Ihre Gefühle und Gedanken hat. Wenn es

Ihnen hilft, können Sie auch die Esstagebuchvordrucke weiter hinten in diesem Kapitel kopieren und sie einige Monate lang ausfüllen. Und noch einmal: Es geht darum, Ihr Gewahrsein zu schärfen.

Das ist ungefähr so, wie wenn man sich vornimmt, weniger Geld auszugeben. Vielleicht beginnt man zunächst damit, genau seine Ausgaben nachzuvollziehen, indem man sie aufschreibt. Irgendwann hat man dann ein so klares Gespür für seine Ausgaben, dass man in der Lage ist, das meiste im Kopf nachzuvollziehen.

Es gibt viele Arten, wie man ein Esstagebuch aufbauen kann. Ernährungsberater mögen dazu anhalten, sich auf die Vitamine und Mineralstoffe zu konzentrieren, die man aufnimmt. Diätexperten empfehlen vielleicht, die Kalorien und die Nahrungsmenge, die man zu sich genommen hat, festzuhalten. In diesem Buch konzentrieren wir uns auf die vier Grundlagen achtsamen Essens. Wenn Sie das Esstagebuch ausfüllen (das später eingeführt wird), werden Sie gebeten, auf vier Aspekte zu achten: Was haben Sie im Sinn, wenn Sie essen, wie geht es Ihrem Körper damit und wie verändern sich Ihre Gedanken und Gefühle, wenn Sie etwas zu sich nehmen?

Es ist wichtig, diese vier Bereiche im Blick zu behalten, weil Essen nicht nur etwas Körperliches ist. Jeder Bissen, den Sie zu sich nehmen, bewegt etwas in Ihren Gedanken, Ihrem Körper, Ihrem Geist und Ihren Gefühlen.

Die vier Grundlagen

Das Folgende ist eine Minianleitung zu den vier Grundlagen achtsamen Essens. Stellen Sie sich die Fragen, die bei jeder Beschreibung angegeben sind. Sie sind eine Orientierungshilfe für die Einträge in Ihr Esstagebuch. Wenn Sie nicht genug Platz haben, um alles aufzuschreiben, machen Sie sich auf Ihrem Computer oder Notebook Ihr eigenes System.

Achtsamkeit auf den Geist. Denken Sie an Ihr Gewahrseinsniveau in diesem Moment. Beobachten Sie die Verfassung Ihres Geistes und registrieren Sie beim Kauen Geschmack, Konsistenz, Geruch und Geräusch der Lebensmittel. *Zu berücksichtigende Fragen:* Wie gegenwärtig und bewusst war ich während des Mittagessens? Habe ich achtlos gemampft? War ich abwesend? Sehr bewusst? Zwanghaft? Habe ich auf jeden Bissen geachtet?

Achtsamkeit auf den Körper. Hören Sie auf Ihren Körper. Überlegen Sie, ob Sie darauf achten, wann Ihr Körper genug hat, oder ob Sie die Rückmeldung Ihres Körpers ignorieren. Finden Sie heraus, wie Ihr Körper Ihnen mitteilt, ob er Hunger hat oder satt ist. Nehmen Sie Schmerzen aus Hunger wahr, Magenknurren, Ihren Energiepegel, Ihre Bewegungen, Körperhaltung und Muskelspannung. Wenn Sie nicht darauf eingehen, könnte Ihr Körper aufhören, Ihnen wichtige Informationen darüber zu geben, wie viel Hunger er hat oder wie satt er ist. Stellen Sie fest, ob es sich um emotionalen Hunger handelt (der zu Essen aus Stress führt) oder um körperlichen. *Zu berücksichtigende Fragen:* Hatte ich Hunger? Hat mich die Mahlzeit gesättigt? Wie ging es meinem Körper (mein Magen, Energiepegel usw.) vor dem Essen und wie danach? Habe ich das gegessen, was ich essen wollte? Wie hat es geschmeckt?

Achtsamkeit auf Gefühle. Auf seine Gefühle zu achten, bedeutet, die Gefühle wahrzunehmen, die dazu führen, dass man zu essen anfängt oder damit aufhört. Angst, Schuldgefühle, Stress, Wohlfühlbedürfnis, Langeweile und der Wunsch nach Vergnügen sind nur ein paar Gefühle, die das Essverhalten beeinflussen. Es ist wichtig, seine Gefühle deutlich zu spüren. Manchmal ist es ebenso wichtig, herauszufinden, was man fühlt, und damit einen angemessenen Umgang zu finden, wie auf andere Lebensmittelarten umzusteigen. *Zu berücksichtigende Fragen:* Wie fühlte ich mich? War ich aufgeregt? Nervös? Gelangweilt? War ich befriedigt? Sorgte ich mich um Kalorien?

Achtsamkeit auf Gedanken. Achten Sie auf Ihre Gedanken. Beobachten Sie „Ich sollte"- oder „Ich sollte nicht"-Gedanken, kritische Gedanken (wie „Ich bin so dick!"), Essensregeln und „Gut"- und „Schlecht"-Kategorien für Lebensmittel. Bemerken Sie, auf welche Weise positive und negative Gedanken Ihr Verhalten beeinflussen. *Zu berücksichtigende Fragen:* Über was habe ich beim Essen nachgedacht? Waren meine Gedanken mitfühlend und wertfrei oder kritisch?

Gewahrsein des Hungers

Wir sind alle mit der Fähigkeit zur Welt gekommen, zu spüren, wie viel Hunger wir haben. Wer je ein Baby gefüttert hat, weiß, was ich meine. Ein gesundes Baby kann man nicht überfüttern. Babys schütteln stur den Kopf, wenn sie nicht mehr essen wollen, und sie schreien, oder geben andere Zeichen, wenn sie gefüttert werden wollen. Wenn Babys diesen natürlichen Instinkt nicht hätten, würden wir nicht sehr lange in dieser Welt überleben können.

Doch irgendwann ist es nicht mehr so leicht, die natürlichen Signale unseres Körpers zu lesen. Die Welt bringt uns bei zu essen, wenn wir keinen Hunger haben. Wir lernen das vom Fernsehen und von unseren Eltern, die vielleicht sagen: „Den Nachtisch kannst du erst haben, wenn du aufgegessen hast." Als Erwachsene führen wir diese Muster fort. Wir sagen vielleicht einfach der Geselligkeit halber zu, mit jemandem zu Mittag zu essen, obwohl wir gar keinen wirklichen Hunger haben. Und wahrscheinlich wurde Ihnen bei Einladungen auch schon ein Nachschlag angeboten, obwohl Sie dem Gastgeber bereits gesagt hatten, dass Sie nicht mehr können. Gleichzeitig ermutigen Diäten geradezu, die eigenen Hungeranzeichen zu ignorieren. Sie animieren dazu, den Hunger einfach auszublenden, was bekanntermaßen die Katastrophe wunderbar vorprogrammiert!

Nicht jeder Hunger ist gleich. Es gibt unterschiedliche Arten und Grade. Etwas Hunger zu haben ist offensichtlich etwas ganz anderes, als ausgehungert zu sein. Wenn man den eigenen Hungergrad kennt, hilft das zu wissen, was genau eine Situation erfordert. Wenn man nur etwas Hunger hat, ist ein Happen das ideale Gegenmittel und nicht eine volle Mahlzeit.

Benutzen Sie die folgende Hungerskala, die von 1 bis 10 reicht, um Ihr Gewahrsein zu schärfen und sich zu helfen, genau auf Ihren Hunger und Ihren Körper zu hören. Damit können Sie beginnen, Ihr Gehirn umzuschulen, damit es wahrnehmen lernt, was Ihr Körper *braucht*, statt was er *möchte*. Seien Sie bestrebt etwas zu essen, wenn Ihr Hunger Grad 6 erreicht hat, denn wenn Sie warten, bis er bei 8 ist, ist das Risiko sehr hoch, dass Sie in achtloses Essen verfallen. Wenn Sie ein Hauptgericht oder etwas zwischendurch essen, beginnen Sie, langsamer zu werden, wenn Sie sich Hungergrad 5 nähern. Manche hängen eine Kopie dieser Liste an die Tür Ihres Kühlschranks oder der Speisekammer. Das erinnert sie daran, bevor man die Tür öffnet, nach innen zu spüren. Wenn Sie merken, dass Sie mindestens bei 6 sind, entscheiden Sie sich, die Speisekammer- oder Kühlschranktür zu öffnen. Je häufiger Sie diese Übung durchführen, desto mehr werden Sie Ihrer Hungeranzeichen gewahr.

Für Menschen, die Diäten halten oder zu wenig essen, kann es beängstigend sein, sich satt oder gesättigt zu fühlen. Diäten bringen einem bei, dass „sich satt fühlen" ein Zeichen dafür ist, dass man etwas „Schlechtes" getan hat und Hunger kann sich sogar gut anfühlen, weil es nach Diätmaßstäben bedeutet, etwas „richtig" zu machen. Wenn Sie die Skala des Hungerpegels einsetzen, können Sie auf wunderbare Weise Ihren Geist umschulen, damit er wieder lernt, seinen Körperhinweisen zu vertrauen.

Achtsamer Esstipp: Seien Sie eine achtsame Esskritikerin

Viele, die zu wenig essen, dauernd Diäten machen oder ihre Nahrungsaufnahme einschränken, haben Schwierigkeiten, den Geschmack guten Essens zu genießen. Warum? Manchmal liegt es daran, dass sie in ihrem Kopf feststecken: Sie haben sich in negative Gedanken und Ängste verfangen und können das Essen nicht wirklich genießen. Es kann auch sein, dass sie Vergnügen mit Schuldgefühlen verbinden. Menschen, die Diät halten, haben oft mehr ihre Sorge im Blick als ihre Erfahrung. Wenn das auf Sie zutrifft, denken Sie an etwas, das Sie früher, vor Ihrer Diätzeit, sehr gern gemocht haben und genehmigen sich davon achtsam etwas. Sie müssen keine ganze Portion essen, einfach ein paar Bissen. Unterziehen Sie diese Speise einer detaillierten Prüfung, so als wenn Sie eine Esskritikerin wären. Versuchen Sie, sich auf den Geschmack zu konzentrieren, die Konsistenz, die Temperatur und das Aroma. Schreiben Sie eine Esskritik oder stellen Sie sich vor, wie Sie jemandem diesen Geschmack beschreiben würden. Dann schreiben Sie eine weitere Esskritik, die nun die Diäthalterin in Ihnen verfasst. Wie würde eine Diäthalterin den Geschmack beschreiben? Nutzen Sie Ihre Gewahrseinstechniken, um zu bemerken, ob zwischen Ihren schuldbewussten Gedanken und dem Vergnügen an dem Essen ein Tauziehen stattfindet. Finden Sie heraus, welche Gedanken der Freude am Essen im Wege stehen. Befürchten Sie, dass Sie die Kontrolle verlieren, wenn Sie das Essen genießen?

Was ist mit dem anderen Ende der Skala, wenn man immer das Gefühl hat, bei 10, das heißt, völlig ausgehungert zu sein? Das mag daran liegen, dass man seinen Körper darauf trainiert hat, indem man ihm mehr zu essen gab, als er brauchte. Wenn Sie zum Beispiel ein leichtes Hungergrummeln verspürten, haben Sie vielleicht eine ganze Mahlzeit gegessen statt eines Happens. Wenn man das wiederholt tut, erwartet der Körper jedes Mal eine ganze Mahlzeit, auch wenn er nur wenig Hunger hat.
In anderen Fällen kann es außer dem körperlichen einen anderen Grund geben, warum Sie immer an Essen denken. Es kann eine medizinische Ursache haben. Wenn Essen allerdings übermäßig Ihr Denken beschäftigt, hat es oft emotionale Ursachen. Ihr Körper und Ihr Geist wollen Ihnen etwas sagen. Um mehr darüber zu erfahren, wie Sie lernen können, Ihren physischen Hunger einzuschätzen, konsultieren Sie vielleicht am besten eine Fachperson.

Probieren Sie die unten angeführten Achtsamkeitsübungen, um etwas über Ihren Hunger und Ihr Sättigungsgefühl zu erfahren.

Dem Hunger Temperatur messen

Spüren Sie bei jedem Bissen in Ihren Magen. Lernen Sie die verschiedenen Hunger- und Sättigungsgrade wirklich kennen. Kopieren Sie diese Liste und hängen Sie sie an Ihren Kühlschrank oder an einen anderen auffälligen Ort.

Skala des Hungerpegels

10	*Am Verhungern. Heißhungrig. Ich fühle mich schwach, nörgelig und habe wenig Energie.*
9	*Unangenehm hungrig. Ich denke viel an Essen und überlege dauernd, was ich essen könnte. Ich fühle mich ausgehungert.*
8	*Sehr hungrig. Ich möchte jetzt sofort etwas essen.*
7	*Hungrig. Ich könnte eine ganze Mahlzeit gebrauchen.*
6	*Etwas hungrig. Ein Happen würde genügen.*
5	*Okay. Ich fühle mich, als ob ich gerade eine Kleinigkeit gegessen hätte. Ich könnte noch ein oder zwei Bissen mehr vertragen.*
4	*Befriedigt. Ich habe keinen Hunger mehr und fühle mich nicht zu voll. Gesättigt.*
3	*Angenehm satt. Ich fühle mich, als ob ich gerade eine ganze Mahlzeit zu mir genommen hätte.*
2	*Sehr voll. Proppenvoll. Ich habe mehr gegessen, als gut war. Meine Augen waren größer als mein Magen.*
1	*Wie ausgestopft. Ich fühle mich unwohl. Mir ist, als hätte ich gerade ein Weihnachtsmenü oder ein anderes opulentes Mahl hinter mir. Ich fühle mich bis zur Bewusstlosigkeit voll. Mein Körper scheint gleich zu platzen.*

Arbeitsblatt: Achtsamkeit auf den Hunger

Nachdem Sie nun die Hungerskala kennen, können Sie den ganzen Tag hindurch genauer verfolgen, wann Ihr Hunger anschwillt und wieder abebbt. Wahrscheinlich gibt es einige Muster in der Zunahme und dem Abfall Ihres Hungers im Verlauf eines Tages. Achten Sie beim Ausfüllen dieses Arbeitsblatts auf die Höchst- und Tiefstwerte des Tages.

Tageszeit	Hungergrad von 1 bis 10	Wie ging ich auf diesen Hungergrad ein (aß eine ganze Mahlzeit, nahm eine Kleinigkeit zu mir, ignorierte ihn)?	War ich achtsam? Falls nicht, wie könnte ich in einer solchen Situation achtsamer sein?
Beim Aufwachen			
Vor dem Frühstück			
Nach dem Frühstück			
Mitten am Vormittag			
Mittags			
Vor dem Mittagessen			
Nach dem Mittagessen			
Mitten am Nachmittag			
Am frühen Abend			
Vor dem Abendessen			
Nach dem Abendessen			

Tageszeit	Hungergrad von 1 bis 10	Wie ging ich auf diesen Hungergrad ein (aß eine ganze Mahlzeit, nahm eine Kleinigkeit zu mir, ignorierte ihn)?	War ich achtsam? Falls nicht, wie könnte ich in einer solchen Situation achtsamer sein?
Abends			
Vor dem Schlafengehen			
Um Mitternacht			
Am frühen Morgen			
Kurz bevor ich aufstehe			

Benutzen Sie das achtsame Esstagebuch, um Ihre tägliche Nahrungsaufnahme zu verfolgen. Machen Sie von der leeren Tabelle genügend Kopien, damit sie für die Zeit ausreichen, während der Sie beabsichtigen, ein Esstagebuch zu führen. Hier ist ein Beispieleintrag fürs Frühstück:

Haupt- oder Zwischenmahlzeit	Hungergrad	Geist	Körper	Gefühle	Gedanken
Frühstück *Eier und Toast mit Butter, Saft (8 Uhr)*	*6*	*Sehr gegenwärtig. Genau auf den Geschmack und den Essvorgang geachtet.*	*Sehr hungrig, brauche etwas zu essen. Körper ist schlapp.*	*Aufgewühlt. Angst vor dem Fett in den Eiern.*	*Ich werde klarer denken können, als wenn ich das Frühstück auslasse. Oft verfolgt es mich später, was ich zum Frühstück gegessen habe.*

Nun können Sie mit Ihrem eigenen achtsamen Esstagebuch beginnen.

Achtsames Esstagebuch

Datum:

Haupt- oder Zwischenmahlzeit	Hungergrad	Geist	Körper	Gefühle	Gedanken
Frühstück					
Zwischenmahlzeit					
Mittagessen					
Zwischenmahlzeit					
Abendessen					

Esse ich in Gedanken woanders?

„Ich verliere den Verstand."
„Ich war in dem Moment nicht bei Sinnen."
„Es geht mir nicht aus dem Kopf."
„Ich habe mich darauf versteift."
„Mein Hirn hat eine Blockade."

Haben Sie in den letzten vierundzwanzig Stunden einen der angeführten Sätze gesagt? In gewissem Maß scheinen Sie zu wissen, wo Ihr Geist im jeweiligen Augenblick ist. Aber Sie werden erst dann wirklich wahrnehmen, wo Ihr Geist ist, wenn er nicht dort ist, wo er sein sollte, oder Sie einen Fehler gemacht haben.

Fangen Sie damit an, Ihr Gewahrsein dadurch zu schärfen, dass Sie darauf achten, wo beim Essen Ihre Aufmerksamkeit ist. Wie gegenwärtig und konzentriert ist Ihr Geist in dem Augenblick, in dem Sie den Löffel in die Hand nehmen?

Achtsame Essübung: Achtsamkeit auf den Geist

Beziehen Sie das nächste Mal, wenn Sie essen, die folgende Skala mit ein. Benutzen Sie sie, um den Grad Ihres Gewahrseins zu bestimmen. Fragen Sie sich: „Bin ich wirklich hier? Oder isst mein Geist irgendwo anders?" Es ist hilfreich, Ihren Geisteszustand während einer Mahlzeit wiederholt zu überprüfen. Unser Fokus kann sich schnell verändern. Wenn man zum Beispiel den Fernseher anschaltet, zieht das Aufmerksamkeit ab. Wenn Sie im Augenblick nicht sehr gegenwärtig sind, ist das in Ordnung. Fragen Sie sich einfach: „Was trübt meinen Geist? Wohin geht meine Aufmerksamkeit?" Sie können diese Skala in Verbindung mit dem Arbeitsblatt zur Achtsamkeit auf den Hunger und dem achtsamen Esstagebuch verwenden. Damit unterstützen Sie Ihr Training, gegenwärtig und im Moment zu sein. Die Skala der Geistesgegenwart ist eine wunderbare Art, sich mehr auf den Essprozess einzulassen. Der nächste Schritt sind „achtsame Bissen".

Skala der Geistesgegenwart

10	*Achtloses unbewusstes Essen. Meine Gedanken sind überall und ich mache alles Mögliche, während ich esse. Nicht wissen, wie viel man isst (zum Beispiel weil man direkt aus der Packung oder vor dem Kühlschrank stehend unmotiviert von diesem und jenem isst, handvollweise Popcorn hineinschiebt, nichts stehen lassen kann, unüberlegt in den Brotkorb greift).*
9	*Große Bissen nehmen, sehr schnell essen, alles aufessen, was man auf dem Teller hat, obwohl man schon satt ist. Sprunghafte Gedanken. Beim Studieren, Lesen, Fernsehen oder Autofahren essen. Ohne Gewahrsein.*
8	*Nicht sonderlich auf den Essvorgang achten. Einfach etwas zu sich nehmen, ohne in sich zu spüren. Das Essen nicht wirklich schmecken.*
7	*Nicht ganz ohne Gewahrsein für den Essvorgang. Mit wenig Gewahrsein essen.*
6	*Gelegentlich den Geschmack, die Konsistenz und den Geruch wahrnehmen. Flüchtiges Bemerken der Empfindungen.*
5	*Der Menge gewahr. Momentweise den Geschmack wahrnehmen und auf das Essen und die Körpersignale achten.*
4	*Kurzzeitiges Wahrnehmen des Geschmacks und der Essempfindungen. Innehalten, um die Aufmerksamkeit erneut auszurichten, wenn sie abgeschweift ist.*
3	*Mäßig im gegenwärtigen Augenblick und auf den Essvorgang achtend.*
2	*Sehr wach. Sorgfältig Geschmacksrichtungen und Temperatur wahrnehmen. Fast alle Aufmerksamkeit ist beim Essen.*
1	*Bewusstes, achtsames Essen. Völlig im gegenwärtigen Moment. Jedes Bissens gewahr. Jedes Salzkorn und die Geschmeidigkeit des Joghurts schmecken. Wahrnehmen, wie man die Gabel hebt. Das Kaugeräusch hören. Die Empfindungen wahrnehmen, die das Essen auf seinem Weg durch die Kehle hervorruft. Bei jedem Bissen gegenwärtig.*

Achtsame Bissen

Ich beobachtete, wie meine Tochter ihr Eis aß. Sie leckte in einem Schneckentempo daran und lachte über jeden klebrigen Tropfen auf ihrer Hand. „Mmmh", sagte sie, während sie jeden Bissen genoss. Sie zeigte mir jedes Schokoladenstückchen, das sich in der Vanille-Eiscreme verbarg. Ich beobachtete genau, wie sie alles wahrnahm. Das machte mir deutlich, auf welch natürliche Weise kleine Kinder achtsame Esser sind. Die Erwachsene in mir wollte es hinunterschlingen. Ich habe es immer eilig. Ich bemerke kaum, was ich esse. Manchmal schmecke ich es noch nicht einmal.

Molly

Achtsame Bissen sind das Gegenteil davon, achtlos nach etwas Essbarem zu greifen, ununterbrochen etwas zu sich zu nehmen, Essen in sich hineinzuschaufeln, ohne es wirklich zu schmecken, oder nicht zu bemerken, wie viel man isst. Wer achtlos isst, denkt an den nächsten Bissen, bevor der jetzige aufgegessen ist. Wer achtsam isst, verlangsamt sein Tempo. Aber keine Angst, Sie müssen nicht im Schneckentempo essen, sondern einfach in einem Tempo, das Ihnen erlaubt zu schmecken, was Sie essen, es langsam genug zu kauen und herunterzuschlucken, so dass Sie die Gewürze, Konsistenz und Temperatur wahrnehmen können. Wenn Sie es wirklich schmecken, genießen Sie es viel mehr und treffen eine bessere Wahl.

Die Lektion vom Essen im Dunkeln

Wie wichtig ist es, beim Essen die Sinne zu benutzen? Spitzenköche sind der Meinung, dass die Sinne der Schlüssel für ein wahrhaft befriedigendes Esserlebnis sind; sie ermöglichen eine völlig andere kulinarische Erfahrung. Doch ist es schwierig, Menschen beizubringen, die visuellen Reize ziehen zu lassen und einfach ihre Zunge zu benutzen, um eine Speise zu schmecken. Es ist so leicht, einen einzigen Blick entscheiden zu lassen, ob man ein Gericht lieben oder hassen wird, bevor man es überhaupt probiert hat.

Es gibt eine neue Speisemode, um dieser Gewohnheit abzuhelfen: blindes Speisen. Es begann mit der Idee, dass durch das Ausschalten eines Sinnes die Wahrnehmungsfähigkeit der anderen Sinne, einschließlich des Schmeckens, geschärft wird. Und so speist man im Dunkeln. In verschiedenen Städten rund um die Welt gibt es mittlerweile solche Restaurants, die sich immer größerer Beliebtheit erfreuen. Die Gäste solcher Restaurants konnten selbst erleben, dass das Essen in einer stockfinsteren Umgebung den Geschmackssinn schärft und so die Freude am Essen erhöht.

Achtsame Essübung: Im Dunkeln essen

Es ist vermutlich unwahrscheinlich, dass Sie bald im völligen Dunkeln essen werden. Sie mögen jedoch eine abgewandelte Form dieser neuen Restaurantidee ausprobieren wollen. Wenn Sie bemerken, dass es Ihnen schwerfällt, langsamer zu essen, oder Sie sich einfach nicht bremsen können, achtlos zu essen, versuchen Sie, während Sie in etwas hineinbeißen, für eine Sekunde die Augen zu schließen. Wenn man manchen Menschen den visuellen Reiz nimmt, sind sie weniger versucht alles aufzuessen, was sie auf ihrem Teller sehen. Versuchen Sie, die Augen zu schließen und wahrzunehmen, wie das Ihre Esserfahrung verändert.

Hunger wird stark durch visuelle Reize beeinflusst. Wenn Sie den Anblick des Essens kurz ausschalten, werden Sie bemerken, dass die achtlose Esstrance für einen Augenblick durchbrochen wird. Es kann Ihnen auch dazu verhelfen, Ihr Essen mehr zu genießen. Vielleicht werden Sie eine Verlagerung Ihrer Perspektive bemerken: weg von dem Wunsch, mehr haben zu wollen, und hin zum bloßen Genuss des Geschmacks auf Ihrer Zunge.

Die fünf Faktoren eines volleren Geschmacks.

Wenn Sie etwas achtsam essen, mögen Sie es hilfreich finden die Idee des *Mundgefühls* zu erwägen: die physikalische und chemische Interaktion eines Lebensmittels im Mund. Wenn jemand das Mundgefühl eines Lebensmittels oder Weins untersucht, prüft er den Sinneseindruck des Lebensmittels, angefangen von der ersten Empfindung seiner Ankunft im Mund über den ersten Bissen bis zum Kauen und Schlucken. Bei Weinproben benutzt man zum Beispiel Worte wie „süß", „trocken" und „gerbstoffhaltig", um das Mundgefühl zu beschreiben, den Sinneseindruck, den der Wein im Mund hinterlässt. Bedenken Sie, dass Feinschmecker und Weinkenner ihren Gaumen schulen, indem sie feine Geschmacksunterschiede registrieren. Benutzen Sie Umschreibungen, um die verschiedenen Geschmäcke zu benennen. Jedes Mal, wenn Sie einen Bissen nehmen, verwenden Sie einen achtsamen Moment, um hinzuspüren. Fünf Faktoren spielen dabei eine Rolle:

Temperatur: Die Temperatur beeinflusst den Geschmack und den Genuss des Essens. Haben Sie schon mal einen heißen Keks gegessen, der direkt aus dem Ofen kam? Der schmeckt anders, als wenn er völlig erkaltet ist. Kaffee, Fleisch und Suppe sind oft besser, wenn sie heiß sind. Benutzen Sie die folgenden Worte als Hilfestellung, um die Nahrungstemperatur zu beschreiben: „heiß", „kalt", „brühend heiß", „Raumtemperatur", „eiskalt", „kochend", „kühl", „gekühlt" oder „abgekühlt".

Geruch: Bevor Sie in etwas hineinbeißen, nehmen Sie wahrscheinlich ganz selbstverständlich flüchtig den Geruch auf. Dieser Brauch geht auf unsere primitiveren Tage zurück, als die Frühmenschen an etwas zuerst gerochen haben, um sicherzugehen, dass sie es getrost essen konnten. Auch heute noch tut man das, indem man an einer Packung Milch riecht, um zu prüfen, ob sie sauer ist, oder an gefrorener Nahrung, um herauszufinden, ob sie nach Gefrierbrand riecht.

Der Geschmack gründet meistens auf dem Geruch. Menschen, die den Geruchssinn verlieren, haben deshalb enorme Schwierigkeiten, den Geschmack eines Lebensmittels zu erkennen. Der Geruch eines Lebensmittels kann Sie dazu verlocken, es zu essen, weil Sie einen bestimmten Geschmack vorwegnehmen, oder er kann Sie abstoßen. Atmen Sie tief ein, bevor Sie überhaupt nur einen Bissen zu sich nehmen. Bemerken Sie, ob der Geruch Sie an etwas erinnert. Löst er eine emotionale Reaktion aus? Lässt der Kuchengeruch Sie zum Beispiel an einen Geburtstag denken?

Geschwindigkeit: Wie schnell essen Sie? Gleicht Ihr Tempo dem einer Schildkröte? Kauen Sie Ihr Essen langsam? Sie sind die Letzte am Tisch? Oder rasen Sie wie ein Rennfahrer durch Ihre Mahlzeit? Haben Sie das Gefühl, sie mit einer Geschwindigkeit von 200 Stundenkilometern zu verschlingen?

Konsistenz: Geschmack und Konsistenz eines Lebensmittels sind am besten zu erfassen, wenn man sie mit möglichst vielen Worten umschreibt. Oft werfen wir unsere gesamte Erfahrung eines Lebensmittels in einen Topf und nennen sie einfach „gut" oder „schlecht". Achten Sie einmal darauf. Wir können aber daran arbeiten, das, was wir schmecken, genauer zu unterscheiden. Hier sind ein paar hilfreiche Begriffe: „knusprig", „cremig", „knackig", wässerig", „flockig", „kross", „geschmeidig", „klebrig", „fest", „bröselig", „glibberig", „weich", „breiig", „hart", „seidig", „ölig", „fettig", „feucht", „saftig", „trocken", „fleischig" und „teigig".

Gesamterleben: Wie schmeckt das Essen? Süß, sauer, bitter oder salzig? Würzig? Gehaltvoll? Köstlich? Was ist Ihre Gesamtreaktion auf das Essen? Genuss? Missfallen? Überraschung? Ekel?

Achtsame Essübung: die Salzbrezel

Suchen Sie sich für diese Übung ein Lebensmittel Ihrer Wahl aus und nehmen Sie davon ein Stück. Das kann eine Rosine sein, eine Mandarinenscheibe, ein Keks, ein Kartoffelchip oder irgendetwas, das Sie in der Regel achtlos essen. In diesem Beispiel benutzen wir eine Salzbrezel.

Beginnen Sie damit, die Salzbrezel anzuschauen. Betrachten Sie genau ihre Form, Farbe und Beschaffenheit. Spüren Sie das Salz an Ihren Fingern, während Sie die Brezel in die Hand nehmen. Atmen Sie tief den Duft der Brezel ein und nehmen Sie dabei den Salzgeruch wahr. Bemerken Sie den Geschmack des Salzes, wenn Sie die Brezel auf Ihre Zunge legen. Beißen Sie etwas ab und achten Sie auf das dabei entstehende Krachen und das Kaugeräusch. Nehmen Sie mit Ihrer Zunge die raue Beschaffenheit der Brezel war, während Sie sie verzehren. Spüren Sie den Druck Ihrer Zähne, die sie zermahlen. Bemerken Sie, wie sich ihre Konsistenz durch das Kauen verändert. Schlucken Sie sie nun hinunter. Achten Sie auf all die Empfindungen, die Sie erleben, während die Brezel durch Ihre Kehle in Ihren Magen rutscht. Sagen Sie sich Gedanken „Salzbrezel".

Wenn Sie wachsam sind, bemerken Sie, wie sich Ihr Magen etwas weitet und voller anfühlt. Sie erleben jeden Bissen von Anfang bis Ende, indem Sie jeden Aspekt des Essvorgangs verlangsamen, um sich jede Bewegung, jedes Schlucken, jeden Geruch und jede Empfindung, die durch den Essvorgang hervorgerufen wird, vollständig bewusst zu machen. Achtsame Bissen müssen nicht viel Zeit kosten, aber sie erlauben Ihnen, eine engere Verbindung mit dem, was Sie essen, einzugehen. Um mehr Übung zu bekommen, können Sie sie öfter mit unterschiedlichen Lebensmitteln machen. Notieren Sie unten Ihre Antworten.

1. Wenn Sie sich das Lebensmittel anschauen, was sehen Sie? Wie sieht es aus? Beschreiben Sie Form und Farbe.

....

2. Beschreiben Sie den Geruch.

....

3. Wie hört es sich an, wenn Sie hineinbeißen und es kauen?

....

4. Wie fühlt es sich in Ihrem Mund an? Wie ist seine Beschaffenheit und Konsistenz?

....

5. Beschreiben Sie seinen Geschmack.

....

6. Beschreiben Sie seine Temperatur.

....

7. Welche Gedanken kommen Ihnen beim Essen?

....

8. Welche Gefühle steigen beim Essen auf?

....

Denken Sie daran, dass man einen ganzen Teller aufessen kann und dabei nicht einen einzigen Bissen wirklich schmeckt. Sie müssen keine zwanzigminütige Meditation daraus machen. Verpflichten Sie sich zu nur einem achtsamen Bissen während jeder Mahlzeit.

Achtsam Schokolade essen

Ich bringe meinen Klienten achtsames Essen oft anhand einer klassischen Achtsamkeitsübung bei. Manche Therapeuten benutzen für diese Übung Salzbrezeln, Rosinen oder Orangen. (Ich schlug in der obigen Übung auch eine Salzbrezel vor.) Ich gebe meinen Klienten ein Stück Schokolade. Ja, Schokolade! Ich ermutige zu dieser Übung, weil ich nicht glaube, dass die meisten Menschen Schokolade völlig aussparen sollten (und die meisten meiner Klienten stimmen mir zu!). Das würde nicht nur keinerlei Freude machen, sondern es ist auch unrealistisch. Statt die zucker- und fetthaltigen Lebensmittel, die wir mögen, aus unserem Leben heraushalten, sollten wir lernen, sie achtsam und mit Maß zu essen. Ich sage nicht, dass das einfach ist. Aber da Ihnen Schokolade ohnehin begegnet –auf Partys, am Valentinstag und zu anderen Zeiten – lohnt es sich, zu lernen, Lebensmittel wie Schokolade achtsam zu essen.

Wenn meine Klienten die achtsame Essübung mit einem kleinen Stück Schokolade machen, sind sie oft überrascht. Hier sind einige typische Antworten:

- „Ich war überrascht, wie viel Vergnügen mir so ein kleines Stück Schokolade bereiten kann. Gewöhnlich denke ich, mehr ist besser, aber das ist nicht immer der Fall."
- „Ich habe bemerkt, dass ich manchmal das erste Stück noch nicht aufgegessen habe und schon an das nächste denke und es haben möchte."
- „Die Schokolade war viel süßer und gehaltvoller im Geschmack als in meiner Erinnerung."
- „Der Geruch überraschte mich wirklich. Er war verblüffend. Ich bin langsamer geworden und habe mich wirklich auf ihren Duft konzentriert."
- All diese Menschen bezeichnen sich als „Schokoholiker". Nachdem sie diese Übung gemacht hatten, waren sie in der Lage, ihren Schokoladenkonsum besser in den Griff zu bekommen.

Eine achtsame Schokoladenmeditation

Welche Gefühle kommen Ihnen in den Sinn, wenn Sie das Wort „Schokolade“ hören? Schokolade kann eine Menge widerstreitender Gefühle hervorrufen. Wir lieben und begehren Schokolade, und doch haben viele Menschen Schuldgefühle, wenn sie sie essen. Achten Sie beim Ausführen der nächsten Übung genau auf die Gefühle, die in Ihnen aufsteigen. Nehmen Sie eine bequeme Haltung ein. Entspannen Sie sich und schließen Sie die Augen. Benutzen Sie alle Sinne.

1. Nehmen Sie sich ein Stück Schokolade Ihrer Wahl.
2. Nehmen Sie das Gewicht der Schokolade in Ihrer Hand wahr.
3. Betrachten Sie ihre Form und Farbe.
4. Achten Sie auf das Rascheln der Aluminiumfolie oder des Papiers, in das sie eingewickelt ist, während Sie sie auspacken.
5. Bemerken Sie die Berührung, wenn Sie sie in die Hand nehmen, und spüren Sie ihre Beschaffenheit zwischen Ihren Fingerspitzen. Beschreiben Sie die Schokolade in Gedanken: Ist sie dunkel, glatt oder viereckig? Bemerken Sie ihre Form.
6. Bewegen Sie sie in Ihren Händen hin und her.
7. Heben Sie die Schokolade an Ihre Nase und atmen Sie tief ein. Nehmen Sie einige tiefe Atemzüge: ein und aus, ein und aus. Folgen Sie dem Geruch, der innen an den Nasenflügeln entlangstreift bis tief ins Naseninnere. Atmen Sie einige Momente lang tief ein und aus. Seien Sie sich bewusst, was in Ihrem Geist vor sich geht. Vielleicht ist es Vorfreude oder Sehnen. Lassen Sie die Gedanken kommen und gehen.
8. Stecken Sie die Schokolade in den Mund. Fangen Sie zu kauen an und beobachten dabei die Geschmacksexplosion. Ihren Reichtum. Ihre Süße. Erleben Sie den Geschmack. Achten Sie auf die sich verändernde Konsistenz und wie sich die Schokolade an Ihre Zunge presst, während sie in Ihrem Mund in Stücke zerfällt. Erfahren Sie sie vollständig und gehen in dem Geschmackserlebnis auf. Bleiben Sie bei der Empfindung, während sie langsam schwächer wird.
9. Während Sie immer noch dieses Stück Schokolade essen, verspüren

Sie vielleicht den Wunsch oder sogar einen überwältigenden Drang, gleich nach einem weiteren Stück zu greifen. Schauen Sie, ob Sie entspannt bleiben und sich weiterhin auf das konzentrieren können, was Sie gerade in diesem Moment erleben, statt in Gedanken vorauszueilen, um den Genuss zu verlängern.

10. Bewegen Sie die Schokolade mit Ihrer Zunge an Ihrem Gaumen hin und her. Seien Sie sich auch aller Gefühle, Empfindungen oder Erinnerungen an Ihr allererstes Stück Schokolade bewusst. Vielleicht war es ein Schokoladenkuss oder ein Riegel mit süßen, knusprigen Mandeln. Manchmal haben wir Schuldgefühle, wenn wir Schokolade essen, oder wir haben viele Ideen im Kopf, was wir sollten oder nicht sollten. Schieben Sie diese Gefühle nicht weg.

11. Seien Sie einfach gegenwärtig und ganz bei Ihren Gefühlen und Empfindungen. Konzentrieren Sie Ihre gesamte Aufmerksamkeit auf den Geschmack und die Konsistenz der Schokolade. Hören Sie das Geräusch Ihres Kiefers beim Kauen und spüren Sie, wie die Schokolade an der Rückwand Ihrer Kehle hinuntergleitet. Stellen Sie sich das Stück Schokolade in Ihrem Magen vor. Wenn Sie den Wunsch nach einem weiteren Stück verspüren, essen Sie dieses Stück auf und greifen erst dann nach dem nächsten. Wenn Sie nicht völlig aufmerksam sind, können Sie sich im Begehren verlieren.

Sie haben gerade achtsames Schokoladeessen von Anfang bis Ende erlebt. Sind Sie überrascht, dass Ihnen die gesammelte Konzentration auf nur ein Stück Schokolade ein solches Vergnügen bereiten kann?

Schokolade ist leider nicht der einzige Auslöser für achtloses Essen. Es gibt viele andere Lebensmittel, mit denen Sie sich wahrscheinlich abmühen. Wenn Sie daran arbeiten, Ihr Verhältnis zu diesen Lebensmitteln zu verändern, wird das Ihre achtlosen Essgewohnheiten vermutlich erheblich verbessern.

Wenn Klienten diese achtsame Schokoladenübung machen, sagen sie oft: „Das konnte ich mit Ihnen machen, doch ich kann nicht sehen, wie ich das alleine schaffen soll. Wenn ich für mich wäre, würde ich die halbe Tafel aufessen.“

Damit haben sie deutlich das erste Problem identifiziert. Wenn sie es in ihrem Geist nicht sehen oder sich vorstellen können, dass es möglich ist, wird es nicht stattfinden. Wenn Ihnen das bekannt vorkommt, bedeutet das, dass Sie sich zunächst innerlich ein verändertes Verhalten plastisch vorstellen müssen, bevor Sie tatsächliche Veränderungen an Ihrem gegenwärtigen Verhalten vornehmen können. Wenn es Ihnen schwerfällt, nur ein Stück Schokolade zu essen, versuchen Sie sich vorzustellen, dass Sie es auf achtsame Weise tun. Stellen Sie sich immer wieder vor, wie Sie die Schokoladenverpackung aufreißen (oder von einem Lebensmittel, das Sie tendenziell achtlos essen), ein paar Stücke herausnehmen, die Verpackung wieder verschließen, weggehen und die Stücke, die Sie genommen haben, aufessen, ohne zurückzugehen.

Wenn Sie sich das zum ersten Mal vorstellen, visualisieren Sie, was Sie wohl ohne den Einsatz von Achtsamkeitstechniken tun würden. Zum Beispiel, dass es Ihnen verdammt schwerfällt, die Packung wegzulegen. Sie wissen aus der Vergangenheit, was Sie vermutlich tun würden. Lassen Sie uns nun anschauen, was solche Verhaltensweisen auslöst.

Achtloses Essen entfachen

Was setzt bei Ihnen achtloses Essen in Gang? Viele meiner Klienten erzählen mir, dass die bloße Anwesenheit von Essen achtlose Essepisoden auslösen kann. Unschuldig an einer Schüssel mit Nacho-Chips vorbeizukommen kann ein Verlangen danach hervorrufen, auch wenn dieser Wunsch vor zehn Minuten noch nicht vorhanden war. Wenn Essen leicht zugänglich ist, ist es sehr wahrscheinlich, dass Sie es essen werden. Das heißt, die bloße Anwesenheit von Essen kann ein Auslöser sein.

Dankenswerterweise lösen nicht alle Lebensmittel achtloses Essen aus. Bestimmte Naschereien oder Lebensmittel sind gewöhnlich stärkere Auslöser als andere. Schokolade scheint, wie wir in der vorherigen Übung gesehen haben, ein ziemlich verbreiteter Auslöser für achtloses Essen zu sein.

Manchmal erzeugen diese Auslöser eine biologische Reaktion. Sie bemerken vielleicht, wie Ihr Mund Speichel produziert und Ihr Magen anfängt, Verdauungssäfte abzusondern. Andere Auslöser verursachen unbewusste Reaktionen. Sie finden sich vielleicht vor dem Kühlschrank wieder oder bemerken, wie Sie zur Speisekammer gehen, ohne überhaupt zu wissen warum (möglicherweise haben Sie im Fernsehen gerade eine Pizzawerbung gesehen). Für viele ist übergroßer Appetit ein Auslöser für achtloses Essen.

Es kann kniffelig sein, die Auslöser auszumachen, weil sie manchmal wenig greifbar sind: der Hauch eines Geruchs, jemand erwähnt, wo er am Vorabend zu Abend gegessen hat, ein unangenehmes Erlebnis auf der Arbeit. Ein anderes Mal sind die Auslöser völlig offensichtlich. Sie sehen eine Keksschachtel und möchten welche haben. Ihre Aufgabe besteht darin, die unterschwelligen Gefühle, die verlässlich achtloses Essen auslösen, kennenzulernen.

Denken Sie einige Zeit darüber nach, welche Lebensmittel Ihnen die meisten Probleme bereiten; vielleicht fühlen Sie sich von Kräckern mit einer dicken Käseschicht angezogen oder von Bananenbrot. Wenn Ihnen nichts Besonderes einfällt, achten Sie eine Woche lang genau auf Ihre Reaktionen auf Essen. Wenn Sie bemerken, dass Sie um ein bestimmtes Lebensmittel ein Tauziehen betreiben, bei dem eine Seite von Ihnen stopp sagt und die andere „nein, iss es“, schreiben Sie sich dieses Lebensmittel auf.

Achtsamer Esstipp: Achtsames Löffeln

Neben dem Wahrnehmen Ihres Hungers und Ihrer Sättigung werden Sie auch im Auge behalten wollen, auf den Ess*vorgang* zu achten. Wie bewusst sind Sie sich dessen, was Sie während des Essens tun? Bemerken Sie, was Sie genau in diesem Moment tun? Achten Sie auf jeden Aspekt? Nehmen Sie jede Handvoll Erdnüsse wahr? Bemerken Sie, wie Ihre Hand zum Löffel greift? Nehmen Sie wahr, wo Sie beim Essen sitzen?

Wenn es Ihnen schwerfällt, beim Essen Ihr Tempo zu drosseln, versuchen Sie, das Besteck in die nicht bevorzugte Hand zu nehmen. Das wird Ihnen helfen, mehr auf den Prozess zu achten.

Skala schwieriger Lebensmittel

Wenn Sie achtlos zu viel oder chaotisch essen oder Diät halten:

Machen Sie sich Ihre eigene Skala von Lebensmitteln, die es Ihnen sehr schwer machen, achtsam zu essen. Vielleicht rangieren Kartoffelchips bei Punkt 10 Ihrer Skala achtlosen Essens, während Kartoffelpüree bei 1 liegt.

Die schwierigsten Lebensmittel

Schreiben Sie die Lebensmittel auf, die bei Ihnen einen Knopf drücken, und ordnen Sie sie zwischen 10 (am schwierigsten) und 1 (am wenigsten schwierig) an.

10 ....

9 ....

8 ....

7 ....

6 ....

5 ....

4 ....

3 ....

2 ....

1 ....

Nachdem Sie nun klar und deutlich den Schwierigkeitsgrad dieser Lebensmittel für sich bestimmt haben, beginnen Sie an Ihrem Verhältnis zu den Lebensmitteln zu arbeiten, die Sie unter 1 angeführt haben. Benutzen Sie eins davon, wenn Sie an anderer Stelle in diesem Arbeitsbuch gebeten werden, ein Lebensmittel auszusuchen, um mit ihm zu arbeiten. Sie werden sich dann langsam bis zu Nummer 10 hocharbeiten. Man fängt mit den leichteren Lebensmitteln an, weil es einem hilft, das Vertrauen zu stärken. Man möchte sich beibringen, Lebensmittel, die Knöpfe drücken, auf achtsame Weise essen zu können.

Wenn Sie achtlos zu wenig essen:

Menschen, die achtlos zu wenig essen, werden vor einer anderen Herausforderung stehen, wenn Sie leckeres Essen sehen, als achtlose Zu-viel-Esser. Sie haben mehr mit der Idee zu kämpfen, etwas zu essen, das Ihre Sorge steigert oder das Sie für einen Dickmacher halten. Sie mag die Frage quälen, wie „schlecht" dieses Lebensmittel ist. Sie sind vermutlich mehr auf seine Kalorien fixiert, als dass Sie sich an seinem Geschmack erfreuen.

Listen Sie unten die Lebensmittel auf, die Ihre Sorge vergrößern. Vielleicht mögen Sie unheimlich gern Eiscreme, aber meiden sie aus Angst vor den Kalorien und dem Fettgehalt. Unter 10 stehen die Lebensmittel, die Ihre Sorge bedeutend anwachsen lassen. Sie können sie kaum essen oder meiden sie völlig. Wenn Sie sie essen, fühlen Sie sich schrecklich und halten sich deshalb von ihnen fern. Unter 1 stehen die Lebensmittel, die für Sie eine Herausforderung darstellen. Sie steigern Ihre Sorge zwar, aber nicht so sehr wie diejenigen, die die Liste anführen; Sie können sie manchmal essen, ohne sich schuldig zu fühlen oder zu meinen, Sie hätten die Kontrolle verloren. Vielleicht flößen Pommes frites Ihnen Angst ein und Sie essen sie nie – sie stehen für Sie bei 10; Muffins machen Ihnen zwar auch etwas Angst, aber Sie essen sie manchmal – sie stehen für Sie bei 1.

Die schwierigsten Lebensmittel

Schreiben Sie die Lebensmittel auf, die bei Ihnen den Alarmknopf drücken und ordnen Sie sie zwischen 10 (am schwierigsten) und 1 (am wenigsten schwierig) ein.

10 ....

9 ....

8 ....

7 ....

6 ....

5 ....

4 ....

3 ....

2 ....

1 ....

Ihre Aufgabe besteht darin, die Lebensmittel auf dieser Liste genießen zu lernen und zu wissen, dass sie in Maßen Teil Ihres Speiseplans sein können. Beginnen Sie mit den Lebensmitteln, die Sie unter 1 eingeordnet haben. Versuchen Sie, weiter die Übungen in diesem Buch zu machen, bis Sie sich mit diesen Lebensmitteln wohler fühlen und merken, dass Sie mit der Sorge, die sie auslösen, achtsam umgehen können. Arbeiten Sie sich zu den furchterregendsten Lebensmitteln hoch. Das wird viel Zeit brauchen. Eilen Sie dem Prozess nicht voraus. Lernen Sie, sich mit dem Essen von Lebensmitteln wohlzufühlen, die Sie an Ihre Grenze führen, bevor Sie sich darüber hinaus in schwierigeres Terrain begeben. Wenn Sie diese Übung Schritt für Schritt durchführen, hilft Ihnen das auch, Ihr Vertrauen aufzubauen. Indem es Ihnen gelingt, einige Lebensmittel achtsam zu essen, beweisen Sie sich, dass Sie es können!

Übung: Der eigenen Gewohnheiten im Moment bewusst sein

Spüren Sie oft in sich. Warten Sie nicht bis nach dem Essen. Richten Sie Ihre Aufmerksamkeit und Ihr Gewahrsein auf das, was Sie genau in diesem Augenblick tun. Fragen Sie sich einfach: „Esse ich im Moment achtsam?" Damit richtet sich Ihre Aufmerksamkeit nach innen.

Kopieren Sie sich die Frage („Esse ich in diesem Augenblick gerade achtsam?") und hängen Sie sie überall dort auf, wo Sie leicht zu achtlosem Essen verleitet werden. Hängen Sie sie an Ihren Kühlschrank, an die Küchenschränke, den Behälter mit Süßigkeiten – überall dorthin, wo Sie einer Erinnerung bedürfen.

Wenn Sie in sich spüren, fragen Sie sich, ob Sie genau in diesem Moment achtsam essen. Wenn Ihre Antwort ja lautet, Gratulation. Sie bekommen langsam den Dreh heraus. Wenn Sie in diesem Augenblick achtsam essen, heißt das, dass Sie essen, weil Sie Hunger haben, das Essen genießen, eine Menge zu sich nehmen, die Ihrem Hunger entspricht, und jeden Bissen schmecken.

Wenn Ihre Antwort nein lautet, keine Panik. Das ist in Ordnung! Sie haben immer noch Gelegenheit, die Situation zu verändern. Drosseln Sie einfach das Tempo und nehmen Sie das Problem unter die Lupe.

Kopieren Sie die Frage („Esse ich in diesem Augenblick gerade achtsam?") und machen Sie sich eine Karte mit der Liste zum achtsamen Problemlösen und laminieren Sie sie. Tragen Sie sie in Ihrer Brieftasche bei sich und benutzen Sie sie in schwierigen Zeiten als Unterstützung.

Esse ich in diesem Augenblick gerade achtsam?

Achtsames Problemlösen

1. Stellen Sie zuerst fest, *warum* Sie essen. (Arbeitsblätter zu Auslösern finden Sie in Kapitel 7.)

2. Versuchen Sie, auf den Essvorgang zu achten. (Siehe Kapitel 5)

3. Atmen Sie tief in den Bauch. (Siehe Kapitel 6)

4. Schauen Sie sich die Arbeitsblätter zu inneren Essantrieben an (Kapitel 9).

5. Seien Sie mitfühlend. Denken Sie daran, dass Sie es das nächste Mal erneut versuchen können. Und wenn Sie achtlos weiter essen, erinnern Sie sich daran, dass das nun eine bewusste Entscheidung ist und keine unbewusste Handlung. Das ist ein Schritt in die richtige Richtung. (Siehe Kapitel 8)

Mehr Bewusstheit erlangen

Nachdem Sie nun dieses Kapitel abgeschlossen haben, bemerken Sie möglicherweise schon die ersten Anzeichen eines neuen Verhältnisses zu Essen. Das mag sich daran zeigen, dass Sie vielleicht den Geschmack auf andere Weise erleben. Dann entdecken Sie langsam, welche emotionalen Auslöser und Lebensmittel Ihnen das Gefühl geben, Sie würden Ihre Fähigkeit verlieren, auf friedliche Weise zu essen. Es geht darum, zu lernen, dass Ihr Geist deutlich mitbekommt, auf welche Weise Sie Ihre Nahrung auswählen. All diese Übungen sind so angelegt, dass Sie Ihnen helfen, das zu lernen.

Sie sind nun einen bedeutenden Schritt in Richtung größerer Bewusstheit vorangekommen. Das ist ein großer Erfolg und ein wichtiger Reiseabschnitt! Wenn Sie weiter reisen, werden Sie im nächsten Kapitel etwas über den zweiten Achtsamkeitsaspekt, Beobachtung, erfahren.

Kapitel 5

Beobachtung

Der Fuß spürt den Fuß, der den Boden spürt.

Der Buddha

In diesem Kapitel erfahren Sie, wie man sich auf achtsame Weise beobachtet. Achtsames Beobachten besteht aus zwei Teilen. Zunächst nimmt man wahr, was im eigenen Körper vor sich geht. Man lernt, wach für die Speisen und ihren Geschmack zu sein, für körperliche Betätigung, Schlaf und dafür, ob man immer wieder das Gleiche isst – kurz, für alle physischen Faktoren, die den Appetit anregen. Zudem beobachtet man aufmerksam seine Gedanken. Sie werden bemerken, dass Sie sich beim Essen zuschauen können, ohne dass Sie von schuldbewussten Gedankenmonstern überwältigt werden.

In meiner Therapieausbildung erhielt ich eine wichtige Lektion in der Kunst des Beobachtens. Ich nahm an einer Supervisionsgruppe teil, in der Therapiesitzungen auf Video aufgenommen wurden. Danach sahen wir uns das Video gemeinsam an. Die Aufgabe der Gruppe war, jedem neuen Therapeuten Anregungen zu geben und die Körpersprache zu beobachten. Wenn wir uns in dem Video selbst sahen, bemerkten wir viele Verhaltensweisen, die uns zuvor nie aufgefallen waren. Vielleicht zogen wir die Augenbrauen zusammen, wenn wir eine schwierige Frage stellten oder wir schauten einige Male auf die Uhr oder ein Fuß wippte nervös. Die Körpersprache der Auszubildenden zeigte deutlich, wie aufgeregt sie während dieser Sitzung waren. Doch was wichtiger ist, es zeigte, wie leicht und unbemerkt sich die Bewegungen des Körpers verselbstständigen können.

Der Zugang der Supervisionsgruppe war Achtsamkeit. Sie beobachtete das Verhalten der Therapeuten, ohne es zu bewerten. Sie lenkte die Aufmerksamkeit der Therapeuten sanft auf Dinge, die die Therapeuten in der Sitzung nicht bemerkt hatten, und besonders auf ihre Körpersprache. Man konnte erkennen, wie die neuen Therapeuten mit zunehmender Übung das Feedback mit einbezogen. Sie begannen ihre Körpersprache schon während der Sitzung wahrzunehmen statt erst danach. Sie wippten zum Beispiel nicht mehr nervös mit einem Fuß, oder wenn sie das unbewusst taten, bemerkten sie es und gingen gleich darauf ein. Man kann sich vorstellen, was passiert wäre, wenn die Supervisionsgruppe scharfe Kritik geübt hätte. Die auszubildenden Therapeuten hätten sich vermutlich jede Woche gefürchtet, zur Gruppe zu kommen, oder sie wären versucht gewesen, ihr fern zu bleiben oder ganz aufzugeben.

Das ist eine gute Parallele zu den Verhaltensweisen von achtlosen Essern, wenn sie sich ihren schlimmsten Kritikern – sich selbst – gegenübersehen. Scharfe Selbstkritik führt dazu, dass achtlose Esser ihr Verhalten verbergen und geheim halten wollen. Oder sie vermeiden es völlig, über achtloses Essen nachzudenken. Achtsame Selbstbeobachtung ist eher wie die beschriebene Supervisionsgruppe. Sie dient dazu, dass Sie Ihr Gewahrsein sanft auf Ihre unbewussten Gewohnheiten lenken, auf die Vorgänge in Ihrem Körper, die Ihnen oft ein Bein stellen.

Was ist achtsame Beobachtung?

Achtsame Beobachtung zielt darauf ab, sich die eigene Erfahrung mit einem gewissen Abstand anzuschauen. Das ermöglicht Ihnen, sich nicht in das Geschwätz im eigenen Kopf verwickeln zu lassen. Wenn Sie in das Geschwätz verwickelt werden, bevor Sie es bemerken, haben das Denken,

Planen, Grübeln, Wünschen und Sichmartern, die in Ihrem Kopf ablaufen, die Oberhand gewonnen.

Essprobleme sind ungeheuer tückisch. Sie können wirklich einiges mit unserem Geist machen. Es ist eine Herausforderung, sich umzuerziehen und zu lernen, nicht mehr auf die Forderungen des alten Diät-Denkens zu hören und ihnen nicht mehr zu folgen. Wenn Sie achtsam essen, bemühen Sie sich stattdessen darum, genau zu *beschreiben*, was Sie gerade tun und denken, und halten Sie sich mit Urteilen und Kommentaren zurück (wie: „Ich bin eine Niete. Heute Morgen war ich so entschlossen, achtsamer zu essen, und nun stopfe ich schon wieder alles Mögliche in mich, ohne auf meinen Körper zu achten."). Je mehr Sie in der Lage sind, Ihr Verhalten und Ihre Gedanken ohne Beurteilung zu verfolgen, desto mehr verhindern Sie, dass bestimmte Gedanken das Ruder übernehmen. Sie konzentrieren sich einfach auf Ihren Körper.

Lassen Sie uns weitergehen und ansehen, auf welche Weisen man den Körper beobachten kann.

Auf den Körper achten

Wenn Sie die Fähigkeit achtsamer Beobachtung erlernen wollen, fangen Sie am besten damit an, wahrzunehmen, was gerade in Ihrem Körper abläuft. Ihr Körper ist das beste Hilfsmittel, das Sie haben, um mit Ihren Gefühlen, Ihrem Hunger und Ihrem Leid klarzukommen. Er gibt Ihnen allerlei wertvolle Hinweise. Allerdings erfordert es Übung, den eigenen Körper genau zu beobachten. Lesen Sie weiter, um mehr darüber zu erfahren, wie Sie das tun können.

Achtsame Essübung: Körper und Seele zusammenhalten

Dies ist eine passende Gelegenheit, um eine Achtsamkeitsübung für den Körper auszuprobieren. Keine Sorge, das ist nicht anstrengend! Stattdessen erfordert diese Übung, dass Sie sehr ruhig sind, und sie dauert nur ein paar Minuten. Im Grunde reicht es auch, wenn Sie nur einige Sekunden haben. Manche Leute arbeiten sich zu einer formalen Meditationspraxis hoch. Sie nehmen sich mindestens zwanzig Minuten Zeit, um ihren ganzen Körper aufmerksam zu betrachten. Aber Sie können sich so viel Zeit nehmen, wie Sie wollen. Das liegt wirklich an Ihnen.

Sammeln Sie zunächst Ihre Aufmerksamkeit auf nur einen Teil Ihres Körpers – Kopf, Schultern oder Beine. Wenn Sie vorhaben die Übung auszudehnen, ist es manchmal nützlich, sich vorher für eine Richtung zu entscheiden, zum Beispiel mit dem Kopf zu beginnen und sich nach unten zu arbeiten oder mit den Fingerspitzen anzufangen und von da nach innen zu gehen. Wo Sie beginnen, ist gleich. Vielleicht möchten Sie Ihre Augen schließen, um Ablenkungen aus der Umgebung auszuschalten, aber das muss nicht sein. Ihre Aufgabe besteht darin, jede Empfindung, die Sie spüren, wahrzunehmen. Ist jene Stelle Ihres Körpers heiß? Kalt? Verspannt? Wie ist das Gefühl gegen den Stuhl oder Ihre Kleider? Fühlt sich diese Stelle schwer an? Taub? Entspannt? Unangenehm?

Versuchen Sie, wirklich nur in Ihrem Körper zu sein, nicht in Ihrem Kopf. Hören Sie auf Ihren Atem. Nehmen Sie alle Geräusche im Raum wahr. Bemerken Sie sie, ohne sonderlich über sie nachzudenken. Vielleicht fällt es Ihnen schwer, bei Ihrem Körper zu bleiben. Es fallen Ihnen all die Dinge ein, die Sie noch erledigen müssen, und Sie versuchen, Ihre Aufmerksamkeit abzuziehen. Wenn das passiert, registrieren Sie einfach die Schleife, die Ihr Geist gedreht hat, und kehren Sie wieder zu der Stelle Ihres Körpers zurück, auf die Sie achten wollten.

Eine andere Art, sich auf Ihren Körper zu sammeln, ist eine heiße Dusche. Wenn Sie während des Duschens weiter an etwas denken, das auf der Arbeit passiert ist, sagen Sie Ihren Gedanken einfach „jetzt nicht" und richten Ihre Aufmerksamkeit auf das Gefühl des heißen Wassers auf Ihrer Haut. Spüren Sie die Seifenlauge zwischen Ihren Zehen und das Wohlgefühl und die Entspannung in Ihren Muskeln. Sie können bemerken, wie durch die Erwärmung Ihres Körpers Spannung abfließt. Konzentrieren Sie sich auf

Ihren ganzen Körper und spüren Sie einfach die Empfindungen, die in ihm auftauchen. Verweilen Sie für ein paar Augenblicke dabei.

Warum ist diese Übung für achtlose Esser von Bedeutung? Es geht darum, sich weniger von seinen Gedanken verwirren zu lassen. Wenn Sie sich Ihres Körpers bewusst sind, sind Sie völlig gegenwärtig. Das schafft einen offeneren Geist, der klarer denken kann, und ein gesammelter Geist kann bessere Essentscheidungen treffen. Aus diesem Grund ist es gut, seinen Körper besser zu kennen, im Guten wie im Schlechten.

Spüren Sie zu verschiedenen Tageszeiten und in unterschiedlichen Umständen in Ihren Körper. Achten Sie auf Ihren Körper, wenn Sie völlig entspannt sind. Nehmen Sie wahr, wie sich das anfühlt. Machen Sie diese Übung auch, wenn Sie sich unter Druck oder etwas gestresst fühlen und schließlich auch, wenn Sie gerade mitten in einem Verlangen stecken. Achten Sie darauf, wie es Ihrem Körper in jeder dieser Situationen geht. Wenn Sie Ihre Aufmerksamkeit vom Kopf in den Körper bringen, werden Sie vielleicht bemerken, dass sich dadurch Ihr wahrgenommener Hunger verändert.

Wenn Sie den Dreh heraushaben, still für sich in Ihren Körper zu spüren, probieren Sie es in unterschiedlichen Haltungen oder auch in Bewegung – im Liegen, beim Gehen, wenn Sie die Beine übereinanderschlagen, aufrecht sitzen usf. Nehmen Sie wahr, wie sich Ihre Zehen beim Laufen gegen den Boden pressen. Oder richten Sie für einen Augenblick Ihre volle Aufmerksamkeit darauf, wie sich das Gewebe Ihres Pullis an Ihrer Haut anfühlt, wenn Sie Ihren Arm bewegen. Diese Erfahrungen, so einfach sie sind, helfen Ihnen, Ihren Körper genau zu kennen.

Achtsame Essübung: Alles in einem Atemzug

Es gibt viele Redewendungen, in denen der Atem vorkommt: einen langen Atem haben, einen kurzen Atem haben, Atem holen, den Atem anhalten, den Atem rauben, den Atem verschlagen, in Atem halten, jemandem geht der Atem aus. Offensichtlich sagt die Geschwindigkeit und Art des Atems viel über die Geistesverfassung aus.

Manchmal mag unsere Art zu atmen am genauesten über unsere wahren Gefühle in diesem Augenblick Auskunft geben. Machen Sie über den Tag verteilt immer mal wieder eine Miniatemübung. Halten Sie inne. Schließen Sie nur für ein paar Sekunden Ihre Augen und beschreiben, wie Sie atmen. Stellen Sie sich vor, wie die Luft in Ihre Lungen eintritt und durch Ihren Körper strömt. Sie müssen Ihren Atem nicht verändern; seien Sie sich einfach seiner Gegenwart bewusst. Das ist alles, eine ziemlich einfache Sache. Doch sie kann Ihnen einige wertvolle Informationen über Ihre emotionale Verfassung geben. Im Folgenden sind einige häufig vorkommende Atmungsarten aufgelistet, um Ihnen bei der Beschreibung Ihres eigenen Atems zu helfen:

- ☐ schnauben
- ☐ nicht zu Atem kommen
- ☐ natürliches, müheloses, leichtes Atmen
- ☐ flach atmen (wie beim Schlafen)
- ☐ atemlos
- ☐ langsame und tiefe Atmung
- ☐ ängstliches Atmen; kurz und schnell
- ☐ durch den Mund atmen
- ☐ durch die Nase atmen
- ☐ Brustatmung – die Brust hebt sich beim Atmen
- ☐ Bauchatmung – der Bauch wölbt sich beim Atmen
- ☐ Seufzen, als ob erleichtert
- ☐ Seufzen, als ob traurig
- ☐ andere

Sie bemerken wahrscheinlich, wenn sich der Atem von anderen Menschen verändert; wenn Ihr Partner plötzlich zu schnauben anfängt. Er sagt zwar kein Wort, aber Sie können seine Gefühle klar und deutlich „hören". Versuchen Sie, genauso Veränderungen an Ihrem eigenen Atem wahrzunehmen.

Verfolgen Sie, wie sich Ihr Atem mit dem Fluss Ihrer Gedanken ständig verändert. Das ist ein interessantes Experiment. Wie verändert sich Ihr Atem, wenn Ihnen ein negativer Gedanke in den Sinn kommt? Und wie bei einem positiven? Bei einem Gedanken über Essen? Über Ihren Körper?

Achtsamkeit auf den Körper

Je beschäftigter und gestresster wir sind, desto leichter verlieren wir die Verbindung zu dem, was in uns vor sich geht. Das kennen Sie wahrscheinlich aus eigener Erfahrung. Vielleicht gab es einmal eine kritische Situation auf der Arbeit, in der Sie so sehr darauf konzentriert waren, das Problem anzugehen, dass Sie das Mittagessen völlig vergessen haben. Sie bemerkten noch nicht einmal, dass Sie am Verhungern waren – erst als das Problem gelöst war. Je beschäftigter wir sind, desto schwächer ist wahrscheinlich die Verbindung mit unserem Körper. Doch mit achtsamer Beobachtung können wir die Verbindung wieder herstellen. Jedes Mal, wenn Sie nicht wahrnehmen können, was in Ihnen vor sich geht, benutzen Sie die folgende Skala, um sich dabei zu helfen.

Achtsame Essübung: Skala der Körperachtsamkeit

Benutzen Sie diese Skala mehrmals täglich. Halten Sie beim Ausführen Ihrer üblichen Verrichtungen inne und versehen Sie den Grad Ihrer Körperachtsamkeit mit einer Zahl. Vielleicht möchten Sie dafür eine bestimmte Zeit oder bestimmte Umstände auswählen, wie kurz vor der Mittagspause oder auf dem Nachhauseweg von der Arbeit. Die Skala hilft Ihnen einzuschätzen, wie Ihre Verbindung mit Ihrem Körper ist. Es ist hilfreich, oft in Ihren Körper zu spüren. Lernen Sie, auf Ihren Körper zu hören.

10	*Ich habe keinerlei Verbindung zu dem, was in meinem Körper vor sich geht, bin völlig davon abgetrennt. Ich fühle nichts. Oder: Es scheint, als ob ich taub oder leer wäre. Ich schmecke nicht wirklich, was ich esse. Ich habe keine Ahnung, ob ich Hunger habe (oder satt bin).*
9	*Ich habe Schwierigkeiten zu spüren, ob ich im Moment Hunger habe oder nicht. Ich habe gerade kein Zutrauen zu meinem Körper, dass er mir sagen kann, was er braucht. Ich habe seine Signale so lange ignoriert, dass ich nicht weiß, wie ich angemessen auf körperliche Hungergefühle eingehe.*
8	*Ich bin unsicher, was mein Körper mir sagt. Es fühlt sich so an, als ob Körper und Geist gemischte Botschaften senden würden. Manchmal weiß ich, wann ich etwas essen muss oder ob ich sehr müde bin. Ich habe meine Gesundheit oder wie gut mein Körper funktioniert nicht so sehr im Blick.*
7	*Ich habe keinen Kontakt zu meinem ganzen Körper, sondern achte nur auf bestimmte Körperteile. Ich habe oft das Gefühl, dass ich manchmal viel zu viel und manchmal zu wenig esse.*
6	*Ich fühle mich etwas unverbunden mit meinem Körper. Zum Beispiel höre ich nicht immer seine Signale, wie ein Magenknurren oder wenn ich satt bin.*
5	*Ich höre manchmal, was mein Körper mir sagt, und gehe angemessen darauf ein. Wenn ich müde bin, schlafe ich. Wenn ich satt bin, höre ich auf zu essen. Aber das tue ich nicht durchgängig, nur etwa die Hälfte der Zeit.*
4	*Ich versuche, darauf zu hören, was mein Körper braucht, und für ihn zu sorgen.*
3	*Ich achte auf meine Körpersignale. Ich weiß, wann mein Körper Hunger haben müsste. Ich nehme wahr, wie mein Magen sich füllt. Ich benutze meinen Körper, um mir beim Entspannen zu helfen. Ich beruhige meinen Körper durch Atemübungen.*
2	*Ich habe meine Körpersignale genau im Blick. Ich spüre in meinen Körper und prüfe, wie es ihm geht. Ich weiß, was er braucht. Ich bin daran interessiert und kümmere mich darum, wie mein Körper funktioniert und ganz allgemein auch darum, wie gesund er ist.*
1	*Ich bin voll und ganz mit meinem Körper verbunden. Ich höre meinen Magen knurren. Veränderungen in meinem Energiepegel fallen mir auf. Ich nehme die Haltung meines Körpers war, während er sich bewegt. Wenn ich eine Gabel in die Hand nehme, achte ich auf die Bewegung meiner Hand. Ich kenne meinen Körper so gut, dass ich die für mich richtige Menge genau bemessen kann.*

Das „richtige" Maß

In dem Märchen *Goldlöckchen und die drei Bären* versucht Goldlöckchen Haferbrei, einen Stuhl und ein Bett zu finden, die „genau richtig" sind. Der eine Haferbrei ist zu heiß, der andere zu kalt. Sie probiert einiges aus, bis sie endlich die goldene Mitte findet, und dabei dämmert ihr schließlich etwas: Jeder muss für sich selbst herausfinden, was „genau richtig" ist. Aber anstatt auf „genau richtig" zu pochen, das ein Urteil enthält, konzentrieren wir uns darauf, „gerade genug" zu bekommen.

Wenn Sie zu viel gegessen haben, ist Ihnen das sehr bewusst. Das Gefühl ist oft unerträglich. Wer achtlos zu viel isst, dem ist manchmal übel, er fühlt sich aufgebläht und zu dick für seine Kleider; es ist das Gefühl des „Ich kann kaum noch meine Hose zuknöpfen". Ebenso ist Ihnen bewusst, wenn Sie zu wenig essen. Sie haben einen Bärenhunger, sind nörglerisch und zerstreut und fühlen sich wackelig.

Das „genau richtige" Maß ist viel schwerer zu finden. Dafür gibt es keine so offensichtlichen Anzeichen, wie für die anderen beiden Extreme des Hungerns und Vollgestopftseins. Sie müssen Ihren Körper trainieren, Ihnen zu sagen, wann er befriedigt ist. Wenn Sie mit den feinen Anzeichen des „Genug"-Maßes vertrauter sind, können Sie besser erkennen, wann Sie dabei sind, es zu erreichen.

„Achtsam satt"-Arbeitsblatt

Schreiben Sie Ihre körperlichen Anzeichen in das folgende Arbeitsblatt. Wenn Sie während der kommenden Tage oder Wochen weitere Anzeichen entdecken, ergänzen Sie sie im Arbeitsblatt.

Zeichen, die anzeigen, dass ich zu wenig gegessen habe	**Zeichen, die anzeigen, dass ich gerade genug gegessen habe**	**Zeichen, die anzeigen, dass ich zu viel gegessen habe**

Und wenn ich mich nie satt fühle?

Viele meiner Klienten sagen, dass sie Unmengen essen können und sich doch nie satt fühlen. Wenn Sie kein Sättigungsgefühl spüren, haben Sie wahrscheinlich schon lange mit achtlosem Zu-viel-Essen zu tun. Warum fühlen Sie sich nie satt? Das liegt wahrscheinlich daran, dass Sie etliche Male über den Punkt der Sättigung hinaus weiter gegessen haben. Zu viel zu essen kann für den Körper anstrengend sein, zuweilen sogar gefährlich. Menschen, die sich an Hotdog- oder Pastetenwettessen beteiligen, laufen Gefahr, sich einen Riss in der Speiseröhre oder am Mageneingang zuzuziehen, da sie ihre Körper trainieren, ihr Sättigungsgefühl zu ignorieren.

Das Gefühl von Sättigung ist fest in uns verankert. Wenn wir jedoch unsere Körpersignale wiederholt ignorieren, hört der Körper auf, welche zu geben, oder seine Signale werden verworren. Betrachten Sie es folgendermaßen: Babys schreien, wenn sie Hunger haben. Das ist ihre Art, anzuzeigen, dass sie hungrig sind und etwas zu essen brauchen. Wenn ihre Schreie zum Beispiel immer wieder ignoriert werden, hören sie irgendwann auf zu schreien, obwohl sie Hunger haben, weil sie wissen, dass auf ihre Schreie nicht eingegangen wird. Der Körper verhält sich wie ein Baby, das aufgehört hat zu schreien. Er hört auf Botschaften zu senden, weil sein Besitzer aufgehört hat auf ihn einzugehen.

Kann man diesen Umstand verändern? Ja, das ist möglich. Dazu muss man sich jedoch umerziehen und sehr aufmerksam auf die Signale seines Körpers hören lernen. Zunächst wird man wohl nicht wissen, wann man hungrig und wann man satt ist. Vielleicht muss man sich von einer Ernährungsberaterin helfen lassen einen Essplan zusammenzustellen. Eine Fachperson kann Ihnen sagen, wie viel Ihr Körper normalerweise braucht, damit die Sättigung einsetzt. Wenn Sie dann über einen längeren Zeitraum nur diese Menge essen, fängt Ihr Körper wieder an, Ihnen die richtigen Signale zu senden.

Wann hören Sie auf? Achten Sie auf Ihren *Hara-Hachi-Bu*-Punkt

Hara hachi bu ist japanisch und bedeutet „iss, bis du zu achtzig Prozent satt bist". Diese Formulierung kommt aus der Stadt Okinawa, wo dieser Rat benutzt wird, um die eigenen Essgewohnheiten unter Kontrolle zu halten. Interessanterweise gibt es dort die niedrigste Rate an Herzerkrankungen, Krebs oder Schlaganfällen und die Bewohner haben eine ziemlich hohe Lebenserwartung.

Dieser Ansatz rät, mit dem Essen aufzuhören, wenn man sich nur leicht satt fühlt. Das ist ein guter Rat für Menschen, die zu viel essen und gerade lernen, ihren Mägen nur so viel zu geben, dass es eben ausreicht. Auf achtzig Prozent Sättigung zu zielen wird vermutlich helfen, das rechte Maß zu treffen. Schauen Sie sich also Ihren Teller an und schätzen Sie ab, mit wie viel Sie völlig satt wären. Dann wägen Sie ab, wie viel achtzig Prozent davon sind; vielleicht sind es zwei Drittel dessen, was auf Ihrem Teller liegt.

Achtsamer Esstipp: Wie viel ist zufriedenstellend?

Sagen wir, Sie möchten etwas Schokolade essen. Ein Stückchen ist vermutlich nicht genug. Das wird Sie nicht wirklich befriedigen. Aber zehn Stück sind viel zu viel, wie Sie in der Vergangenheit bemerkt haben. Wenn Sie früher so viel gegessen haben, war Ihnen danach immer übel; von einer guten Sache kann man auch zu viel bekommen! Wenn Sie also das nächste Mal Schokolade essen (oder etwas anderes), benutzen Sie diese Information als Ausgangspunkt. Versuchen Sie, wenigstens ein oder zwei Stücke weniger zu essen. Wenn zehn zu viel sind, sind vielleicht sieben „gerade genug“. Ist das eine befriedigende Menge? Experimentieren Sie weiter damit, bis Sie eine Menge gefunden haben, mit der Sie sich wohlfühlen.

Die Essgeschwindigkeit trägt auch zu achtlosem Überessen bei. Ihr Magen braucht zwanzig Minuten, um das Essen zu verdauen. In dieser Zeit haben Sie bereits den Tisch verlassen. Verlangsamen Sie Ihr Esstempo und geben Sie Ihrem Körper Zeit, zu registrieren, wie viel Sie gegessen haben. Wenn Sie schnell essen und aufhören, wenn Sie meinen, Sie wären zu achtzig Prozent satt, sind Sie vielleicht schon hundert Prozent satt und wissen es nicht, weil Ihr Körper Ihren Geist noch nicht einholen konnte.

Auch für Menschen, die zu wenig essen und dazu neigen, sich zu satt oder aufgebläht zu fühlen, wenn Sie eine große Mahlzeit zu sich genommen haben, ist die Achtzig-Prozent-Herangehensweise eine wichtige Technik. Sich zu satt zu fühlen ist ein wichtiger Auslöser von Unbehagen, negativen Gefühlen und dem Drang, das Essen loszuwerden. Wenn Sie jemand sind, der zu wenig isst, versuchen Sie, häufiger kleinere Mengen zu sich zu nehmen, um mit dem Gefühl der Übersättigung zurechtzukommen. Auf achtzig Prozent Sättigung zu zielen sollte verhindern, dass eine „zu-voll"-Reaktion ausgelöst wird.

Ein Bissen weniger

Werfen Sie die Alles-oder-Nichts-Haltung in Bezug auf Portionen über Bord. Es ist schwer, Essen übrig zu lassen, das bereits auf dem Teller liegt, auch wenn man weiß, dass es vielleicht den eigenen Hunger übersteigt. Wenn Sie bemerken, dass Sie oft achtlos Portionen essen, die zu groß für Sie sind, beginnen Sie damit, einfach einen Bissen auf Ihrem Teller zu lassen! Wenn Sie das wirklich heraushaben, versuchen Sie es mit zwei Bissen. Aber tun Sie das erst, wenn Sie problemlos einen Bissen übriglassen können. Es ist einfacher, eine Portion in Babyschritten zu reduzieren, bis Sie Ihrem Hunger entspricht, statt damit zu beginnen, die Portion gleich zu halbieren. Achten Sie auf Ihre Gedanken und die Antwort Ihres Körpers auf diese Herangehensweise.

Arbeitsblatt zu physischem und emotionalem Hunger

Es gibt zwei Arten von Hunger: tatsächlicher physischer Hunger und emotionaler. Der eine kommt vom Körper, der andere vom Herzen, und ein wesentlicher Teil von achtsamem Essen besteht darin, zwischen beiden unterscheiden zu können. Unser Körper braucht Nahrung, um reibungslos funktionieren zu können. Deshalb entsteht körperlicher Hunger. Das absolute Minimum sind Kalorien für den Herzschlag, den Lidschlag und die Muskeltätigkeit. Emotionaler Hunger entsteht aus dem Bedürfnis, sich besser (oder etwas) zu fühlen. Essen fühlt sich gut an. Dadurch kann es einem Schmerzen nehmen oder ein angenehmes Gefühl verlängern. Viele achtlose Esser sprechen von einem Gefühl der Leere. Und dieses Gefühl emotionaler Leere ahmt physischen Hunger nach. Doch erkennt man erst, dass es kein physischer Hunger ist, wenn man sich Essen zuwendet und es das Loch nie zu füllen scheint.

Listen Sie die Symptome *physischen Hungers* auf (zum Beispiel ein knurrender Magen oder Sie merken, dass Sie seit Stunden nichts gegessen haben usw.):

....

....

....

Listen Sie die Symptome von *emotionalem Hunger* auf (zum Beispiel, es ist noch nicht lange her, dass Sie etwas gegessen haben und Sie stöbern schon wieder im Kühlschrank herum):

....

....

....

Wenn Sie das nächste Mal etwas essen wollen, denken Sie daran, sich achtsam zu fragen: „Bin ich physisch oder emotional hungrig?" Wenn Ihr Körper Hunger hat, ist es in Ordnung. Essen Sie eine Kleinigkeit. Falls nicht, erkennen Sie das Gefühl und gehen Sie damit entsprechend um. Wenn Sie müde sind, machen Sie ein Nickerchen. Wenn Sie sich allein fühlen, rufen Sie eine Freundin an. Erlauben Sie sich nicht, zu hungrig zu werden. Übermäßiger Hunger oder Ausgehungertsein ist der Grund Nummer eins, warum Menschen achtlos zu viel essen. (Siehe die Skala des Hungerpegels in Kapitel 4)

Was hilft, sich körperlich satt zu fühlen?

Wenn Sie Ballaststoffe, Vollkornprodukte, proteinhaltige Lebensmittel und Wasser zu sich nehmen, kann das Ihr inneres Sättigungsgefühl unterstützen, bevor Ihr Magen überfüllt ist. Salate mit viel Gemüse sowie Obst haben alle einen hohen Wasseranteil und helfen Ihnen deshalb, sich schneller satt zu fühlen.

Ein sehr gutes Buch für Menschen, die mit Völlegefühlen zu tun haben, ist *The Volumetrics Eating Plan: Techniques and Recipes for Feeling Full on Fewer Calories* [Deutsch: „Essplan nach Volumen: Techniken und Rezepte, um sich mit weniger Kalorien satt zu fühlen". Unter „Volumetrics" finden sich auch einige deutsche Titel zu dem Thema. Anm.d.Ü.] von Barbara Rolls (2005). Rolls ist Professorin an der Universität des Staates Pennsylvania und ist allgemein bekannt für Ihre Untersuchungen über Essweise und -menge. Ihre Untersuchungen führten zu vielen wichtigen Erkenntnissen. Wir neigen dazu, nach Volumen oder unserem Sättigungsgefühl zu essen. Wir beurteilen unsere Essmenge danach, wie satt wir uns fühlen und nicht danach, wie viele Kalorien wir meinen zu uns genommen zu haben.

Das gibt einem listigen Küchenchef gute Ideen. Je mehr Sie den Umfang oder die Menge Ihrer Mahlzeit mit kalorienarmen Zutaten aufstocken können, desto besser. Vielleicht geben Sie zum Beispiel zu einer Portion Gemüse ein Schälchen Nudeln und Käse. Das vergrößert den Umfang der Mahlzeit und hilft Ihnen, sich satt zu fühlen, ohne dass der allgemeine Geschmack darunter leidet oder Sie Kalorien hinzufügen müssen. Dieser Zugang ist ziemlich anders und wahrscheinlich viel einfacher umzusetzen als die Idee, einfach weniger zu essen.

Achtsamer Esstipp: Die Augen sollten schlauer sein als der Magen

Lassen Sie sich nicht von Ihren Augen täuschen. Sie essen vielleicht mehr, als Sie denken.

Ein anderes Beispiel ist eine Pizza mit Gemüse und weniger Käse statt einer Pizza mit verschiedenen Fleischsorten. Vier Stücke einer Gemüsepizza entsprechen den Kalorien von einem oder anderthalb Stücken einer Fleischpizza. Wenn es Ihnen schwerfällt, gerade genug zu essen und nicht zu viel, mag es eine gute Idee sein, die Rezepte in Rolls Buch auszuprobieren. Und denken Sie daran, dass das Ausprobieren dieser Rezepte kein Versuch ist, die Kalorienmenge zu verringern oder sich auf sie zu fixieren. Das ist aussichtslos! Es geht darum, Ihrem Körper zu helfen, klarere Sättigungssignale zu senden, die Sie leicht erkennen können.

Mit Mengen zurechtkommen

Brian Wansink, der Autor von *Essen ohne Sinn und Verstand: wie die Lebensmittelindustrie uns manipuliert* (2008) und Professor an der Cornell University, hat eine Reihe von Untersuchungen über die Mengeneinschätzung beim Essen durchgeführt. Sie ergaben wiederholt, dass Menschen sehr schlecht beurteilen können, wie viel sie essen. Sie nehmen oft unabsichtlich, und ohne es zu wissen, viel mehr zu sich, als sie denken. In seinem Buch berichtet er über einige verblüffende Studien, die das belegen.

In einer dieser Studien fanden Brian Wansink und Matthew M. Cheney (2005) zum Beispiel heraus, dass die Geschirrgröße ziemlich heikel sein kann. Auch die Größe der Servierschüssel – etwas worüber wir nicht besonders nachdenken – kann beeinflussen, wie viel man isst. In ihrer Studie luden sie zu einer großen Schüssel-Party ein. Einige der Gäste wurden an ein Buffet geführt, auf dem das Essen in großen Schüsseln angerichtet war. Andere wurden an einen Tisch geleitet, auf dem genau das gleiche Essen stand, allerdings in kleineren Schüsseln, die etwa halb so groß waren. Alle bedienten sich selbst.

Die Untersuchungen ergaben, dass die Größe der Servierschüsseln beeinflusste, wie viel die Teilnehmer aßen. Diejenigen, die sich aus großen Schüsseln bedienten, verzehrten 56 % Prozent mehr als diejenigen, die sich aus kleinen auflegten. Offenbar wirkt sich die unmittelbare Essumgebung, und wie das Essen serviert wird, darauf aus, wie wir die Portionsgröße *wahrnehmen* und wie viel wir zu essen meinen. Es ist etwa so, als ob man die Frage, ob eine 1,70 m große Person tatsächlich groß ist, dadurch beantwortet, dass man ihre Größe mit der eines Basketballprofis oder eines Kindes vergleicht.

Offensichtlich lohnt es sich, darüber nachzudenken, wie Essen zubereitet und angerichtet wird. Verwenden Sie also für gesünderes Essen eine größere Schüssel und für Nachtische eine kleinere. Weitere interessante Untersuchungen darüber, wie Portionsgrößen zu achtlosem Essen verleiten, finden Sie unter: www.mindlesseating.org.

Was legen diese Erkenntnisse achtlosen Essern noch nahe? Dass Sie sorgsam Ihre Augen benutzen sollten. Untersuchungen wie diese machen deutlich, dass es schwierig ist, nicht ausgetrickst zu werden, auch wenn man auf seine Umgebung achtet. Man muss ständig auf Dinge achten, die einem ein Bein stellen können – sogar darauf, wie man sich sein Essen anrichtet. Alles, einschließlich der Art und Größe des Geschirrs, beeinflusst unsere Art zu essen.

Achtsame Essübung: Achtsame Portionen

Machen Sie ein Experiment. Nehmen Sie zwei Schüsseln, eine große und eine kleine und eine Packung Frühstücksflocken. Stellen Sie eine Schüssel außer Sichtweite und schütten Sie in die andere die Menge an Getreideflocken, die Sie meinen an einem gewöhnlichen Morgen zu essen. Stellen Sie dann diese Schlüssel weg und nehmen die andere und machen damit das Gleiche. Füllen Sie sie mit der Menge an Getreideflocken, die Sie meinen morgens zu essen. Stellen Sie dann die zweite Schale daneben und messen Sie die Menge in jeder Schale. Ist sie gleich? Wahrscheinlich gibt es da einen Unterschied.

Achtsamkeit auf Vorfahrt-achten-Schilder

Stellen Sie sich vor, Sie fahren in Ihrem Wagen und kommen an eine Kreuzung mit einem Vorfahrt-achten-Schild. Was tun Sie? Sie halten nicht an, sondern werden langsamer und fahren vorsichtig an die Kreuzung heran. Sie schauen aufmerksam nach rechts und links, um zu prüfen, ob Sie auf etwas aufpassen müssen. Achtsam essen ähnelt einem Vorfahrt-achten-Schild. Sie hören nicht auf zu essen, sondern Sie schauen sich aufmerksam nach Zeichen um, die Ihnen anzeigen, ob Sie weiteressen können oder aufhören müssen.

Viele meiner Klienten erzählen, dass sie nicht mehr aufhören können, wenn sie eine Tüte mit Salzbrezeln oder Keksen angebrochen haben. Sie essen einfach weiter, bis sie leer ist. Große Tüten, wie die aus Supermärkten, sind deshalb gefährlich. Sie helfen einem nicht, weniger oder langsamer zu essen. Sie können sich Ihre eigenen Hab-acht-Schilder machen. Wenn Sie etwas essen, können Sie vor Ihrem inneren Auge ein Vorfahrt-achten-Schild auftauchen lassen. Stellen Sie sich vor, wie das dreieckige Schild mit rotem Rand direkt über Ihrem Teller baumelt. Werden Sie langsamer. Schauen Sie sich nach Gefahrenzeichen um, wenn Sie sich einer achtlosen Esszone nähern. Bei vielen Menschen funktioniert bildliche Vorstellung gut, aber wenn das für Sie nicht gilt, können Sie auch mit konkreteren Aufpassstrategien arbeiten, die unten angeführt sind.

Füllen Sie kleinere Portionen ab. Nehmen Sie eine große Tüte mit Salzbrezeln und verteilen Sie ihren ganzen Inhalt in kleine Tüten. Wenn Sie eine dieser kleinen Tüten aufgegessen haben, müssen Sie sich fragen, ob Sie immer noch Hunger haben. Wenn Sie feststellen, dass Sie immer noch hungrig sind, können Sie eine weitere Tüte anbrechen. Die große Tüte aufzuteilen erinnert Sie daran, häufiger Ihren Hunger zu überprüfen und sich zu fragen, ob Sie wirklich mehr möchten.

Auch für Menschen, die zu wenig essen, weil Sie Angst haben, die Kontrolle zu verlieren, wenn Sie einmal zu essen anfangen, ist das Umfüllen von Knabbereien in kleinere Tüten eine sehr hilfreiche Strategie. Wenn Sie verschiedene Knabbereien in vernünftige Portionsgrößen abgefüllt und griffbereit daliegen haben, erinnert Sie das daran, dass es in Ordnung ist, zwischendurch etwas zu essen. Es kann auch sicherstellen, dass Sie die richtige Menge zu sich nehmen, was Menschen, die zu wenig essen, entspannt.

Denken Sie während einer Mahlzeit bei jedem Schluck an ein Hab-acht-Schild. Stellen Sie sich vor, Ihr Getränk ist ein Hab-acht-Schild, das Sie zwingt, Ihr Tempo zu drosseln, sich Ihren Teller genauer anzuschauen und festzustellen, ob Sie immer noch genügend Hunger haben, um weiter zu essen. Achten Sie darauf, dass Sie viele Schlucke nehmen!

Mein Hab-acht-Schild ist ...

Beschreiben Sie hier Ihre eigene Strategie:

....

....

....

Achtsamkeit auf die Ernährung

Gute Ernährung ist der Schlüssel zu guter Gesundheit, beugt Krankheiten vor und fördert gesundes Wachstum. Wenn Sie auf Ihren Körper achten wollen, müssen Sie sich bewusster sein, was Sie ihm geben und wie sich das auf seine Funktionsfähigkeit auswirkt.

Ernährungsarbeitsblatt

Stellen Sie sich die folgenden Fragen und schreiben Sie unten die Antworten auf:

1. Nehme ich unterschiedliche Lebensmittel zu mir (Obst, Gemüse, Proteine, Fette usw.)?

   ....

2. Welche Lebensmittel scheine ich auszulassen (zum Beispiel grünes Gemüse)?

   ....

3. Gibt es eine bestimmte Lebensmittelart, von der ich (unverhältnismäßig) viel oder wenig esse (wie Fleisch oder Kohlenhydrate)?

....

....

....

4. Gibt es eine Lebensmittelgruppe, die ich völlig meide?

....

....

....

5. Warum befindet sich meine Lebensmittelswahl in keinem gesunden Gleichgewicht? Kreuzen Sie alles an, was auf Sie zutrifft.

☐ Ich fürchte mich vor bestimmten Lebensmitteln.

☐ Meine Diät sagt, bestimmte Lebensmittel seien verboten.

☐ Bestimmte Lebensmittel mag ich nicht.

☐ Manches schmeckt nicht so gut, wie das, was ich mag.

☐ Manche Lebensmittel sind unpraktisch oder schwer zu besorgen.

☐ Ich meide Lebensmittel, von denen ich nicht weiß, wie ich sie zubereiten soll.

☐ Die Lebensmittel sind teuer.

☐ Ich meine, bestimme Lebensmittel nicht zu brauchen.

☐ Ich habe nie viel über Ernährung nachgedacht.

- ☐ Ich bin eine wählerische Esserin.
- ☐ Ich bin gegen bestimmte Lebensmittel allergisch.
- ☐ Bestimmte Lebensmittel kenne ich nicht.

Andere:

....

6. Wie lässt mich mangelnde ausgewogene Ernährung fühlen (zum Beispiel macht es keinen großen Unterschied, oder wenn nachmittags mein Blutzuckerspiegel sinkt, fühle ich mich erschöpft)?

....

....

....

7. Wenn ich mehr auf meine Ernährung achten würde, wäre mein vorrangiges Ziel:

....

....

....

Unausgewogene Ernährung kann sich dramatisch auf Ihre Körperfunktionen auswirken. Einen niedrigen Energiepegel mögen Sie zum Beispiel auf täglichen Stress oder zu wenig Schlaf schieben. Es ist normal, gelegentlich wenig Energie zu haben, aber wenn das Tag für Tag der Fall ist, mag es an Mangelernährung liegen. Bedenken Sie beispielsweise die

Symptome von Eisenmangel:

- Müdigkeits- und Schwächegefühle
- Geringere Leistungsfähigkeit
- Langsame geistige und soziale Entwicklung
- Störung der Wärmeregulation
- Geringere Abwehrkräfte, was die Anfälligkeit für Ansteckung und Krankheit erhöht

Ironischerweise können all diese Symptome der Entwicklung von gesunden Essgewohnheiten im Weg stehen; es fällt einem schwer, achtsam zu essen, wenn man sich schwach fühlt oder die Wärmeregulation gestört ist.

Achtsame Essübung: Essen bewusst in der Hand halten

Manchmal, nicht immer, bekommt man ein Gefühl dafür, wie gesund ein Lebensmittel ist, indem man es einfach bloß in die Hand nimmt. Haben Sie je ein klebriges Zimtbrötchen bewusst in der Hand gehalten oder das schlabberige Brötchen eines fettigen Burgers gespürt? Wenn wir es wirklich innerlich aufnehmen, wie eine Speise aussieht oder sich in unserer Hand anfühlt, mag sich das auf unsere Essweise auswirken.

Nehmen Sie sich einen Moment Zeit, um das, was Sie gerade essen wollen, bewusst anzufassen. Welchen Eindruck hinterlässt es in Ihnen? Ob es eine Weintraube oder ein Schokoriegel ist, bewegen Sie es in Ihrer Hand hin und her. Spüren Sie die Beschaffenheit. Registrieren Sie die Konsistenz. Beschreiben Sie sich die Beschaffenheit und wie es sich anfühlt: rau, weich, fleischig oder körnig? Was sagt Ihnen das über dieses Lebensmittel? Was legt es über seine Qualität nahe? Zum Beispiel werden viele Menschen von fettigem Essen abgestoßen, wenn sie einmal darauf geachtet haben, wie es sich in ihrer Hand anfühlt.

Achtsamer Esstipp: Wie nahrhaft ist mein Essen?

Achten Sie auf die Angaben zu Inhaltsstoffen! Wir sind uns oft nicht bewusst, was wir eigentlich essen. Erstklassige Ernährungsberater empfehlen, dass man auf die ersten fünf Inhaltsstoffe achten soll, die auf dem Lebensmitteletikett angegeben sind. (Das ist etwas anderes, als auf die Kalorienangaben fixiert zu sein.) Eine meiner Klientinnen, die auf das zu achten versuchte, was sie zu sich nahm, benutzte die Faustregel, nur das zu essen, wovon sie die angegebenen Zutaten aussprechen konnte. Zucker, Weißmehl und teilweise gehärtete Öle (wie Transfette und Palmöl) sind drei Zutaten mit geringem (und manchmal schädlichem) Nährwert. Wenn eine dieser drei Zutaten zu den ersten fünf gehört, beachten Sie, wie sich diese Lebensmittel auf Ihren Geist und Körper auswirken. Fragen Sie sich: „Fällt es mir schwer, diese Lebensmittel auf achtsame Weise zu essen?" Viele meiner Klienten erzählen, dass ihr Gewahrsein beträchtlich getrübt wird, wenn sie etwas essen, das diese drei Zutaten enthält. Diese Zutaten scheinen mehr als andere, Gelüste und achtloses Essen zu fördern. Fragen Sie sich nun: „Wie fühlt sich mein Körper und wie wird meine Fähigkeit, achtsam zu sein beeinflusst, wenn ich gesündere Lebensmittel zu mir nehme, wie Obst, Gemüse und Vollkornbrot?"

Eine achtsame Esserfahrung

Es kann schwierig sein, in einer vertrauten Umgebung achtsam zu sein; eine fremde Kultur indes zwingt uns, oft bewusster zu sein. Wenn die Umgebung fremd ist, bemerken wir, dass wir uns nicht mehr auf automatische Verhaltensweisen verlassen können. Wenn Sie zum Beispiel je in einem Land gewesen sind, wo man auf der „falschen" (oder anderen) Straßenseite fährt, wissen Sie, wovon ich spreche. Statt automatisch zu fahren, sind Sie sich sehr bewusst, was

Sie tun. Sie bemerken, wenn Sie schalten, und sind sehr aufmerksam, wenn Sie die Spur wechseln – etwas, das zu Hause wenig Denken erfordert.

Ebenso kann es eine der achtsamsten Esserfahrungen sein, wenn Sie Gerichte aus anderen Kulturkreisen zu sich nehmen. Als ich beim Erscheinen von *Ein Leben im Gleichgewicht* in Japan Autorenlesungen abhielt, hatte dich das Glück ein Kloster zu besuchen, wo es vegetarische Kost mit dem Namen *shôjin ryôri* (*shôjin* bedeutet „Andacht" oder „Hingabe" und *ryôri* „Küche") gab. Die Mahlzeit wurde auf einem Tisch serviert, der nur zwanzig Zentimeter hoch war, und ich saß zum Essen mit gekreuzten Beinen auf dünnen Kissen. Das Essen war kunstvoll in vielen Schüsselchen von der Größe einer Untertasse angerichtet und auf einem Tablett serviert. Jedes Schälchen enthielt etwa einen Bissen. Das Menü bestand aus Gemüse, zwei Tofuarten, Miso-Suppe, Pickles, einem pikanten Pudding und Reis. Zum Nachtisch gab es zwei pochierte Pflaumen. Bei jedem Bissen bemerkte ich, dass ich sehr achtsam war, teilweise, weil ich das Essen nicht identifizieren konnte, da es vom Aussehen nicht ersichtlich war, was es war. Das hatte zur Folge, dass ich mich auf den Geschmack und die Beschaffenheit verlassen musste, um das herauszufinden.

Achtsame Essübung: Seinen Esshorizont erweitern

Probieren Sie die folgende Übung aus, um sich eine achtsame Esserfahrung zu verschaffen.

1. Wählen Sie eine Küche aus, die Ihnen fremd ist: die indische, chinesische, thailändische, lateinamerikanische, japanische, äthiopische oder eine andere. Gehen Sie in ein Restaurant, wo es solche Gerichte gibt, oder kochen Sie nach einem solchen Rezept (die Spezialitätenabteilung Ihres Lebensmittelgeschäfts hat bestimmt die passenden Zutaten).
2. Bestellen (oder bereiten) Sie etwas (zu), das Ihnen vom Geschmack und von den Zutaten her fremd ist.

3. Seien Sie bei jedem Bissen achtsam. Beschreiben Sie sich den Geschmack. Vergleichen Sie ihn mit Gerichten, die Sie kennen.
4. Ist es leicht oder schwierig, dieses fremde Gericht auf achtsame Weise zu essen? Beschreiben Sie Ihre Erfahrung.

Achtlose Wiederholung: Häufig das Gleiche essen

Haben Sie je drei Tage hintereinander Pizza gegessen? Es ist nicht unüblich, auf bestimmte Lebensmittel ziemlich eingefahren zu sein. Ein beschränkter Speiseplan hat Vorteile: Er ist einfach, man muss sich über Essen und Kochen keine Gedanken machen und kann der vielfältigen Auswahl aus dem Weg gehen, die so überwältigend sein kann. Der Nachteil: Es passiert leicht, dass man automatisch handelt und sich in achtlosen, ständig wiederkehrenden Essgewohnheiten verfängt.

Notieren Sie die Lebensmittel, die jeden Tag auf Ihrem Speiseplan stehen. Vielleicht essen Sie zum Beispiel zum Frühstück jeden Tag Getreideflocken (möglicherweise sogar die gleichen) und mittags ein belegtes Brot. Nachdem Sie Ihre üblichen Lebensmittel aufgeschrieben haben, notieren Sie auch, ob Sie sie auf achtsame oder achtlose Weise essen.

Führen Sie die Lebensmittel an, die Sie immer wieder essen:

....

....

....

....

Wie können Sie Ihren täglichen Speiseplan abwechslungsreicher gestalten? Hier sind drei Tipps:

1. **Achtsames Einkaufen:** Wenn Sie das nächste Mal einkaufen gehen, nehmen Sie sich vor, mindestens ein Lebensmittel zu kaufen, das Sie noch nie gekauft haben. Vielleicht eine exotische Frucht oder eine andere Kleinigkeit. Möglicherweise müssen Sie sich etwas Zeit nehmen, um sich nach etwas Neuem umzuschauen.
2. **Auf Farbigkeit achten:** Wählen Sie Lebensmittel, die verschiedene Farben haben. Manche Menschen kaufen zum Beispiel übermäßig viele weiße Dinge (wie Brot, Getreideflocken oder Kartoffeln). Gemüse und Obst sorgen für eine Vielfalt an Farben und Nährstoffen.
3. **Achtsamer Essplan:** Machen Sie sich für die ganze Woche einen Essplan. Hängen Sie ihn an den Kühlschrank. Wenn Sie vorab überlegt haben, was Sie in dieser Woche essen wollen, ist es weniger wahrscheinlich, dass Sie achtlos in Ihre alten Gewohnheiten verfallen.

Achtsamkeit auf den Geschmack

Sich von behandelten und zuckerhaltigen Lebensmitteln zu ernähren kann die Geschmacksnerven verderben. Unsere Körper sind so angelegt, dass sie in der Natur gewachsene Nahrung erkennen können. Sie haben keine „Antennen“ für künstliche und chemisch hergestellte Produkte.

Wenn achtlose Esser anfangen, gesünder zu essen, beklagen sich viele, dass alles fade schmeckt. Doch liegt das einfach daran, dass ihre Geschmacksnerven zu sehr an die geschmacklich überladenen, behandelten zuckerhaltigen und salzigen Lebensmittel gewöhnt sind. Wenn wir dann mit naturbelasseneren Lebensmitteln in Kontakt kommen, erleben wir nicht die gleiche sofortige Befriedigung. Ein höherer Grad an Gewahrsein und Selbstbeobachtung ist dann erforderlich.

Wenn man von Voll- auf Magermilch umstellt, tut man das vielleicht langsam. Man wechselt von Milch mit 3,5 % Fettgehalt zu welcher mit 1,5 % und von da zu Magermilch. Der Wechsel vollzieht sich langsam und das hilft einem, sich an den neuen Geschmack zu gewöhnen. Wenn man allerdings nach vielen Monaten Magermilchkonsum einen kräftigen Schluck Vollmilch nimmt, schmeckt sie wie schwere, gehaltvolle Sahne. Viele können nicht wieder zurück, weil es ihnen nun zu gehaltvoll ist. Genauso ist es mit Brauselimonade. Sagen wir, Sie nehmen für jeden Krug, den Sie zubereiten, immer weniger Zucker. Wenn Sie dann später wieder welche mit der empfohlenen Zuckermenge machen, schmeckt sie viel zu süß.

Achtsamer Esstipp: Achtsame Umstellung

Wenn Sie sich gesünder ernähren möchten, aber sehr am Geschmack von Lebensmitteln hängen, probieren Sie etwas herum. Bahnen Sie sich Ihren Weg in Richtung gesünderer, weniger behandelter Kost allmählich, Schritt für Schritt. Wenn Sie zum Beispiel merken, dass Sie sehr an zuckerhaltigen Getreideflocken hängen, schauen Sie nach, wie viel Zucker Ihre jetzigen Getreideflocken enthalten. Finden Sie welche mit etwas weniger Zucker. Wenn Sie sich an die gewöhnt haben, versuchen Sie, auf welche mit noch etwas weniger Zucker umzusteigen. Viele Menschen machen häufig einen zu plötzlichen Sprung, der dann für die Geschmacksnerven zu groß ist. Wenn Sie indes langsam vorgehen, fällt es dem Körper und dem Geschmackssinn leichter, sich anzupassen, und Sie bemerken die Umstellung kaum.

Wenn Menschen anfangen, mehr auf den Geschmack zu achten und gesünder zu essen, wird ihnen bewusst, dass Lebensmittel, die zu süß, behandelt oder sehr fetthaltig sind, Übelkeitsgefühle auslösen. Eine meiner Klientinnen wechselte von ihren Lieblingsfrühstücksflocken, die gesüßt waren, zu ähnlichen mit weniger Zuckergehalt. Wenn sie allerdings in Urlaub fuhr, kamen ihre gesunden Getreideflocken für sie nicht in Frage. So aß sie dann wieder ihre alten Lieblingsflocken und war schockiert, wie sehr sie nach Zucker schmeckten – etwas, das ihr früher gar nicht aufgefallen war.

Das Gleiche passiert auf der entgegengesetzten Seite achtlosen Zuwenig-Essern. Sie sind so sehr an fade, geschmacklose (jeglicher Substanz beraubter) Diätkost gewöhnt, wie fettlose Muffins und kalorienarme Butter, dass sie überhaupt nicht mehr wissen, wie richtiges Essen schmeckt.

Wenn sie normales Essen einmal kosten, erkennen sie, dass sie nicht ewig von geschmacklosem Ersatz und Süßstoffen leben können. Eine meiner Klienten wärmte sich zum Beispiel jeden Mittag ein tiefgekühltes Geflügelgericht auf. Sie beschrieb es als geschmacklose, gummiartige Substanz mit Gefrierbrand, die an ein Stück Fleisch in einer zähflüssigen Mehlsoße erinnerte. Nachdem sie einmal frisch gebratenes Hähnchen gekostet hatte, wurde ihr bewusst, wie schrecklich ihr übliches Mittagessen schmeckte und sie konnte es nie wieder essen.

Denken Sie über diese Fragen nach:

Welche Geschmacksrichtungen ziehen Sie an? Sind Sie jemand, der salzige, süße oder frittierte Kost mag? Wenn Sie es nicht wissen, denken Sie an Ihre liebste (Zwischen-) Mahlzeit. Notieren Sie Ihre Gedanken:

....

....

....

....

Beschreiben Sie, auf welche Weise achtloses Essen oder Diäthalten Ihren Geschmack oder Ihr Verlangen nach bestimmten Lebensmitteln verändert hat (zum Beispiel, dass Sie Käse nicht mehr mögen oder Lust auf Süßigkeiten haben):

....

....

....

Achtsamer Schlaf

Was hat Schlaf mit Ihrem Gewicht zu tun? Es gibt tatsächlich eine bedeutende Beziehung zwischen der Schlafmenge, die Sie bekommen, und der Neigung, achtlos zu viel zu essen (Prinz 2004; Taheri 2006). Eins der einfachsten Dinge, die Sie also tun können, um mit Ihrem Gewicht klarzukommen, ist vielleicht ausreichend zu schlafen. Das klingt ziemlich gut, oder? Schlafmangel beeinträchtigt das feine Gleichgewicht der Hormone, die den Stoffwechsel und das Gewicht regulieren.

Außer dass Schlafmangel sich auch störend auf die Verdauung auswirkt, trübt er das Gewahrsein. Wenn Sie schläfrig sind, ist es schwer, sich auf irgendetwas anderes zu konzentrieren, außer dem Wunsch nach einem Bett. Viele Menschen wenden sich also irrtümlicherweise Essen zu, um einen Energieschub zu erhalten, statt ein Nickerchen zu machen oder früh schlafen zu gehen.

Was wird für „genügend Schlaf" gehalten? Das hängt unter anderem vom Alter und von der Gesundheit ab. Eine kürzlich durchgeführte Untersuchung zeigte allerdings, dass die Hormone von Teilnehmern, die weniger als acht Stunden geschlafen haben, aus dem Gleichgewicht geraten waren. Auch war ihr Körperfettanteil höher. Die Teilnehmer dieser Studie, die die wenigsten Stunden pro Nacht schliefen, wogen am meisten (Prinz 2004).

Auf die Schlafmuster achten

Stellen Sie sich die folgenden Fragen:

- ☐ Nehme ich kurz vor dem Schlafengehen irgendetwas zu mir, das sich störend auf meinen Schlaf auswirkt, wie zum Beispiel Koffein, Zigaretten und alkoholische Getränke?
- ☐ Habe ich eine positive Schlafumgebung (damit ist gemeint, dass das Schlafzimmer nur zum Schlafen genutzt wird, angenehm temperiert ist, keinen Fernseher und weiche Laken hat)?

- ☐ Habe ich eine positive Routine bezüglich der Schlafengehenszeit?
- ☐ Gibt es medizinische Ursachen, die sich auf meinen Schlaf auswirken wie Schlafapnoe („Atemstillstand oder -lähmung im Schlaf")?
- ☐ Schlafe ich leicht ein? Falls nicht, warum?
- ☐ Wie viel Schlaf bekomme ich?
- ☐ Bekomme ich in der Regel eine angemessene Menge an Ruhe (etwa acht Stunden)?
- ☐ Welche Faktoren stehen einem geruhsamen Schlaf im Weg (zum Beispiel Gefühle, wie Sorgen, oder äußere Bedingungen, wie spätabendliche Arbeitsschichten)?

Ich hoffe, dass diese Fragen einige Gedanken über Ihre Schlafmuster anregen. Wenn Sie chronisch dazu neigen, spätabends achtlos zu essen, dann haben Sie vielleicht eine Essstörung namens Nacht-Esssyndrom. Mehr Informationen über dieses Syndrom finden Sie in den Onlinequellen, die am Ende des Buches angegeben sind, und in dem Buch von Kelly C. Allison, Albert J. Stunkard und Sara L. Their *Overcoming Night Eating.*

Gedanken vor Gefühlen: die Körper-Geist-Verbindung

Es ist unglaublich wichtig, den eigenen Körper zu kennen. Das war in diesem Kapitel der Hauptfokus. Aber man kann nicht alles oberhalb der Schultern vergessen. Was Sie denken, wirkt sich auf Ihr Verhalten aus. So beeinflusst Ihr Denken über Essen auch die Art, wie Sie essen. Negative Gedanken können fast genauso schädlich sein wie eine Packung Donuts oder Krapfen. Das kann man oft an Menschen sehen, die unter Dauerstress stehen. Die Belastung durch den Stress beginnt, an ihren Körpern zu nagen. Sie werden krank. Vielleicht tauchen sogar ein paar graue Haare auf. Emotional gesunde Menschen sind sich ihrer Gedanken, Gefühle und ihres

Verhaltens bewusst. Sie achten auf die enge Verbindung zwischen Körper und Geist und tun, was sie können, um beide zugleich zu heilen.

Der folgende Abschnitt soll Ihnen helfen, Ihre Gedanken anzuschauen. Er enthält Übungen, die Ihnen helfen, genau auf Ihre Gedanken zu achten, was wiederum den Heilprozess im Körper fördert. Wenn Sie eine Zeit lang Ihre Gedanken aufmerksam beobachten, werden Sie merken, welchen Nutzen das hat.

Gedanken achtsam beobachten

Die Fertigkeit des Beobachtens lässt sich zum Beispiel so umschreiben, dass man etwas von oben oder mit etwas Abstand anschaut. Die meiste Zeit sind unsere Köpfe nur etwa einen Meter über dem Boden. Wenn wir mitten in unseren Problemen feststecken, erscheinen sie wie Riesen. Denken Sie daran, wie Dinge aus einem Flugzeugfenster aussehen. Während das Flugzeug in den Himmel aufsteigt, schrumpfen die Häuser zu Puppenstubengröße. Die Welt sieht anders aus, wenn man nicht völlig in sie verstrickt ist. Versuchen Sie also das nächste Mal, wenn Sie sich überwältigt fühlen, für einen Augenblick etwas Abstand zu dem Problem zu schaffen. Schauen Sie sich die Situation aus einem anderen Blickwinkel an. Statt sie mit Ihren eigenen Augen zu sehen, stellen Sie sich vor, wie es wäre, wenn Sie aus weiter Ferne auf die Sache herabschauen würden. Das erlaubt Ihnen, die Probleme als das zu sehen, was sie sind, und Sie sind besser in der Lage, sie effektiv zu lösen.

Anzeichen für achtloses Essen

Wie weiß ich, dass ich *zu Ende* gegessen habe? Achtlose Esser folgen oft bestimmten Hinweisen, die ihnen laut und deutlich sagen, dass sie mit dem Essen aufhören sollen. Unglücklicherweise kommen diese Hinweise oft zu spät. Wenn zum Beispiel im Restaurant die Rechnung gebracht wird, mag das anzeigen, dass die Mahlzeit vorüber ist. Doch aller Wahrscheinlichkeit nach waren Sie bereits vorher satt. Menschen, die achtsam essen lernen, verändern die inneren Anweisungen, denen Sie folgen. Unten finden Sie eine Auswahl von äußeren und inneren Hinweisen, die das Ende einer Mahlzeit anzeigen.

Äußere Hinweise:	Innere Hinweise:
Alle stehen vom Tisch auf.	*Der Körper fühlt sich satt oder befriedigt an.*
Der Teller ist leer.	*Der Magen fühlt sich gefüllt an.*
Die Rechnung kommt.	*Die Kleider spannen.*
Die Mittagszeit ist um.	*Ein bewusster Gedanke steigt auf und sagt: „Ich bin fertig."*
Jemand fängt an, den Tisch abzuräumen.	*Die Mahlzeit scheint lange gedauert zu haben.*
„Ich habe meinen Essensplan erfüllt."	*Ein Schuldgefühl taucht auf.*
„Ich habe so viel gegessen, wie ich mir für eine Haupt- oder Zwischenmahlzeit vorgenommen habe."	*Sie spüren, dass Sie zu anderen Zeiten eine ähnlich große Menge gegessen haben.*

Wie Sie sehen können, gibt es unbewusste Hinweise, die Ihnen sagen, wann Sie zu essen anfangen und aufhören sollen. Sie folgen Ihnen womöglich wie ungeschriebenen Anweisungen. Zum Beispiel sagen Sie sich wohl nicht bewusst: „Ich fühle mich schuldig, weil ich diesen Cheeseburger esse; ich muss damit aufhören." Sie bemerken vermutlich bloß das Schuldgefühl und lassen den Burger automatisch sinken. Das ist ein Beispiel für einen solchen Hinweis; Schuldgefühl bedeutet, mit dem Essen aufhören.

Hinweise, die Beginn und Ende des Essens bestimmen

Nehmen Sie sich ein paar Momente Zeit, um darüber nachzudenken, welchen Anweisungen Sie wohl folgen. Wenn Sie sich nicht sicher sind, versuchen Sie, sie zurückzuverfolgen. Fragen Sie sich, was Sie dazu veranlasst hat, mit dem Essen anzufangen oder aufzuhören. Schreiben Sie es auf.

Gedanken oder Ereignisse, die mich dazu veranlassen, zu essen *anzufangen* (zum Beispiel „Ich setze mich an den Tisch" oder „Ich öffne den Kühlschrank"):

....

....

Gefühle, die mich dazu veranlassen, zu essen *anzufangen* (zum Beispiel „Ich fühle mich gelangweilt, gestresst oder verärgert" – Situationen, die dazu führen, dem Essimpuls automatisch nachzugeben):

....

....

Gedanken oder Ereignisse, die mich dazu veranlassen, zu essen *aufzuhören* (zum Beispiel: „Das kann ich nicht essen, es macht so dick! Wenn ich es esse, vermassle ich meine ganze Diät."):

....

....

Gefühle, die mich dazu veranlassen, zu essen *aufzuhören* (zum Beispiel „Ich habe Angst", „Ich fühle mich schwer" oder „Ich fühle mich motiviert etwas zu verändern"):

....

Es passiert häufig, dass wir nach bestimmten Vorgaben handeln. Wenn wir zum Beispiel an eine rote Ampel kommen, folgen wir automatisch dem Signal. Wenn an der Ampel etwas ungewohnt ist, wenn zum Beispiel ein grüner Pfeil aufblinkt, wird uns dieses programmierte Verhalten bewusster. Wie in diesem Fall sind solche „Programmierungen" manchmal hilfreich. Doch zuweilen halten sie uns auch in einem Verhaltenskreislauf gefangen, der nicht funktioniert.

Einen Schritt zurücktreten: Die eigenen Gedanken mit Abstand betrachten

Achtsamkeitslehrer haben sich verschiedene Bilder einfallen lassen, um den Prozess des Beobachtens der Gedanken zu beschreiben (Kabat-Zinn 1998; Linehan 2007). Wie in obigem Beispiel, wo die Welt aus der Flugzeugperspektive gesehen wurde, geht es darum, die eigenen Gedanken mit einem gewissen Abstand zu betrachten. Es ist so leicht, sich völlig in ihnen zu verfangen, dass man vergisst, einen Schritt zurückzutreten. Diese bloße Tatsache, einen Gedanken zu haben, bedeutet noch lange nicht, dass er *wahr* oder dass man nach ihm handeln muss. Wenn man zum Beispiel denkt, man sei dick, bedeutet das nicht, dass das stimmt; und zu denken, „Ich muss eine Diät machen", heißt nicht, dass man danach handeln muss.

Ihre Gedanken können für die Situation entweder hilfreich oder schädlich sein. Oft wissen achtlose Esser nicht, was sie mit zerstörerischen, unterminierenden Gedanken machen sollen; sie fixieren sich auf sie oder können sich scheinbar nicht von ihnen lösen, so sehr sie es auch versuchen. Wenn Sie solche Gedanken erleben, versuchen Sie sie anzunehmen, statt sie loszuwerden (denn Sie können nicht auf magische Weise einen Zauberstab schwingen und sie verschwinden lassen). Nehmen Sie sie einfach wahr, ohne auf sie einzugehen oder zu reagieren. (Zum Beispiel können Sie daran denken, ihr Essen einzuschränken oder darüber herzufallen, ohne dem nachzugeben.) Versuchen Sie, mit der folgenden Übung Ihre problematischen Gedanken und automatischen Umgangsweisen zu identifizieren.

Achtsame Essübung: Auf unterminierende Gedanken achten

1. Bemerken Sie den Gedanken. Beschreiben Sie ihn.

   ....

   ....

2. Fragen Sie sich: Wenn ich automatisch auf diesen Gedanken *reagieren* würde, wie würde das mein Handeln beeinflussen?

   ....

   ....

3. Wenn ich bedacht darauf *eingehen* würde, wie würde sich das auf mein Handeln auswirken?

   ....

   ....

Gedanken ziehen lassen

Stellen Sie sich vor an einem Fluss zu sitzen und den Blättern zuzuschauen, die vorbeitreiben. Auf jedem Blatt sitzt ein achtloser Essgedanke, ein Urteil oder eine Sorge über Gewicht und Kalorien. Schauen Sie jedem Blatt zu, wie es langsam flussabwärts strömt. Beobachten Sie einen einzelnen Gedanken, wie er vorbeizieht, und lassen Sie jedes Blatt außer Reichweite schwimmen. Dann schauen Sie wieder auf den Fluss, warten auf das nächste vorbeitreibende Blatt mit einem neuen Gedanken. Denken Sie alle

Gedanken, die Ihnen in den Sinn kommen, und lassen Sie sie frei dahinströmen, auf jedem Blatt einer. Einer nach dem anderen stromabwärts. Erlauben Sie sich, die Perspektive des Flusses einzunehmen. Sie tragen nun jedes Blatt und nehmen den Gedanken wahr, den es mit sich führt, während es vorbeischwimmt. Lassen Sie die Gedanken wie Blätter auf einem Fluss einfach ziehen.

Schreiben Sie unten auf, was Sie über diese Gedanken entdeckt haben.
Welche Gedanken können Sie schwer ziehen lassen?

....

....

Was haben Sie davon, an ihnen festzuhalten?

....

....

Was fürchten Sie passiert, wenn Sie die Gedanken ziehen lassen?

....

....

Manche Therapeuten leiten das Beobachten der Gedanken so an, als ob man vorbeiziehende Wolken betrachtet. Andere benutzen das Bild eines Förderbandes, auf dem Schachteln stehen, die an einem vorbeilaufen. Jede Schachtel enthält einen Gedanken und man schaut sich einfach die Schachteln an, wie sie an einem vorbeilaufen, ohne eine vom Band zu nehmen (Linehan 2007). Jedes dieser Bilder vermittelt die gleiche Botschaft: Einfach schauen. Beobachten. Bemerken, was man denkt.

Unten wird ein weiteres Bild vorgestellt, das Ihnen helfen mag, die Beobachtung Ihrer Gedankenmuster und automatischen Glaubenssätze in Worte zu fassen.

Achtsame Essübung: Ein achtsamer Gedankengang

Der Shinkansen, Japans weltberühmter Hochgeschwindigkeitszug, erreicht bis zu 300 Stundenkilometer. Stellen Sie sich vor, dass Sie gerade dabei sind, einen Bahnübergang zu überqueren. Die Schranken wurden gerade heruntergelassen. Die roten Lichter blinken und kündigen den Hochgeschwindigkeitszug an. Stellen Sie sich nun vor, der Zug sei wie Ihre Gedanken. Manchmal rasen sie und zu anderen Zeiten sind sie sehr langsam, tuckern gemächlich vor sich hin. Die Versuchung besteht darin, den Gedankengang anzuhalten oder vielleicht sogar auf den Zug aufzuspringen und sich davon ablenken zu lassen, wo er hinfährt (indem Sie die Gedanken auf dem Zug analysieren, an sie glauben, an ihnen feilen oder versuchen, sie zu beseitigen). Es ist schwer, die Gedanken einfach vorbeiziehen zu lassen; es ist eine Herausforderung, nicht jeden einzelnen Gedanken, der einem durch den Kopf geht, aufzunehmen und auf ihn zu reagieren.

Wie dem auch sei, schauen Sie sich einfach an, wie die Gedanken an Ihnen vorbeiziehen, als ob Sie sie hinter den Schranken vorbeisausen sehen würden. Betrachten Sie Ihre Gedanken, als wären sie ein vorbeifahrender Zug. Beschreiben Sie, wie sie vorbeiziehen. Einige der Wagen enthalten vielleicht Passagiere – Menschen, an die Sie denken. Andere Wagen tragen vielleicht die Aufschrift „altes Gepäck“ – Dinge aus der Vergangenheit, die Sie bedauern. Beschreiben Sie die Erfahrung Ihrer Gedankengänge, die an Ihnen wie ein Zug vorbeiziehen.

....

....

....

....

....

....

Bei der Zugübung geht es darum, Ihre Gedanken ziehen zu lassen. Die nächste Übung zielt darauf, sie zu benennen und zu beschreiben. Das Benennen der Gedanken hilft ebenso, sie mit Abstand zu betrachten. Möglicherweise ist es die *Art* des Gedankens, die zum Steckenbleiben führt und verhindert, dass Sie sich vorwärts in Richtung achtsamen Essens bewegen können.

Achtsame Essübung: Haftnotizen

Wenn Sie anfangen zu verstehen, *wie* Sie denken, wird sich das Gewahrsein für Ihre Gedanken vergrößern. Stellen Sie sich vor, Sie hätten einen Stapel Haftnotizen vor sich liegen. Sobald ein Gedanke in Ihrem Geist auftaucht, schreiben Sie den Namen der Gedankenart auf einen Zettel (unten finden Sie eine Liste von Gedankenarten) und heften ihn an diesen Gedanken. An manchen Gedanken wird mehr als eine Haftnotiz hängen. Zum Beispiel taucht in Ihrem Geist vielleicht der folgende Gedanke auf: „Ich bin ein Verlierer, weil ich mein achtloses Essen nicht in den Griff bekomme." Diesem Gedanken würden Sie einige Zettel anheften, da es ein wertender, negativer, unwahrer und extremer Gedanke ist.

Hier sind ein paar Kategorien:

- negativer Gedanke
- positiver Gedanke
- automatischer Gedanke oder einer, der unbewusst und mühelos im Geist auftaucht
- Gefühlsgedanke
- wertender Gedanke
- willkürlicher Gedanke
- strenger Gedanke
- mitfühlender Gedanke
- falscher Gedanke
- extremer oder schwarz-weißer Gedanke

Es gibt eine Zen-Geschichte, die dieses Kapitel über das Beobachten von Körper und Gedanken schön zusammenfasst.

Ein Zen-Schüler prahlte vor einem anderen mit seinem Lehrer. Er behauptete, sein Lehrer beherrsche alle Arten magischer Fähigkeiten, wie mit einem Pinsel in der Luft schreiben, und die Buchstaben erschienen in Hundert Meter Entfernung auf einem Stück Papier. „Und was kann dein Lehrer?“, fragte er den anderen Schüler. „Mein Lehrer kann auch erstaunliche Kunststücke vollbringen“, antwortete der andere. „Wenn er müde ist, schläft er. Wenn er hungrig ist, isst er.“

Wenn Ihr Körper Ihnen etwas signalisiert und Sie entsprechend darauf eingehen, dann ist das ein wahrhaft erstaunliches Kunststück. Ihre Gedanken, Gefühle und Gelüste stehen dem oft im Weg. Sogar Zen-Meister wissen, wie schwer es ist, auf die Bedürfnisse des Körpers einzugehen.

Dieses Kapitel hat Sie etwas näher an die Fähigkeit herangeführt, die Hinweise, die Sie von Ihrem Körper und Ihren Gedanken erhalten, bedacht und wertfrei zu betrachten. Indem Sie genau darauf achten, was in Ihnen vor sich geht, können Sie sinnvoll und bewusst auf Ihren Hunger eingehen.

Kapitel 6

Im Moment sein

Das Geheimnis von Gesundheit für Geist und Körper besteht darin, der Vergangenheit nicht nachzutrauern, sich nicht über die Zukunft zu sorgen oder Schwierigkeiten vorwegzusehen, sondern weise und aufrichtig im gegenwärtigen Augenblick zu leben.

Der Buddha

Jeden Tag packte Ella ihr Mittagessen in eine braune Papiertüte. Auf dem Weg zur Arbeit würde sie es rasch aufessen. Wie viele Menschen war sie chronisch überarbeitet und gestresst. Eines Tages, als sie zur Arbeit hetzte, weil sie zu spät dran war, hielt sie an einer roten Ampel. Ängstlich trommelte sie mit ihren Fingern auf dem Lenkrad. Sicher wird sie zu spät kommen, dachte sie. Sie schaute zur braunen Tüte hinüber und dachte daran, dass sie Pizzareste eingepackt hatte. Aber die Pizza war nicht mehr da. Einen Moment lang war sie nicht sicher, was passiert war. Sie fragte sich, ob sie sie wirklich in die Tüte gesteckt hatte. Dann sah sie etwas Tomatensoße an ihren Händen und begriff plötzlich, dass sie sie schon gegessen hatte. Sie konnte sich nicht einmal an den Geschmack eines einzigen Bissens erinnern. Sie war so sehr in Sorge, rechtzeitig anzukommen, dass es ihr völlig entging, dass sie wie jeden Tag innerlich auf Automatik umgeschaltet hatte. Ella schwor sich, nicht mehr beim Autofahren zu essen.

Das folgende Kapitel soll Ihnen lernen helfen, in Ruhe im gegenwärtigen Augenblick zu essen. Vermutlich essen Sie öfter etwas Gutes, aber sind nicht wirklich anwesend, um es zu genießen. Wie Ella es in ihrem Wagen passierte, ist es leicht, den Geist umherschweifen zu lassen. Ellas Geschichte ist ein Extrembeispiel von achtlosem Essen. Aber diese Art zu essen, weniger extrem zwar, passiert oft, wenn man zum Beispiel so sehr auf eine Fernsehsendung konzentriert ist, dass man nicht wirklich bemerkt, dass man dabei die ganze Zeit isst. Oder man streift durch die Küche, greift sich eine Handvoll Chips oder Kekse, ohne wirklich zu wissen, warum.

In diesem Kapitel werden Sie erfahren, wie Sie mehr bei Ihrem Körper, Ihren Gefühlen und Ihrer Stresserfahrung sein können und es werden einige Strategien vorgestellt, einschließlich Atem- und Entspannungsübungen, die Ihnen helfen, mit den Gefühlen und dem Stress umzugehen. Im Augenblick sein bedeutet, automatische Verhaltensweisen abzustellen, beim Essen gegenwärtig zu sein und nicht gleichzeitig Hundert andere Dinge zu tun. Sie werden bemerken, wenn Sie anfangen, wie besessen nach etwas zu suchen, das Sie satt macht oder endlich befriedigt, statt das zu genießen, was Sie haben.

Die Automatik abstellen

Im Moment zu sein ist für die meisten nicht leicht. Wir leben große Teile unseres Lebens automatisch, indem wir Dinge einfach mechanisch tun. Manchmal ist es einfach leichter, gewohnheits- und routinemäßig zu handeln. Wenn wir mit dem Strom schwimmen, hilft uns das vielleicht, dass wir uns von den vielen Aufgaben, die wir an einem Tag jonglieren müssen, weniger überwältigt fühlen.

Die Kehrseite von automatischem Handeln ist, dass Genuss und Vergnügen verloren gehen – ganz gleich, was man tut. Automatische Handlungen lassen uns mit einem Gefühl der Benommenheit und manchmal sogar der Leere zurück. Denken Sie daran, wie es ist, wenn Sie achtlos Auto fahren. Sie fühlen sich dabei vielleicht völlig abgetrennt und dumpf.

Sie verpassen die Landschaft. Es ist fast, als ob Sie Ihren Körper verlassen hätten. Es ist ein deutlicher Unterschied zu der Freude, die Sie möglicherweise erlebt haben, als Sie noch nicht lange Auto fahren konnten. Denken Sie daran, wie aufregend es war, als Sie das erste Mal gefahren sind, nachdem Sie Ihren Führerschein hatten. Damals bemerkten Sie alles und betrachteten es mit unverstelltem Blick.

Achtsamer Esstipp: Die eigenen Routinen verändern

Wenn Sie mit achtlosem Essen zu tun haben, ist es sehr wahrscheinlich, dass Sie auch in anderen Lebensbereichen achtlos sind. Vielleicht schalten Sie an Ihrem Arbeitsplatz auf Automatik, weil Sie Ihre Aufgaben so sehr aus dem Effeff beherrschen, dass Sie dabei an Hundert andere Dinge denken können. Oder es kann auch sein, dass Sie mit Ihrer Beziehung achtlos umgehen. Sie meinen so genau zu wissen, wie Ihr Partner oder Ihre Partnerin reagiert, dass Sie ihn oder sie oft noch nicht einmal aussprechen lassen.

Indem Sie daran arbeiten, einige Ihrer alltäglichen Routinehandlungen zu verändern, können Sie vielleicht ohne große Mühe einige automatische Esssituationen mit ausschalten. Sagen wir zum Beispiel, Sie bemerken, dass Sie sich jeden Abend nach der Arbeit auf die Couch setzen und fernsehen. Das passiert fast von allein. Sie scheinen sich von dieser achtlosen Gewohnheit nicht lösen zu können. Versuchen Sie zuerst, Ihre anderen eingefleischten Gewohnheiten anzugehen, bevor Sie an der Veränderung Ihrer Essroutine arbeiten. Zum Beispiel können Sie sich Ihre Lieblingssendung auch aufnehmen und zu einem anderen Zeitpunkt ansehen. Oder, wenn Sie bemerken, dass Sie spätabends immer noch etwas essen müssen, können Sie versuchen, zu anderen Zeiten schlafen zu gehen und aufzustehen.

Übertragen Sie das nun aufs Essen und denken Sie darüber nach, ob Sie es wirklich genießen, wenn Sie automatisch essen, wenn Sie vielleicht beim Autofahren achtlos auf einem Bagel herumkauen oder beim Fernsehen dauernd in die Dose mit Nüssen greifen. So viele meiner Klienten

sprechen davon, sich leer zu fühlen. Essen ist etwas, dem sie sich oft zuwenden, in dem Versuch, diese Leere zu füllen. Allerdings trägt die Art, wie sie essen, eher dazu bei, sich von ihrem Körper getrennt zu fühlen. Es könnte ein guter Anfang sein, sich nicht nur Ihre Art zu essen anzusehen, sondern Ihr ganzes Leben. Hetzen Sie von einer Sache zur nächsten? Tun Sie einfach das, was Sie immer tun? Ist es schwerer, wirklich im Moment zu sein, als sich mit dem zu beschäftigen, was getan werden muss? Führt das zu einem Gefühl der Leere oder inneren Hohlheit?
Wir verbringen so viel Zeit damit, uns mit der Vergangenheit zu beschäftigen und die Zukunft vorwegzunehmen, dass wenig Zeit bleibt, das Leben, so wie es jetzt ist, zu genießen. Denken Sie für einen Moment darüber nach, wie es wäre, wenn Sie immer achtlos Fahrrad fahren würden. Stellen Sie sich vor, Sie wären ständig schon ein paar Blocks weiter oder würden beim Fahren über Ihre Schulter schauen. Das wäre nicht nur kompliziert, sondern auch gefährlich. Sie hätten großes Glück, wenn kein Unfall passieren würde. Also schauen Sie sich an, wo Ihr Geist verweilt, wenn er nicht im Moment ist? Oft ist er dabei, die vielen verschiedenen Gedanken zu sortieren.

Wenn Sie achtsam essen wollen, beginnen Sie zunächst damit, einfach nur wahrzunehmen, dass Sie immer wieder auf Automatik schalten. Sagen Sie sich: „Hier habe ich wieder auf Automatik geschaltet, handle einfach, ohne zu denken." Wenn Sie sich Ihrer Neigung bewusst sind, geben Sie sich ein Versprechen: Nehmen Sie sich vor, die Gewohnheit zu bemerken und Ihre volle Aufmerksamkeit im Augenblick zu halten. Richten Sie Ihre Augen bewusst auf Ihre Hand, um zu sehen, wie Sie nach einem anderen Keks greifen will. Lenken Sie Ihre Aufmerksamkeit auf die Tatsache, dass Sie vor dem Kühlschrank stehen. Stellen Sie sich in diesem Augenblick eine sehr schwierige Frage: „Will ich das wirklich oder folge ich einfach nur einer alten Gewohnheit? Wenn ich das Steuer wirklich in der Hand hätte, statt automatisch zu handeln, welche Richtung würde ich einschlagen? Würde ich hier anhalten? Oder würde ich weitermachen?"

Wenn Sie im Moment sind, bemerkt Ihr Geist, was gerade passiert. Schieben Sie die restlichen Gedanken, die Sie während des Essens jonglieren wollen, beiseite und machen die im Moment anstehende Tätigkeit zu Ihrer Hauptaufgabe. Viele Dinge gleichzeitig zu tun ist weitgehend für automatisches Verhalten verantwortlich.

Aufhören, mehrere Dinge gleichzeitig zu tun

Um achtsam essen zu können, ist es wichtig, zu versuchen, beim Essen nichts anderes zu tun oder zumindest weniger als üblich. Zu oft essen wir beiläufig. Wir essen beim Autofahren oder an unseren Schreibtischen. Wir bekommen vielleicht gerade noch mit, wie wir etwas in halsbrecherischer Geschwindigkeit in uns hineinschlingen oder beim Arbeiten nebenbei eine Mahlzeit vertilgen. Achtloses Essen ist ein Symptom unseres schnelllebigen Alltags, der sich wie ein Hamsterrad unaufhörlich dreht.

Laut Untersuchungen wird achtsames Essen tatsächlich dadurch beeinträchtigt, dass man seine Aufmerksamkeit auf zwei Tätigkeiten verteilt. Teilnehmer einer kürzlich durchgeführten Studie hörten beim Essen einer Mahlzeit eine Krimisendung an. Die Frauen, die durch die Sendung abgelenkt waren, aßen 15 % mehr (72 zusätzliche Kalorien) und genossen ihr Essen weniger als diejenigen, die sich einfach auf ihr Essen konzentrierten (Bellisle und Dalix 2001). Untersuchungen zeigen auch, dass Essen beim Autofahren zu mehr Unfällen führt als Telefonieren.

Während des Essens andere Dinge zu tun, lässt Essen als eine unwichtige Sache erscheinen. Es ist interessant, dass Menschen sehr viel Geld ausgeben, um Wege zu finden, wie sie ihr Essverhalten verbessern können, und trotzdem so damit umgehen, als wäre es eine Nebensache, nicht wichtig genug, um sicherzustellen, dass man seine volle Aufmerksamkeit darauf richtet.

Achtsames Essen ist eine Gelegenheit, sein Tempo zu drosseln. Man stellt die Verbindung zwischen Gehirn und Magen wieder her. Das bedeutet nicht, dass es lange, gemächliche Mahlzeiten mit Leinentischtuch und Kerzenschein sein müssen. Es geht darum, den Mahlzeiten seine volle Aufmerksamkeit zu schenken, ob es für fünf Minuten oder eine halbe Stunde ist.

Fernseh-Trance

Geraten Sie in eine achtlose Esstrance, sobald Ihr Fernseher angeschaltet ist? Hinter einigen Ihrer achtlosen Essgewohnheiten mag das Fernsehen stecken. Zugegeben, Fernsehen ist nicht allein schuld an achtlosem Essen. Doch kommen viele Studien immer wieder zum selben Ergebnis (Gore u. a. 2003): Es gibt einen deutlichen Zusammenhang zwischen dem, wie viel man fern sieht und dem, wie sehr man mit achtlosem Zu-viel-Essen ringt. Warum? Hier sind einige Gründe:

- Fernsehen tritt an die Stelle von aktiveren Beschäftigungen wie Laufen, Fahrradfahren oder sogar Hausarbeit.
- Fernsehen ist eine sitzende Tätigkeit. Das führt zu einer Verringerung der Kalorienverbrennung. Ruhen oder Schlafen lässt zwar auch die Stoffwechseltätigkeit absinken, aber nicht so sehr wie Fernsehen. Der Körper hat im Grunde mehr vom Nichtstun als vom Fernsehen.
- Viele Sendungen bringen Reklame, die viel für ungesundes Essen oder Fertigkost wirbt. Wenn man diesen visuellen Aufforderungen wiederholt ausgesetzt ist, kann das den Appetit anregen, auch wenn man gar keinen Hunger hat.
- Fernsehen ist eine Ablenkung. Es teilt die Aufmerksamkeit zwischen zwei Tätigkeiten auf. Sie können sich nicht völlig auf den Essvorgang einlassen, wenn Ihre Augen und Ihr Geist auf den Bildschirm gerichtet sind.
- Möglicherweise essen Sie im Rhythmus des Fernsehprogramms. Manchmal essen Menschen unbewusst so lange weiter, bis die Sendung zu Ende ist.
- Beim Essen fernzusehen mag eine Gewohnheit oder ein Ersatz für Gesellschaft sein. Wenn man mit anderen Menschen isst, kann das helfen, den Geist im Augenblick halten.

Es steht nicht in Ihrer Macht, alle Pommesbuden oder Essversuchungen loszuwerden, die achtsames Essen zuweilen sabotieren können. Doch während des Essens auf Fernsehen zu verzichten steht durchaus in Ihrer Macht.

Achtsame Essübung: Ablenkungen ausschalten

Wenn Sie häufiger vor dem Fernseher essen, führen Sie ein Experiment durch: Wenn Sie sich das nächste Mal mit etwas zu essen in der Hand vor dem Fernseher wiederfinden, versuchen Sie, ihn auszuschalten. Essen Sie, was Sie in der Hand haben. Beobachten Sie aufmerksam, was in Ihnen vor sich geht. Ändert sich dadurch, dass der Fernseher aus ist, Ihre Art zu essen? Fühlt es sich unangenehm an? Manchmal bemerken Menschen die Stille. Anderen fällt auf, dass sie beim Kauen Geräusche machen, etwas, das sie nicht wahrnehmen konnten, weil es von dem plappernden Fernseher überdeckt wurde. Bemerken Sie eine Veränderung in Ihrer Wahrnehmung? Nehmen Sie bewusster wahr, was Sie essen? Versuchen Sie, diese Übung mehrmals durchzuführen.

Achtsamer Esstipp: Präsent sein

Wenn Ihr Geist abschweift, laden Sie ihn einfach ein, sich wieder mit an den Tisch zu setzen. Er hatte sich noch nicht abgemeldet! Sie werden überrascht sein, wie viel bewusster Sie sind, wenn Sie mit Hundert Prozent Ihrer Aufmerksamkeit beim Essen sind. Wenn Sie etwas zwischendurch essen wollen, ist das in Ordnung. Unterbrechen Sie aber, was Sie gerade tun, und seien Sie während des Essens sehr präsent. Versuchen Sie, den Fernseher oder das Radio auszuschalten, da sie die Wahrscheinlichkeit achtlosen Essens erhöhen.

Achtlose Esser, die mehrere Dinge gleichzeitig tun

Fernsehen ist nur eine von vielen Ablenkungen, die zu achtlosem Essen beitragen. Beantworten Sie die folgenden Fragen, um sich Ihre Gewohnheiten genauer anzusehen. Stellen Sie fest, bei wie vielen Dingen Sie beim Essen ertappt werden könnten. Stellen Sie sich die Fragen und antworten Sie mit ja oder nein.

- ☐ Esse ich beim Autofahren?
- ☐ Stehe ich vor dem Kühlschrank oder in der Vorratskammer und esse?
- ☐ Esse ich ununterbrochen?
- ☐ Esse ich am Schreibtisch?
- ☐ Esse ich beim Fernsehen?
- ☐ Esse ich beim SMS-Schreiben?
- ☐ Esse ich beim Lesen eines Buches?
- ☐ Esse ich beim Musikhören?
- ☐ Esse ich beim Telefonieren?
- ☐ Bemerke ich noch nicht einmal, was ich esse, weil mich etwas anderes so sehr ablenkt?
- ☐ Esse ich beim Zeitungslesen?
- ☐ Knabbere ich beim Zubereiten des Abendessens nebenbei etwas?
- ☐ Esse ich, während ich mit anderen rede?
- ☐ Habe ich so viel zu tun, dass es sich so anfühlt, als wäre ich beim Essen immer auf dem Sprung?

Körper im Hier und Jetzt!

Rachel, einer meiner Klientinnen, schaute sich fünf und zehn Jahre alte Fotos von sich an und sagte: „Schau, wie dünn ich war. Warum schätzte ich nicht, wie ich damals aussah? Es ist witzig. Sogar damals fühlte ich mich dick. Wie konnte das sein?" Als diese Bilder aufgenommen wurden, fühlte sich Rachel ebenso unwohl mit ihrem Körper wie jetzt.

Es ist oft schwierig, mit dem Essen oder dem eigenen Leben im gegenwärtigen Augenblick zufrieden zu sein. Kaum fühlt es sich gut an, wo man gerade ist, fängt man schon an, sich nach der nächsten Sache umzusehen. Man möchte immer mehr. Das Traumhaus, für das man nach dem ersten einfachen Eigenheim gespart hat, scheint plötzlich nicht mehr gut genug zu sein. Ständig hält man nach etwas Besserem Ausschau: einem besseren Job, einem schöneren Haus, einem besseren Partner oder einem schöneren Urlaub. Es ist, als ob das Leben eine Karriereleiter wäre, die man erklimmen will. Das Gleiche gilt für Ihren Körper und Ihr Gewicht. Wo Sie sind, scheint nie gut genug zu sein. Es ist eine seltene Fähigkeit, innehalten zu können und die Gegenwart zu schätzen – oder den gegenwärtigen Zustand Ihres Körpers –, bevor Sie sagen: „Und was kommt nun?"

Achtlose Essregeln

Menschen mit Essproblemen stellen rund ums Essen oft Regeln auf, statt auf ihren Hunger in dem Augenblick zu hören, wenn er auftritt. Sie lassen die Regeln bestimmen, was sie essen, statt im jeweiligen Moment zu entscheiden, was angebracht ist. Menschen, die häufig Schlankheitskuren machen, hängen besonders an Essregeln. Weil man drei Mal täglich essen muss und weil es so schwer sein kann, ungesunden Lebensmitteln zu widerstehen, möchte man manchmal ein System haben, das das Ganze erleichtert. Es erscheint müheloser, Regeln zu haben, denen man einfach folgen kann, als jede einzelne Entscheidung zu durchdenken. Hier sind ein paar Beispiele für mögliche Essregeln: 1) kein Zucker, 2) nichts nach 20 Uhr und 3) kein Frischkäse (höchstens fettfreier).

Ironischerweise verstärken Regeln manchmal achtloses Essen. Sie berücksichtigen nicht die Situation oder Ihren Hungerpegel. Wenn Sie sich also auf einer Party einem Kuchen gegenübersehen (ein Tabu auf Ihrer Regelliste), seufzen Sie erleichtert auf, denn Sie können einfach achtlos Ihrer Essregel folgen. Doch stellen Sie sich vor, es ist ein Geburtstagskuchen und es ist Ihr Geburtstag. Was tun Sie dann? Sie können nicht ein Stück Ihres eigenen Geburtstagskuchens verweigern, aber Sie wollen auch nicht gegen Ihre Regel verstoßen. Es kann sein, dass Ihnen Ihre Essregeln noch nicht einmal wirklich bewusst sind. Wenn Sie anfangen, auf Ihre Verhaltensweisen und Gedanken zu achten, bemerken Sie vielleicht, dass Sie dabei sind, sich Regeln zu begründen, wenn Sie damit ringen, ob Sie etwas essen oder ausschlagen sollen.

Was sind Ihre Essregeln? Schreiben Sie sie hier auf.

....

....

....

Nun beschreiben Sie, wie Sie diese Regeln achtsamer machen können. Eine achtsamere Fassung für die Regel „nach 19 Uhr darf ich nicht mehr essen" wäre: „Ich bin bestrebt, es zu vermeiden, nach 19 Uhr zu essen, weil ich zu dieser Zeit im Allgemeinen gar nicht mehr hungrig bin (was bedeutet, dass ich achtlos essen würde, wenn ich das täte). Wenn ich allerdings wirklich Hunger habe, das Abendessen verpasst habe oder mir der Sinn nach einem achtsamen Happen steht, werde ich auch nach 19 Uhr essen."

....

....

....

Warum halten Sie sich an diese Regeln?

....

....

Wenn Sie sich einen neuen Wagen kaufen, wollen Sie vermutlich ein möglichst sicheres Fahrzeug, mit Airbags und hohen Sicherheitsstandards. Wenn Sie allerdings eine waghalsige Fahrerin sind, kann Ihnen natürlich der sicherste Wagen der Welt keinen Schutz bieten. Menschen versuchen, Essregeln als Sicherheitsmaßnahmen einzusetzen. Sie möchten, dass die Regeln sie vor achtlosem Essen schützen. Wenn es Ihnen auch so geht, arbeiten Sie stattdessen daran, eine bessere „Führerin" Ihrer Essgewohnheiten zu werden. Das wäre schließlich die beste Methode, um sich vor Gefahren zu schützen.

Lassen Sie uns nun eine Bestandsaufnahme machen und feststellen, was Sie an Ihrem Körper in diesem Augenblick wertschätzen können und möchten.

Lieber achtsamer Körper ...

Schreiben Sie Ihrem Körper einen Brief, in dem Sie das Thema Akzeptanz ansprechen. Sagen Sie Ihrem Körper, welche Körperteile Sie gut annehmen können (zum Beispiel Ihre Beine, Ihren Hals und so weiter) und welche nur schwer (zum Beispiel Ihren Bauch und Ihre Oberschenkel). Dann schreiben Sie zurück, so als ob Ihr Körper zu Ihnen sprechen würde. Erörtern Sie gemeinsam, worüber Ihr Körper sich freuen würde, wenn Sie ihn achtsam akzeptieren würden (aufhören zu versuchen, ihn in enge Kleider zu stopfen und durch bessere Kost mehr Energie haben). Denken Sie daran, dass Sie Ihren Körper zwar nicht lieben, aber ihn so annehmen müssen, wie er im Moment ist.

Lieber Körper,

....

....

....

....

....

....

Mit besten Grüßen
Achtsames Ich

Liebes achtsames Ich,

....

....

....

....

....

....

Mit besten Grüßen,
Körper

Achtsame Essübung: Üben, im Moment zu sein

Wenn wir versuchen, dem gegenwärtigen Augenblick zu entfliehen, wird der Geist zerstreut. Vielleicht versuchen wir, vor unangenehmen Erfahrungen (sich bei achtlosem Essen ertappen, Schmerz, Stress und Schuldgefühle) wegzulaufen und hängen uns an angenehme Erfahrungen (zum Beispiel dem Geschmack leckerer Speisen und dem Gefühl, alles im Griff zu haben). Es ist leicht, sich über das Unangenehme aufzuregen („Mist, ich esse schon wieder achtlos! Nicht zu glauben!") und das Angenehme festzuhalten („Ich möchte nicht, dass dieses Gefühl aufhört!"). Sie mögen der Gegenwart auch ausweichen, indem Sie in die Zukunft vorauseilen („Nächsten Monat wird es besser werden") oder in der Vergangenheit verweilen („Ich vermisse, wie es einmal war!"). Wenn Sie bemerken, dass Ihnen Ihre Aufmerksamkeit entgleitet, schauen Sie auf und nehmen Sie wahr, was gerade passiert. Lenken Sie Ihre Aufmerksamkeit darauf, wie sich Ihr Stuhl an Ihren Beinen anfühlt. Was ist um Sie herum zu hören? Nehmen Sie wahr, wie sich Ihre Gefühle verändern, wenn Sie sich auf das ausrichten, was *eben jetzt passiert*, statt auf das, was in der Zukunft *geschehen könnte* oder was *bereits geschehen ist*.

Eine Methode, um Ihre Aufmerksamkeit wieder in den Augenblick zurückzubringen und sich im eigenen Körper zu verankern, ist, Ihren Schmuck zu bemerken, wenn Sie welchen tragen. Viele haben sich zum Beispiel so sehr an das Gefühl des Eherings an ihrem Finger gewöhnt, dass sie ihn nicht mehr spüren. Richten Sie Ihre Aufmerksamkeit auf Ihren Ehering oder eine Kette und nehmen Sie wahr, wie sie sich an Ihrer Haut anfühlen. Sie werden wahrscheinlich bemerken, dass Sie Ihr Gewahrsein für einen Moment in Ihren Körper zurückgebracht haben.

Achtsamkeit auf Gefühle

Ich habe festgestellt, dass es für meine achtlosen Essanfälle meistens einen Grund gibt. Manchmal ist es schwer, den Finger darauf zu legen. Ich spüre in mich. Habe ich Hunger, fühle ich mich einsam oder von der Arbeit müde? Normalerweise ist es eins davon. Wenn sich keins davon richtig anfühlt, habe ich wohl einfach etwas richtig Leckeres erspäht. Meine Hauptauslöser zu kennen hilft mir, zumindest einen Augenblick innezuhalten. Ich achte auf den Impuls und lenke mein Gewahrsein bewusst dorthin.

Alexa

Wenn eine neue Klientin ihre Geschichte über einen achtlosen Essvorfall beendet hat, stelle ich immer die gleiche Frage: „Was haben Sie gefühlt, kurz bevor es passierte?" Die Klientin wird häufig ihre Augenbrauen zusammenziehen und antworten: „Ich weiß nicht, was ich fühlte", oder: „Nichts, ich habe nichts gefühlt." Ich erinnere die Klienten daran, dass sogar nichts fühlen etwas ist. Leere ist ein Gefühl. Nach einigen Sitzungen können meine Klienten vorhersehen, wann diese Frage kommt. Aber nun sind sie imstande, darauf zu antworten, weil sie gelernt haben, ihre Gefühle achtsam zu identifizieren.

Achtsamkeitstipp: Bademeister

Stellen Sie sich vor, Ihr Geist wäre ein Bademeister. Lehnen Sie sich zurück und beobachten Sie die Tätigkeiten, die in Ihrem Geist umherschwimmen. Aber manchmal, wenn Sie erkennen, dass Sie in Ihren Gedanken ertrinken, müssen Sie sich einschalten, um sich selbst zu retten. Wenn das so ist, lesen Sie die Abschnitte in Kapitel 8, in denen es um wertfreies Denken geht. Oder arbeiten Sie den Abschnitt über achtloses Denken in Kapitel 8 durch, um zu vermeiden, dass Sie weiter in negative Gedanken versinken.

Menschen sind wie Automaten. Wenn man den richtigen Knopf drückt, kommt eine sehr vorhersehbare Antwort heraus. Das können wir am klarsten an Gefühlen sehen. Ihr Partner, zum Beispiel, kennt vermutlich Ihre „empfindlichen Knöpfe", die Dinge, die Sie in Sekundenschnelle auf hundertachtzig bringen. Ebenso gibt es sehr vorhersehbare Auslöser für achtloses Essen. Viele Dinge können achtloses Essen auslösen: in der Fernsehwerbung eine Pizza sehen, mit Menschen zusammen sein, die achtlos essen, der Duft von frisch gebackenem Kuchen. Gefühle wie Stress und Langeweile können auch mächtige automatische Auslöser sein. Aus diesem Grund ist es wichtig, dass Sie lernen, ganz genau zu wissen, wie Sie sich fühlen.

Hier sind einige Gründe, warum jemand keine Verbindung zu seinen Gefühlen haben mag. Lesen Sie sie sich durch und stellen Sie fest, ob einer dieser Gründe auf Sie zutrifft:

- Das Gefühl begann nicht unmittelbar vor dem achtlosen Essen (wenn Sie zum Beispiel bereits am Vortag wütend waren und sich am nächsten Tag immer noch daneben fühlten, ist das etwas anderes als eine Wut, die gerade kurz zuvor hochgekommen war).
- Das Gefühl ist schwer zu fassen. (Intensive negative und positive Gefühle sind leichter zu erkennen als schwache oder komplexe Gefühle.)
- Sie haben keine Verbindung zu Ihrem Körper und Ihren Gefühlen.
- Sie haben keine klare Vorstellung, wie Gefühle und achtloses Essen zusammenhängen.
- Sie schalten zu schnell auf Verlangsamung und Nach-innen-Spüren um.
- Widerstreitende Gefühle überwältigen Sie (zum Beispiel lieben und hassen Sie Ihren Partner zur gleichen Zeit).
- Sie wissen nicht, wie Sie Ihre Gefühle in Worte fassen können.
- Als Sie aufgewachsen sind, hatten Sie kein gutes Vorbild, das Ihnen zeigte, wie man Gefühle erkennen und mit ihnen arbeiten kann.
- Sie drücken Ihre Gefühle weg oder ignorieren sie, oder Sie halten Gefühle für nicht so wichtig.

Achtsamkeitsübung: Gefühle unter ein achtsames Mikroskop legen

Unten folgen einige grundlegende Schritte, wie Sie erkennen und damit arbeiten können, was Sie im Zusammenhang mit achtlosem Essen fühlen. Diese Übung leitet Sie an, wie Sie ein Gefühl entdecken und benennen können und bestimmen, wie es sich ausdrückt.

1. **Anerkennen:** Zunächst nehmen Sie wahr, dass sich hier und jetzt gerade ein Gefühl ereignet. Sagen Sie sich: „Oh, hier ist etwas. Ich habe ein Gefühl." Fragen Sie sich, welche Begebenheit der Anlass für dieses Gefühl war. Zum Beispiel: „Ich bin auf mich selbst wütend. Es begann damit, dass ich auf einer Party achtlos Häppchen aß." Schreiben Sie über Ihr Gefühl und seine Auslöser:

   ....

   ....

   ....

   ....

   ....

   ....

2. **Beschreiben:** Benennen Sie Gefühle in dem Augenblick, in dem sie passieren: Eifersucht, Glück, Aufregung, Ärger, Wut, Frustration, Langeweile. Seien Sie sehr präzise. Bedenken Sie zum Beispiel die feinen, aber wichtigen Unterschiede zwischen „wütend" und „aufgebracht" sein. Sie verwickeln sich weniger in das Gefühl, wenn Sie es genau und klar bestimmen können. Stellen Sie sich vor, wie missverstanden Sie sich fühlen würden, wenn jemand glaubte, Sie seien verletzt, obwohl Sie eigentlich wütend sind. Sagen Sie: „Ich spüre. ...."

Wie ist Ihre emotionale Bandbreite? Schwanken Ihre Gefühle ziemlich stark oder ist ihr Wellengang ziemlich sanft (eine beschränkte Bandbreite)? Benutzen Sie mindestens drei Worte, um zu umschreiben, was Sie gerade fühlen (zum Beispiel „Ich fühle mich schuldig, gereizt und bin wütend über mich"):

....

....

....

....

....

3. **Erlauben:** Anzunehmen, wie Sie sich fühlen, bedeutet nicht, dass Sie für die Gefühle vernünftige Erklärungen finden, sie gutheißen oder rechtfertigen. Mit anderen Worten, Sie müssen die Gefühle nicht mögen oder sie in Ordnung finden. Sie erlauben den Gefühlen einfach da zu sein, ganz gleich, welche Gefühle das in diesem Augenblick sind. Sie bewerten oder zensieren sie nicht. Noch spielen Sie sie herunter, indem Sie denken: „Anderen geht es schlechter als mir", oder: „Ich sollte mich nicht so fühlen." Sagen Sie sich: „Ich kann das spüren, ohne zu versuchen, es zu verändern oder es wegzuwünschen."

   Warum fällt es mir schwer, dieses Gefühl so anzunehmen, wie es ist? Beschreiben Sie jeden Drang, es zu verändern. Zum Beispiel sagen Sie vielleicht: „Ich fange, an mich unbehaglich zu fühlen, wenn ich mich über mein achtloses Essen ärgere oder deshalb Schuldgefühle habe. Ich bekomme dann den Drang, mich zu bestrafen oder die Gefühle wegzumachen. Stattdessen will ich den Ärger einfach wahrnehmen."

4. **Das Innere erforschen:** Emotionen sind komplexe Ereignisse. Sie sind eine Kombination aus Körperempfindungen, Gedanken, Gefühlen, Motivationen und Einstellungen. Nehmen Sie wahr, wo und wie Sie

die Gefühle körperlich erleben. Wenn Sie sich traurig fühlen, tut Ihnen vielleicht alles Mögliche weh oder Sie werden müde. Es mag auch sein, dass Sie in stressigen Zeiten für Erkältungen, andere Viren oder Kopfschmerzen anfälliger sind. Schreiben Sie unten auf, wie Sie Ihre Gefühle in Ihrem Körper spüren und wie sie sich in Ihren Gedanken zeigen. Zum Beispiel: „Ich erlebe Wut als Hitze. Sie bricht über mir herein. Wenn ich wütend bin, neige ich dazu, gleich an alles andere in meinem Leben zu denken, das mich auch nervt."

....

....

....

....

....

Achtsame Essübung: Achtsamkeit auf die Gefühlsstärke

Achtsamkeit auf Ihre Gefühle bedeutet, dass Sie sich erlauben sie zu erleben, ganz gleich, wie gut oder schlecht sie sich anfühlen. Je bewusster Sie sich der Heftigkeit Ihrer emotionalen Reaktionen sind, desto vertrauter werden Sie damit, was für Gefühle von bestimmten Esssituationen angetickt werden.

Benutzen Sie die unten angeführte Skala als Ausgangspunkt, um die Bandbreite Ihrer Gefühle verstehen zu lernen. Spüren Sie mehrmals täglich in Ihre Gefühle. Finden Sie damit heraus, wie Sie sich beim Essen fühlen. Aber sehen Sie sich auch die Gefühle an, die während der täglichen Routine auftauchen.

Achtsamkeit auf die Gefühlsstärke

10	*Tiefe, intensive Gefühle, wie angeekelt, deprimiert, beschämt, ängstlich. Sich für „schlechtes" Verhalten bestrafen wollen. Sich unwürdig fühlen. Vor Gefühlen weglaufen. Andauernd wünschen, dass schlechte Gefühle weggehen sollen.*
9	*Sehr unangenehme Gefühle, wie grauenhaft und schuldig. Großenteils von negativen Gefühlen aufgezehrt.*
8	*Mäßig unwohl. Ziemlich kritisch. Etwas schuldig. Nagendes Gefühl, dass ich das vielleicht nicht essen sollte. Es steigen Ekelgefühle auf, die schwer loszulassen sind.*
7	*Leichte Sorge. Ein wenig Bedauern. Etwas Leid und Unbehagen.*
6	*Ab und an etwas Unbehagen. Negative Gefühle verflüchtigen sich schnell.*
5	*Neutrale Gefühle. Weder positiv noch negativ. Essen ist einfach das, was es ist. Es ist weder gut noch schlecht. Oft werden neutrale Gefühle beim Essen von Obst oder Gemüse erlebt. Wenn man achtsam ist, ist man bestrebt einen Sinn für Neutralität zu bewahren.*
4	*Leicht positive Gefühle. Ziemlich gut. Zufrieden.*
3	*Froh. Glücklich. Entspannt. Als ob man eine kleine Leckerei genossen hätte.*
2	*Äußerstes Vergnügen. Voller Freude, erregt, glückselig.*
1	*In Hochstimmung. Auf Wolke sieben. Ekstatisch. An den positiven Gefühlen festhalten. Nicht wollen, dass sie aufhören.*

Achtsame Gefühle

In einigen östlichen Religionen gibt es den Begriff „Hungergeist". Hungergeister leben in der Unterwelt und werden tropfenförmig dargestellt, mit großen, aufgeblähten Bäuchen. Es verlangt sie ständig nach Nahrung. (Klingt das bekannt?) Doch die Hälse dieser Hungergeister sind so eng, dass fast keine Nahrung durchgeht. Folglich ist für sie Essen unglaublich schmerzhaft. Manche dieser Wesen sollen Münder haben, die stecknadelkopfgroß sind und Bäuche in der Größe eines Bergs. Die Hungergeister sind eine Metapher. Sie stehen für die Unfähigkeit der Menschen, sich dadurch besser zu fühlen, dass sie sich ihre körperlichen Triebe und Wünsche erfüllen. Auf lange Sicht lässt Essen uns nicht besser fühlen.

Achtsamer Esstipp: Gefühle mit Abstand betrachten

Probieren Sie Folgendes aus, um aus Ihren Gefühlen herauszukommen:
Statt zu sagen: „Ich mache mir über Kalorien Sorgen."
„Ich bin auf mich wütend, weil ich zu viel gegessen habe."
„Ich habe Angst, die Kontrolle zu verlieren."
„Ich halte diese Schuldgefühle nicht aus."

Sprechen Sie von Gedanken und Gefühlen:
„Ich habe Gedanken, die mich dazu bringen, mir über Kalorien Sorgen zu machen."
„Die Wut, die ich in Bezug auf mein übermäßiges Essen erlebe, ist schwierig."
„Da ist ein Gefühl der Wut, weil ich zu viel gegessen habe."
„Die Angst, die ich in mir wahrnehme, ist heftig."
„Schuldgefühle verfolgen mich."
„Ich habe Schuldgedanken."

Diese neue Ausdrucksweise hilft Ihnen, sich daran zu erinnern, dass das, was in Ihnen abläuft, nur ein Gedanke oder ein Gefühl ist. Es kann nicht vollständig die Herrschaft über Sie erlangen.

Wir ähneln alle sehr den Hungergeistern. Zuweilen ist das Verlangen nach Essen riesig, doch auch wenn wir etwas essen, fühlen wir uns nicht befriedigt – emotional befriedigt. Gefühle wie Eifersucht, Sehnsucht, Einsamkeit und Traurigkeit verfolgen uns weiter, ob wir etwas essen oder nicht.

Haben Sie sich je gefragt, warum Menschen, die depressiv sind, zu viel essen? Nahrung erhöht auf natürliche Weise die Neurotransmitter, speziell den Serotoninspiegel, ein chemischer Stoff im Gehirn, der dafür verantwortlich ist, Depressionen zu lindern. Andere gesunde Verhaltensweisen, wie Sport oder mit Freunden reden, können auch den Serotoninspiegel heben. Doch viele verlassen sich oft vorwiegend auf Essen, um ihre Stimmung zu heben. Andere Umgangsweisen – wenn man in der Lage ist, sie einzusetzen – bieten häufig einen länger anhaltenden Nutzen.

Allgemein ist die falsche Vorstellung verbreitet, dass nur negative Gefühle achtloses Essen auslösen. Im Grunde ist oft das Gegenteil der Fall. Negative *und* positive Gefühle drängen zum Essen. Leckere Speisen zu sich zu nehmen macht einen glücklich. Häufig wollen wir dieses Glücksgefühl auf jede erdenkliche Weise verlängern.

Ihre Hungergeister (oder -gefühle)

Positive Gefühle, die achtloses Essen auslösen. Geben Sie einige Beispiele. (Wie: „Die Kekse heute Nachmittag auf der Arbeit schmeckten so gut. Sie waren ein Lichtblick an diesem Tag und ich wollte nicht, dass er endet.")

....

....

....

....

Negative Gefühle, die achtloses Essen auslösen. Listen Sie die Gefühle auf, mit denen Sie schlecht umgehen können, die Gefühle, die Sie dazu veranlassen, achtlos zu essen. Nehmen Sie wahr, wie Ihre Gefühle sich durch das Essen verändern (zum Beispiel, Essen schiebt die unbequemen Gefühle beiseite, betäubt sie oder deckt sie zu).

....

....

....

....

Achtsames Stressmanagement

Wenn ich gestresst bin, esse ich alles, was nicht niet- und nagelfest ist.

Nancy

Ohne den Einsatz von anständigen Stressmanagementtechniken können Sie Ihr Gewicht nicht unter Kontrolle bekommen. Das ist fast unmöglich. Umfassende Untersuchungen befassten sich mit dem Zusammenhang zwischen Stresshormonen und Gewichtszunahme und -abnahme und die Forscher fanden heraus, dass Stress bei manchen Leuten das Gewicht an den Körper bindet.

Nach einer kürzlich durchgeführten und in *Natural Medicine* veröffentlichten Studie (Warne und Dallman 2007) wurden Mäuse, die unter chronischem Stress standen, im Vergleich zu stressfreien Mäusen fettleibig; alle Mäuse erhielten die gleiche stark fett- und zuckerhaltige Nahrung. Die Forscher behaupten, dass es vermutlich an einer Kombination von Ernährungsweise und Stresspegel lag.

Ihre Stressfaktoren

Was sind Ihre drei größten Stressfaktoren, positive wie negative? (Ein Beispiel für einen positiven Stressfaktor mag die Planung einer Hochzeit sein; das ist etwas Schönes, bereitet sicherlich aber auch viel Stress. Ein Beispiel für einen negativen Stressfaktor könnten zu viele unangemessene Anforderungen auf der Arbeit sein.)

1. ....

2. ....

3. ....

Was sind Ihre gesunden Bewältigungsmechanismen?

....

Was sind Ihre ungesunden Bewältigungsmechanismen?

....

In einen größeren Zusammenhang stellen

Denken Sie an die anstrengendste Begebenheit oder Situation, die Sie erlebt haben. Wie verhält sich das aktuelle Stressausmaß zu diesem Ereignis? Ist es höher oder geringer?

....

....

Wie gingen Sie mit dem vorherigen Stress erzeugenden Ereignis um? Könnten Sie in diesem Fall eine ähnliche Vorgehensweise wählen, wenn jener Umgang hilfreich war? Vielleicht haben Sie zum Beispiel von Familienmitgliedern Unterstützung erhalten, um mit einer Krankheit fertig zu werden. Könnten Sie die gleiche Strategie für die jetzige Situation nutzen?

....

....

....

Leider können wir nicht allen Stress in unserem Leben loswerden; das ist unmöglich. Wahrscheinlich würden wir es auch gar nicht wollen. Etwas Stress verleiht unserem Leben eine gewisse Aufregung und Spannung. Ohne das wäre es ziemlich langweilig. Darüber hinaus sind manche Stresssituationen auch positiv, wie der Umzug in ein neues Heim. Wenn wir allerdings denken, wir könnten damit nicht klarkommen, dann wird der Stress negativ.

Arbeitsblatt zur Stressüberprüfung

Anzeichen von Stress

Woran erkennen Sie, wenn Sie gestresst sind? Setzen Sie im folgenden Arbeitsblatt vor jede Aussage, die auf Sie zutrifft, einen Haken.

- ☐ Ich fühle mich überwältigt.
- ☐ Ich weiß nicht, wo anfangen.
- ☐ Ich fühle mich etwas ängstlich.
- ☐ Ich habe körperliche Symptome, wie verspannte Muskeln und Kopfschmerzen.
- ☐ Ich merke, wie ich etwas auf die lange Bank schiebe.
- ☐ Mein Bauch macht mir Probleme.
- ☐ Ich kann schwer einschlafen oder das Denken hält mich wach.
- ☐ Ich mache mir Sorgen.
- ☐ Ich habe hohen Blutdruck.
- ☐ Mein Appetit verändert sich (entweder Appetitverlust oder gesteigertes Stressessen).
- ☐ Ich nehme Tabletten ein, wie Aspirin gegen Kopfschmerzen und andere Beschwerden.

Wo ist der Stress am spürbarsten? Zeigt er sich zum Beispiel mehr in Ihren Gedanken (Schuld oder Sorge), Ihren Gefühlen (Angst, Niedergeschlagenheit) oder im Körper (Kopfschmerzen, Verspannungen)?

....

....

Wenn Sie beginnen, irgendeins der oben genannten Symptome zu spüren, ist es an der Zeit, unverzüglich darüber nachzudenken, wie Sie achtsam mit dem Stress umgehen können. Das bedeutet, auf die aufreibenden Ereignisse oder Gefühle (mit durchdachtem Handeln) *einzugehen*, statt (mit automatischen Bewältigungsarten) auf sie zu *reagieren*.

Ihr Stresspegel

Manchmal können Sie Ihre Probleme besser einordnen, wenn Sie sich verdeutlichen, wie groß Ihr Stress ist.

Wo würden Sie Ihren Stresspegel auf einer Skala von 1 bis 10 ansiedeln?

....

Hat er seit gestern, einer Woche oder einem Monat zu- oder abgenommen?

....

Lästig oder lebensverändernd?

Welche Tragweite hat dieser Stressfaktor? Manche Menschen reagieren auf kleine Stressfaktoren, als ob es große, lebensverändernde Ereignisse wären. Fragen Sie sich: „Wie wichtig ist diese Situation? Ist sie einfach lästig, frustrierend und schwer zu bewerkstelligen? Oder ist es eine Situation, wo es um Leben oder Tod geht? Könnte diese Situation mein Leben drastisch verändern? Wird sie nur einen leichten Richtungswechsel bewirken? Oder wird sie wahrscheinlich gar keine Auswirkung auf mein Leben haben?

Versuchen Sie, Ihren Stress in einen größeren Zusammenhang zu stellen. Schreiben Sie auf, wie wichtig diese Stresssituation tatsächlich für Ihr Leben ist:

....

Achtsame Stressbewältigungstechniken

Hier sind ein paar Techniken, die Sie ausprobieren können, wenn Sie gestresst sind.

- **Führen Sie eine kurze Stressüberprüfung durch.** Füllen Sie die Arbeitsblätter auf den vorangehenden Seiten aus. Fragen Sie sich dann: „Denke ich auf eine Art über diesen Stress, die der Situation hilft oder ihr schadet?"

> *Die größte Waffe gegen Stress ist unsere Fähigkeit, sich dafür zu entscheiden, einen Gedanken nach dem anderen zu denken.*
>
> William James

- **Verringern Sie die *physiologischen* Stressaspekte.** Stress wirkt sich sehr schädlich auf Ihren Körper aus; 60 bis 90 % der Arztbesuche hängen mit stressbedingten Krankheiten zusammen. Sie mögen vielleicht nicht in der Lage sein, die Stresssituation zu beseitigen. Aber Sie können beeinflussen, wie viel Stress sich körperlich niederschlägt. Probieren Sie die Atemübungen „Im gegenwärtigen Moment verankern" und „Bauchatmung" aus, um Ihren Körper aus einem gestressten Zustand in einen entspannten zu führen. Wenn Ihr Körper ruhig ist, werden Sie viel besser mit Stress umgehen können.

> *Nicht Stress bringt uns um, sondern unsere Reaktion darauf.*
>
> Hans Seyle

- **Bestimmen Sie eine Zeit für achtsames Sichsorgen.** Wenn Sie die Stresssituation nicht beiseiteschieben können und merken, dass Sie nicht aufhören können, sich Sorgen zu machen, seien Sie achtsam auf Ihre Sorge. Stellen Sie sich eine Achtsamkeitsuhr (siehe Internetquellen am Ende des Buches) oder einen anderen Zeitnehmer auf und beschäftigen Sie sich während dieser Zeit nur mit Ihrer Sorge. Wenn der Wecker klingelt, unterbrechen Sie das, was Sie gerade tun, und schenken alle Aufmerksamkeit Ihren sorgenvollen Gedanken; das ist eine Alternative zu dem Versuch, sich zu sorgen, während man andere Dinge tut.

- **Laden Sie sich Achtsamkeitsmeditationen herunter.** Probieren Sie geführte Body-Scans, Meditationen oder CDs aus, die man von den am Ende des Buches angeführten Internetquellen herunterladen oder erwerben kann. Hören Sie in Entspannungskassetten aus der Bibliothek hinein. Oder stellen Sie sich eine Wiedergabeliste mit Entspannungsmusik für Ihren MP3-Player zusammen.

Der geheime Nutzen von tiefer Atmung

Achtsamer Esstipp: Der Atem als Anker

Mit dem Atem können Sie sich im gegenwärtigen Moment verankern. Tiefe, achtsame Atemzüge helfen Ihnen, Ihren Geist und Ihre Gefühle zu verankern, wenn Sie meinen abzudriften oder von einer Welle von Gefühlen weggeschwemmt zu werden.

Sind Sie skeptisch, ob Atemübungen funktionieren? Falls ja, sind Sie nicht allein. Meine Klienten sagen oft: „Ich atme den ganzen Tag. Wie soll das helfen?“ Die Atmung in dieser Übung ist von besonderer Art. Sie zielt einfach darauf, den Körper zu entspannen und den Geist in den gegenwärtigen Augenblick zurückzubringen, so dass man bewusster sein kann. Das Gute an der Sache ist, dass diese Übung nur einige Sekunden dauert. Mit achtsamem Atmen gehen Vorteile einher, die Sie überraschen mögen:

- **Gewichtskontrolle.** Ja, das stimmt! Wenn Sie Ihre Atmung verbessern, können Sie leichter mit emotionalen Verfassungen umgehen, die dazu führen, dass Sie nach Essen gieren oder sich davor fürchten. Wenn Sie innerlich ruhig sind, ist es weniger wahrscheinlich, dass Sie sich Essen zuwenden, um sich wohlzufühlen. Der zusätzliche Sauerstoff, den Sie durch achtsames Atmen aufnehmen, ermöglicht dem Körper zudem, das Essen richtig zu verdauen, was auch die Gewichtskontrolle unterstützt.

- **Mehr Energie.** Sind Sie immer müde? Atmen erhöht das Energieniveau, da es den Sauerstoffgehalt im Blut hebt; das Gegenteil von Atemanhalten, was viele tun, wenn Sie ängstlich sind. Tiefe Atmung hilft dem Körper, sich wieder anzugewöhnen, mehr Sauerstoff aufzunehmen. Wenn Sie mehr Energie haben, ist Ihr Gewahrsein offen und Sie sind bereit, sich der Herausforderung von achtsamem Essen zu stellen.

- **Klareres Denken.** Wenn man dem Gehirn mehr Sauerstoff zuführt, ist es leichter, das Tempo zu drosseln, die Gedanken zu sammeln und auf Situationen klarer, vernünftiger und ruhiger einzugehen.

- **Weniger Stress.** Tiefe Atmung ist die einfachste Art, Stress zu bewältigen. Atemübungen kann man überall machen und in jeder aufreibenden Situation. Wenn Sie Ihren Atem verlangsamen, wiegen Sie Ihren Körper in dem Glauben, er würde nun in einen Entspannungszustand geführt. Denken Sie daran, wie Sie kurz vor dem Einschlafen atmen. Diese Art der Atmung hilft Ihnen, Stress abzubauen.

- **Den Körper in Schwung bringen.** Wenn man aktiv seine Atmung verbessert, kann man die unwillkürlichen Aktivitäten des sympathischen Nervensystems verändern, das Blutdruck, Herzfrequenz, Kreislauf, Verdauung und viele andere Körperfunktionen reguliert. Untersuchungen zeigen, dass man durch den Einsatz von Tiefenatmung aktiv die Herzfrequenz senken kann sowie die Gehirnwellen in dem für Gefühle zuständigen Bereich.

In einer Minute Stress abbauen: Achtsame Bauchatmung

Versuchen Sie diese achtsame Bauchatemtechnik mindestens einmal am Tag zu machen oder immer, wenn Ihr Geist bei aufwühlenden Gedanken verweilt. (Sie können auch einfach einen langsamen, tiefen Atemzug nehmen, immer wenn Sie es schwer finden, beim Essen achtsam zu bleiben.)

Spüren Sie zunächst in sich. Wie atmen Sie gerade? Beobachten Sie sich. Atmen Sie schnell oder langsam? Geht Ihr Atem schwer oder leicht?

Dann probieren Sie diese Tiefenatemübung aus. Sie können dabei entweder stehen oder sich hinlegen, was für Sie am bequemsten ist.

1. Finden Sie einen angenehmen Ort, an dem Sie für eine Weile ungestört sind. Schalten Sie Telefon und Fernsehen aus.
2. Nehmen Sie eine bequeme Haltung ein.
3. Legen Sie eine Hand auf Ihren Bauch.
4. Atmen Sie langsam und tief durch Ihre Nase ein, von tief unten aus dem Bauchraum. Zählen Sie beim Einatmen langsam bis drei.
5. Stellen Sie sich vor, wie Ihr Bauch sich wölbt, wie ein Ball, der aufgeblasen wird.
6. Spüren Sie in sich. Wenn Sie mit dem Zwerchfell atmen, wird sich Ihre Hand heben und Sie können sehen, wie Ihr Unterbauch sich nach unten und außen bewegt.
7. Halten Sie inne und zählen Sie bis zwei.
8. Atmen Sie langsam durch die Nase aus und zählen Sie dabei bis drei.
9. Wenn Sie heraushaben, wie das geht, können Sie einen Schritt hinzufügen. Zum Beispiel können Sie sich beim Einatmen das Wort „achtsam" oder „entspanne" sagen und beim Ausatmen „achtlos" oder „Stress". Während Sie einatmen, benennen Sie das Gefühl, das Sie hereinholen möchten, und mit dem Ausatmen lösen Sie alle Anstrengung und Anspannung, die Sie ziehen lassen möchten.

Präsent sein

Nachdem Sie nun mehr darüber erfahren haben, wie man im gegenwärtigen Moment sein kann, können Sie Ihre täglichen Mahlzeiten mit mehr Gewahrsein einnehmen. Sie bemerken vielleicht, dass Sie nicht immer im Augenblick leben können. Es ist schwierig, jederzeit völlig präsent zu sein, ohne daran zu denken, was man als Nächstes tun wird. Doch wenn Sie üben im Augenblick zu sein, und damit vertrauter werden, kann es zu einem untrennbaren Bestandteil Ihres Lebens werden.

Wenn Sie beim Essen gegenwärtig sind, treffen Sie Entscheidungen, wenn sie anstehen, und Sie werden immer seltener im Nachhinein noch einmal neu darüber nachdenken müssen.

Kapitel 7

Achtsame Umgebung

Jedes Wesen ist der Urheber seiner eigenen Gesundheit oder Krankheit.
Der Buddha

Jill, eine neunundzwanzigjährige Frau, brachte zu ihrer Therapiestunde eine Reklame mit, die sie von der Fahrstuhlwand in dem Haus, in dem sie wohnte, abgerissen hatte. Jill sah dort jeden Tag viel Werbung, doch diese spezielle Reklame hat jedes Mal, wenn sie den Fahrstuhl betrat, ihre Aufmerksamkeit auf sich gezogen. Es war das Bild eines spindeldürren nackten Models, das in einer Badewanne voll flüssiger Schokolade lag, darin eingetaucht, als ob es ein Schaumbad wäre.

Oberflächlich betrachtet war das einfach nur eine Reklame, die darauf aus war, Leute zum Schokoladenkauf zu verführen. Aber für Jill enthielt sie eine viel aufwühlendere Botschaft. Die Reklame legte nahe, dass man sich zum Entspannen nicht in ein schönes Schaumbad zu legen brauche. Stattdessen solle man Schokolade essen. Aber keine Sorge, dabei könne man immer noch unrealistisch dünn bleiben.

Für achtlose Esser ist solche Werbung Gift. Sie kriecht in ihr Unterbewusstsein, wie unterschwellige Botschaften das zu tun pflegen. Lebensmittelhersteller nutzen das aus, weil sie sehr daran interessiert sind, achtloses Essen am Leben zu erhalten. Wenn es keine achtlosen Esser mehr gäbe, würden sie eine Menge Geld verlieren. Und wie könnte man besser zu

Geld kommen, als achtlose Esser glauben zu machen, sie könnten Essen benutzen, um den Stress des Tages dahinschwinden zu lassen, und dabei trotzdem dünn bleiben. Das ist schlichtweg gefährlich!

Jill war klug. Reklame, die achtloses Essen förderte, erkannte sie von Weitem, und Werbung wie diese löste in ihr einen ziemlichen Gefühlstumult aus. Sie würde sich so gut in Selbstbeherrschung üben, wie sie konnte, indem sie sich wiederholt sagte: „Schokolade ist für mich ein Tabu. Wenn ich welche esse, werfe ich wieder meine ganze Ernährungsweise über den Haufen." Gleichzeitig war ihr Geist rasend vor Verlangen. „Ich liebe Schokolade. Ich fühle mich gut, wenn ich sie esse. Ich möchte wirklich welche haben!"

Wie viele Menschen fand Jill, dass ihre Umgebung die Macht hatte, achtsame Essgewohnheiten zu untergraben. Nach Wochen dieses emotionalen Kräftemessens riss sie die Reklame einfach ab. Das löste einen Teil des Problems. Auf manche Dinge in ihrer Umgebung konnte sie Einfluss nehmen, indem sie sie einfach beseitigte. Andere lagen außerhalb ihrer Kontrolle, wie die gleiche Reklame auf einer riesigen Plakatwand an der Bundesstraße.

Jill fand einen achtsamen Umgang damit. Sie bemerkte immer mehr, was alles zu achtlosem Essen animierte, wie Pizzareklame im Fernsehen oder Gutscheine für Fertiggerichte. Wenn sie ein Verlangen verspürte, gab sie darauf Acht, konnte aber bewusst entscheiden, was sie damit tat, statt es zu einem unterbewussten Krieg mit ihren Gelüsten kommen zu lassen.

In diesem Kapitel trainieren Sie Ihren Geist, sich seine äußere Umgebung genau anzuschauen. Ihre Hauptaufgabe besteht darin, Ihr Gewahrsein auf das zu lenken, was Sie umgibt, und festzustellen, ob es wesentliche Faktoren gibt, die achtsames Essen unterminieren. Sie beobachten aufmerksam, wie es sich auf Ihre Art zu essen auswirkt, wenn Lebensmittel leicht oder schwer zugänglich sind, wie Bilder und Botschaften aus den Medien Ihren Appetit anregen und ob das, was Sie zu sich und anderen sagen, achtloses Essen fördert oder entmutigt. Wir beginnen mit einem Rundgang durch Ihre Küche.

Giftige Umgebung

Unsere Vorfahren hätten wohl gern unser heutiges Problem gehabt: in Lebensmitteln zu schwimmen, und zwar in einer solchen Menge, die wir nie verzehren können. Essen ist allgegenwärtig. Es ist auf Fast-Food-Plakatwänden entlang der Bundesstraßen zu sehen, auf Pizzareklamen auf den Rückwänden der Autobusbänke, in Automaten auf Flughäfen und sogar auf Toiletten. Fernsehreklamen bewerben Lebensmittel, durch die wir uns gut und – was wichtiger ist – „satt" fühlen können. Wenn Sie sich beim Durchblättern einer Zeitschrift zu entspannen versuchen, werden Sie merken, dass sie seitenweise Rezepte von leckeren Desserts und gebratenen Hähnchen enthält. In der gleichen Zeitschrift lesen Sie von verschiedenen Diäten, die Ihnen davon abraten, zu viele Kalorien zu sich zu nehmen, und Sie finden Fotos von perfekten Körpern in knapper Badekleidung.

Wie wir sehen, leben wir in einer Umgebung, die uns nicht viel Nützliches über achtsames Essen lehrt. Eigentlich genau das Gegenteil. Unsere Kultur vermittelt uns die Botschaft, dass wir die ganze Zeit essen sollten. Sie sagt uns ebenso, dass wir auch rund um die Uhr Diät halten sollten.

Angesichts einer solchen Kultur müssen wir wirklich hart arbeiten, um wenigstens auf das Einfluss zu nehmen, was in unserer Macht liegt. Das bedeutet, in unserem Heim und auf unserem Arbeitsplatz eine Umgebung zu schaffen, die uns hilft, so gut wir können, auf achtsame Weise zu essen oder zumindest uns dessen bewusst zu sein, auf welche Weise unser Umfeld unbewusstes Essen auslöst.

Was ist eine achtsame Essumgebung?

Denken Sie einen Augenblick darüber nach, ob Sie eine achtsame Essumgebung haben. Ein wichtiger Schritt auf Ihrem Weg zu achtsamem Essen besteht darin, ein achtsames Umfeld zu schaffen: einen Essplatz, an dem es keine Ablenkungen gibt (fern von Fernseher, Radio, Arbeit oder anderen Ablenkungen), der bequem ist (wo Sie an einem Tisch sitzen können) und der achtsames Essen fördert (mit weniger „verführerischen" Nahrungsmitteln).

Viel achtloses Essen hat nichts mit Hunger zu tun. Man reagiert einfach auf die Signale der Umgebung. Sagen wir, Sie kommen in ein Lebensmittelgeschäft und sehen ein Angebot von Maischips, wo Sie zwei Packungen zum Preis von einer haben können. Die Chipstüten sind mitten im Gang aufgebaut. Sie haben fast Schwierigkeiten, Ihren Einkaufswagen daran vorbeizumanövrieren. Sie sagen sich, sie wären vielleicht für Ihre Kinder eine gute Beilage zum Mittagessen und werfen zwei Tüten in den Wagen. Zu Hause legen Sie sie ganz vorne in den Schrank. Wenn Sie die Schranktür aufmachen, sehen Sie als Erstes diese Tüten. So sind die Maischips zu einer Zeitbombe für achtloses Essen geworden. Teilweise, weil Sie sie zu Hause haben. Aber das größte Problem ist, dass Sie zwei große Tüten statt einer haben. Je mehr Sie haben, desto weniger werden Sie sorgfältig darüber nachdenken, was Sie damit tun. Billige Lebensmittel lösen oft achtloses Essen aus, weil wir so viel davon haben.

Wurde Ihnen je eine kleine Menge von etwas sehr Gutem angeboten, wie das letzte Stückchen einer teuren Schokolade? Wenn man nur wenig von etwas hat, möchte man oft, dass es länger hält. Möglicherweise rationieren wir die Schokolade selbst, indem wir immer nur ein bisschen essen, um später noch etwas zu haben. Wenn man eine größere Packung einer billigen Schokolade hat, ist die psychologische Herangehensweise ganz anders. Man isst sie viel unbekümmerter, denkt kaum an die Notwendigkeit, sie zu genießen.

Es ist wichtig, mit wie vielen Lebensmitteln Sie sich zu Hause umgeben. Ich meine damit nicht, dass Sie alle verführerischen Lebensmittel aus dem Weg schaffen sollten. Doch viele von uns können an der Menge arbeiten. Denken Sie so darüber: Wenn Fische in einem Glas mit sauberem Wasser und nur etwas Futter schwimmen, hilft die Wasserqualität, sie gesund zu erhalten. Wenn aber zu viel Futter hineingestreut wird, werden sie ums Überleben kämpfen müssen. Warum? Fische sind sehr empfindlich für Überfütterung. Ein Übermaß an Futter fängt an zu verderben und wird zu Gift für sie. Wir ähneln Fischen. Wenn wir zu viel Lebensmittel um uns haben, wird es zu Gift für uns. Es ist schwer, gesund zu bleiben, wenn die Umgebung von Nahrung übersättigt ist.

Die achtsame Speisekammer

Überlegen Sie, ob Sie Ihre Speisekammer oder Ihren Kühlschrank ausmisten müssten. Sehen Sie sie gleich durch. Nehmen Sie sich das Regal mit den meisten Lebensmitteln vor oder den Schrank, den Sie am häufigsten benutzen. Prüfen Sie sorgfältig, was für Lebensmittel und wie viel Sie in diesem Augenblick besitzen. Wie würden Sie Ihren Vorrat beschreiben? Gleicht er dem Buffet auf einem Kreuzfahrtschiff, mit einer großen Auswahl von allem, was Sie mögen? Ist Ihr Vorrat sehr knapp, mit wenig Auswahl? Besteht er aus einer Unmenge von Lebensmitteln, die Sie vor langer Zeit gekauft haben, mit der Absicht, sie zu benutzen, was Sie allerdings immer noch nicht geschafft haben? Enthält er lauter gesunde Nahrungsmittel? Gibt es fast nur Zutaten zum Kochen? Oder ist es ein Lager von Fertigessen und Knabberzeug? Diese Übung bezweckt nicht, dass Sie Ihre Auswahl beurteilen, sondern dass Sie verstehen, womit Sie zu arbeiten haben. Beantworten Sie die unten stehenden Fragen, um sich über Ihre unmittelbare Umgebung klar zu werden.

Habe ich eine achtsame Essumgebung?

- ☐ Bewahre ich Lebensmittel, die beträchtliches achtloses Essen auslösen können, in meiner Nähe auf oder leicht zugänglich in meinem Auto, Schreibtisch oder zu Hause in meinen Schränken?
- ☐ Kaufe ich unterschiedliche Nahrungsmittel, auch Obst, Gemüse und Proteine?
- ☐ Kaufe ich Lebensmittel, von denen ich weiß, dass sie bei anderen Leuten achtloses Essen auslösen?
- ☐ Schaffe ich einen angenehmen Ort zum Essen, der frei von Zerstreuungen ist – fernab von Fernseher und Zeitungen?
- ☐ Setze ich mich zum Essen hin?
- ☐ Esse ich an einem Tisch?
- ☐ Vermeide ich es, zu essen, wenn ich beim Arbeiten, Telefonieren, Autofahren usw. bin?

- ☐ Bewahre ich gesunde Lebensmittel an einem gut erreichbaren, sichtbaren Ort auf?
- ☐ Esse ich in Fast-Food-Lokalen?

Wie beeinflusst die Art von Lebensmitteln, die Sie im Augenblick besitzen, Ihr achtloses oder achtsames Essverhalten? Sagen wir zum Beispiel, Sie kaufen Dinge in großen Mengen. Die großen Packungen ermutigen Sie vielleicht zu achtlosem Essen, weil Sie sich sorgen, dass ihr Inhalt verderben könnte, sobald sie geöffnet sind.

....

....

....

Was glauben Sie, wie ein achtsamerer Schrank oder Kühlschrank für Sie aussehen würde? Denken Sie daran, dass er nicht nur Obst und Gemüse enthalten muss. Aber vielleicht hätte er mehr Auswahl. Oder brauchen Sie vielleicht eher weniger Wahlmöglichkeiten, weil Ihnen zu viel Auswahl die Entscheidung erschwert?

....

....

....

Der Ort, der Ort, der Ort

Mike, ein vierzigjähriger Schweißer, liebt Donuts. Als er eines Tages von der Arbeit nach Hause kam und in die Küche ging, bemerkte er eine Schachtel Donuts, die seine Frau in seinem Lieblingsgeschäft gekauft hatte. Dann setzte er sich vor den Fernseher. Die ganze nächste Stunde konnte Mike an nichts anderes denken als an die Donuts. Er versuchte, das Verlangen zu bekämpfen. Doch es endete damit, dass er die ganze Schachtel aufaß.

Als er am nächsten Tag von der Arbeit nach Hause kam, ging er wieder in die Küche. Zwar wusste er es nicht, aber seine Frau hatte eine neue Schachtel Donuts gekauft und sie in den Schrank gestellt. Nachdem er eine Stunde ferngesehen hatte, ging er in die Küche. Und als er den Schrank öffnete, war er überrascht, Donuts zu finden. Diesmal aß er nur zwei statt der ganzen Schachtel. In dieser zweiten Situation konnte er das achtlose Essen leichter unterlassen. Vielleicht weil er nicht eine Stunde damit zugebracht hatte, an Donuts zu denken. Sie waren höchstens für ein paar Minuten in seinem Geist. Mike erkannte, dass es in Ordnung war, diese Art Lebensmittel im Haus zu haben. Doch als sie offen herumstanden, fiel es ihm schwer, achtsam zu bleiben.

Achtsamer Umgebungstipp: Bewahren Sie Essen strategisch auf

Untersuchungen belegen, dass der Aufbewahrungsort von Essen sich dramatisch auf die achtsamen und achtlosen Essgewohnheiten auswirken kann. Lebensmittel, die offen sichtbar sind, werden viel wahrscheinlicher achtlos gegessen, als jene, die außer Sichtweite aufbewahrt werden. Lebensmittel einfach wegzustellen hilft Ihnen, einen Teil achtlosen Essenverhaltens abzustellen. Das Gegenteil gilt genauso. Gesunde Nahrungsmittel griffbereit, leicht zugänglich und sichtbar aufzubewahren – zum Beispiel in einer Schale auf der Arbeitsfläche – erhöht die Wahrscheinlichkeit, dass Sie sie essen. Denken Sie daran, dass einer der Gründe, warum wir Fast Food mögen, Bequemlichkeit ist.

Lebensmittel, die achtloses Essen auslösen

Wie wir weiter oben besprochen haben, gibt es bestimmte Lebensmittel, die achtloses Essen auslösen: Eiscreme, gegrillte Hähnchen oder eine übergroße Keksdose. Wenn solche Lebensmittel verlässlich zu achtlosem Essen führen, wie kommen sie dann in unsere Vorratskammer? Manche Eltern sagen Dinge wie: „Ich habe Chips im Haus, weil die Kinder sie mögen", oder: „Mein Mann isst sie." Es ist in Ordnung, ein paar achtlose Lebensmittel im Haus zu haben. Allerdings sind es oft zu viele und wenn wir gerade angefangen haben unsere Gewohnheiten umzustellen, stellen sie eine achtlose Essfalle dar. Wir sollten ehrlich zu uns sein, warum wir sie haben. Meistens, weil sie uns schmecken.

Das allgemeine Ziel ist, dass man die Lebensmittel, die man liebt und nach denen es einen verlangt, im Schrank haben darf und sie auf achtsame Weise essen darf, das heißt, sie genießen und maßvoll essen.

Bei bestimmten Lebensmitteln, wie süßen Getreideflocken und Eiscreme, kann es sehr lange dauern, bis man gelernt hat, sie in Maßen zu genießen. Wenn das auf Sie zutrifft, mag es besser sein, diesen Lebensmitteln eine Zeit lang ganz aus dem Weg zu gehen und für den Anfang neutralere Lebensmittel zu wählen, wie Salzbrezeln – Dinge, die Ihnen schmecken, die Sie aber nicht emotional aufwühlen.

Viele, die anfangen achtsam zu essen, finden es oft hilfreich, zunächst nur ein Lebensmittel im Haus zu haben, das sie wirklich mögen, zum Beispiel Apfelstrudel. (Schaffen Sie nicht alle Lebensmittel, die Sie mögen, ab; das gibt Ihnen das Gefühl, als ob Ihnen etwas weggenommen würde.) Legen Sie ihn ins Gefrierfach. Benutzen Sie ihn, um achtsame Esstechniken einzuüben. Wenn Sie es geschafft haben, den Apfelstrudel achtsam zu essen, probieren Sie es mit einer anderen begehrten Speise. Versuchen Sie zunächst, mit neutraleren Lebensmitteln zurechtzukommen, bevor Sie solche ausprobieren, denen Sie nur schwer widerstehen können. Das steigert Ihr Selbstvertrauen.

Menschen, die zu wenig essen, stehen vor einer anderen Herausforderung. Sie müssen Ihre Regale vielleicht mit einer Reihe gesunder Lebensmittel auffüllen, statt nur eine kleine Auswahl von Diätkost vorrätig zu haben. Einen großen Vorrat fettfreier Muffins und zuckerfreier Müsliriegel da zu haben, wird Sie keinen Deut von Ihrer beschränkenden Diätmentalität befreien. Sie brauchen eine Vielfalt an gesunden vollwertigen Lebensmitteln.

Ein achtsamer Tisch

Unterschätzen Sie nicht, wie wichtig es ist, *wo* Sie essen. Überlegen Sie, welchen Unterschied es macht, in einer Bäckerei oder in einem Sushirestaurant zu essen. Lokale sind im Allgemeinen ein heißes Pflaster für achtlose Esser. Oder vielleicht finden Sie es schwierig, auf der Arbeit achtsam zu essen.

Eine Gruppe von Krankenschwestern nahm an ihrem Arbeitsplatz eine einfache Veränderung vor, die deutlich ihr kollektives achtloses Essverhalten verringerte. Die Süßigkeiten und Knabbereien, die Klienten mitbrachten, hatten sie bisher allgemein zugänglich auf der zentral gelegenen Anmeldetheke aufbewahrt. Den ganzen Tag über kamen sie häufig daran vorbei und nahmen sich jedes Mal eine Handvoll Nüsse oder einen Keks. Doch ein bisschen hier und ein wenig da summiert sich am Ende zu einer beachtlichen Menge. Als die Krankenschwestern das erkannten, stimmten sie ab und entschlossen sich ihre Naschereien einfach woanders aufzubewahren. Beachten Sie bitte, dass sie sich der Knabbereien nicht völlig entledigten. Doch statt sie an einen zentralen Ort zu stellen, brachten sie sie in den Pausenraum, der eine Treppe tiefer lag. Das verringerte drastisch ihr achtloses Essverhalten. Um etwas zu naschen, mussten sie sich nun speziell bemühen. Aufgrund ihrer beschränkten Zeit und des dichten Arbeitsplans schafften sie es, vielleicht nur einmal am Tag in den Pausenraum zu kommen. Gleichzeitig bekamen sie durch das Treppensteigen etwas Bewegung.

Eine Krankenschwester nahm diese Strategie mit nach Hause. Sie bewahrte eine Tüte mit Keksen in einem Schrank im Obergeschoss ihres Hauses auf. Sie tat das nicht, um sie zu verstecken. Sie erlaubte sich absolut, sie zu essen. Aber durch die Aufbewahrung an einem entfernteren Ort war sie sich ihres Essverhaltens bewusster. Wenn sie tagsüber zu Hause war, bemerkte sie, dass sie sich nur dann einen Keks holte, wenn sie ihn wirklich unbedingt wollte, statt einen nach dem anderen zu knabbern, weil sie zufällig gerade in der Küche standen.

Eine Klientin namens Julie erzählte, dass ihr Mann seine Süßigkeiten und Knabbereien in einer speziellen Schublade aufbewahrte. Sie betrachtete das als „sein Essen", das sie nicht anzurühren hatte, weil sie auf Diät war. Aber wenn sie allein zu Hause war, konnte sie nicht an der Schublade vorbeigehen, ohne sie zu öffnen. Die bloße Tatsache so einer Tabu-Schublade war eine Versuchung. So bat sie ihren Mann, seinen Vorrat an Naschereien in seinem Büro aufzubewahren und räumte in diese Schublade nicht essbare Dinge. Sie hatte sich überlegt, ob sie sie nicht durch gesundes Naschzeug ersetzen sollte. Doch war diese Schublade für sie nun so sehr mit achtlosem Essen verbunden, dass sie befürchtete, sie könnte sich sogar mit gesunden Knabbereien überessen.

Eine andere Klientin, Mirinda, berichtete, dass sie zu Hause mit ihren Essgewohnheiten zufrieden war, aber dass es ein Kampf war, wenn sie zum Essen eingeladen war. Sie schien immer das Handtuch zu werfen, wenn sie nicht mehr in ihrem heimischen Element war. Sie erkannte, dass es wirklich einen Einfluss auf sie hatte, wie viel um sie herum gegessen wurde. Sie wollte nicht, dass man sie für unhöflich hielt oder glaubte, sie mochte das Essen nicht, wenn sie weniger aß. Um das zu verändern, lernte sie, zu Einladungen zum Essen eine andere Haltung einzunehmen. Allerdings dauerte es eine Weile, bis sie anfing, sich weniger darum zu kümmern, was andere von ihrem Verhalten hielten, und sich mehr auf ihr achtsames Essen konzentrieren konnte.

Es ist entscheidend, die Umfelder, die achtloses Essen auslösen, in den Griff zu bekommen. Je bewusster Sie sich sind, welche Art von Umfeld eine Falltür zu achtlosem Essen ist, desto bessere Wege können Sie finden, sie zu umgehen.

Achtsame Orte

Denken Sie sorgfältig darüber nach, wo der Großteil Ihres achtsamen und achtlosen Essens stattfindet, und schreiben Sie es hier auf:

....

....

Überlegen Sie, in welchem Umfeld Sie am anfälligsten sind (zum Beispiel auf der Arbeit, beim Fernsehen, in der Nähe des Kühlschranks, in Lokalen). Schreiben Sie Ihre Gedanken hier auf:

....

....

....

Welche Umstände für Sie am hilfreichsten sind (zum Beispiel morgens essen oder mit Freunden, deren Essverhalten gesund ist, sich an einen Tisch setzen):

....

....

....

Benutzen Sie die obige Liste, um sich zu helfen, sich diesen Umfeldern bedacht zu nähern. In tückischen Situationen müssen Sie besonders sorgfältig auf Ihre achtsamen Esstechniken achten. Manchmal möchten Sie vielleicht sogar einen Bogen um diese Orte machen. Und zuweilen wird das auch möglich sein; wenn ein bestimmtes Restaurant Sie zum achtlosen Essen verführt, können Sie ein anderes finden. Doch manchmal kann man diesen Orten nicht ausweichen. Wenn das der Fall ist, besteht Ihre Aufgabe darin, zu verstehen, was an diesen speziellen Umgebungen achtloses Überessen fördert. Vielleicht müssen Sie kreativ werden und herausfinden, wie Sie für sich daraus einen besseren Ort zum Essen machen können.

Behalten Sie im Sinn, dass es ein paar Orte gibt, an denen Sie achtsamer essen. Das dürfen Sie nicht vergessen oder ignorieren. Denken Sie darüber nach, was an diesen Umgebungen achtsames Essen erleichtert. Benutzen Sie diese Information, um andere Umfelder entsprechend umzugestalten, und erwägen Sie häufiger, an jenen Orten zu essen.

Wenn Sie das Gefühl haben, überall, wo Sie hingehen, kämpfen Sie mit achtlosem Essen, und dass es kein Umfeld zu geben scheint, das Ihnen hilft auf achtsame Weise zu essen, geraten Sie nicht in Panik. Das bedeutet nur, dass Sie sich von der achtlosen Essumgebung um sich herum extrem überwältigt fühlen. Das ist nicht überraschend, denn wir kommen ständig an etwas Essbarem vorbei. Vielleicht suchen Sie sich zunächst nur einen Ort aus, mit dem Sie beginnen, an Ihrer achtlosen Essgewohnheit zu arbeiten. Wählen Sie eine Umgebung, die für den Anfang recht leicht ist, statt mit der herausforderndsten zu beginnen. Konzentrieren Sie Ihre Bemühungen nur darauf, zunächst einen Ort achtsamer zu machen. Richten Sie ihn behaglich her, frei von Zerstreuungen und Lebensmitteln, die achtloses Essen auslösen.

Achtsam einkaufen

Achtsames Essen beginnt eigentlich im Lebensmittelgeschäft. Lebensmittel zu kaufen, die achtsames Essen fördern, ist die halbe Miete. Aus diesem Grund ist es äußerst wichtig, an Ihren Einkauf achtsam heranzugehen. Die gute Botschaft ist, dass dieses Buch Ihnen dabei hilft, zu lernen, alle achtsamen Esstechniken zum Einkaufen mitzunehmen.

Maya, eine meiner Klientinnen, entdeckte, dass sie, bevor sie an einer achtsamen Ess-Gruppe teilnahm, Angst hatte, wenn sie in ein Lebensmittelgeschäft ging. Nach einer Weile war sie in der Lage, im Geschäft selbst ihre neuen achtsamen Esstechniken anzuwenden. Zunächst nahm sie wahr, wann sie einen starken Sog verspürte, bestimmte Lebensmittel in den Einkaufswagen zu legen, wie süße Getreideflocken oder Rosinenbrötchen. Jedes Mal, wenn sie diesen Sog bemerkte, würde sie in sich spüren und sich fragen, warum sie das wollte. War es die Werbung auf der Packung, die sie anzog? War es, weil sie das gewohnheitsmäßig jede Woche kaufte? Gehörte es zu den Lebensmitteln, die bei ihr besonders stark achtloses Essen auslösten?

Statt ihren Einkauf von ihren Gelüsten beherrschen zu lassen, war sie mit einer speziellen Liste gewappnet, die sie vorher erstellt hatte. Das schränkte ihre Spontankäufe beträchtlich ein und sie kaufte auch weniger Lebensmittel, von denen sie nur kleine Mengen essen wollte, aber wusste, dass sie das so nicht schaffte. Während sie durch den Laden ging, erkannte sie mitfühlend ihre Gelüste an und hielt sich doch an die Liste, die sie zu Hause achtsam erstellt hatte.

Die Person, die in Ihrem Haushalt einkauft, hat eine enorme Macht. Sie bestimmt in einem bedeutenden Ausmaß, was in die Münder der ganzen Familie wandert. Bedenken Sie, wie groß diese Verantwortung ist! Nach Brian Wansink, dem Direktor des Ernährungs- und Produktlabors der Universität Cornell, kaufen wir einen Großteil unserer Lebensmittel ungeplant, da wir durch einfallsreiche Marketingtechniken dazu animiert werden, spontan mehr zu kaufen. Diese Techniken sind so geschickt, dass wir vieles kaufen, das wir gar nicht brauchen, speziell solche Lebensmittel, die zu achtlosem Essen anregen. (Mehr Informationen darüber, auf welche Weise Werbung uns in achtloses Einkaufen und Essen hineinzieht, finden Sie auf: www.foodpsychology.cornell.edu. Dort gewinnen Sie Augen öffnende Einsichten, warum Sie so viel Geld im Lebensmittelgeschäft lassen, auch wenn Sie nur eine Sache kaufen wollten.)

Was ist achtsames Einkaufen?

Achtsames Einkaufen bedeutet, sein Gewahrsein auf Hochtouren zu bringen, wenn man in ein Geschäft geht. Seien Sie sich Ihrer Gedanken und Gelüste bewusst, bewerten Sie sich nicht dafür und geben Sie ihnen auch nicht gedankenlos nach.

Überprüfen Sie, ob Ihr Unterbewusstsein den Wagen schiebt. Ein achtloser Geist reagiert automatisch auf auffallende Lebensmittelauslagen, Bilder von gefrorenem Käsekuchen und Nachos (oder Lebensmittel, die „sicher“ sind und wenig Fett enthalten, wenn Sie eine Diäthalterin sind). Vielleicht schalten Sie auch auf Automatik und kaufen immer die gleichen Dinge. Manche Menschen finden es leichter, ihr Gewahrsein ausgerichtet und auf Kurs zu halten, wenn sie einen Plan haben. Eine Einkaufsliste kann tatsächlich helfen, gegenwärtig zu bleiben, statt von Verlangen und Gelüsten mitgerissen zu werden.

Es ist schwer einzukaufen, wenn Sie die einzige Person in der Familie sind, die sich um ihr Essverhalten zu sorgen scheint. Klienten sagen häufig: „Das ist nicht fair. Mein Mann kann essen, was er will", oder: „Der Rest der Familie (oder meine Mitbewohner) haben kein Problem mit Essen." Sie fühlen sich hin- und hergerissen zwischen einer achtsamen Lebensmittelwahl und dem Kauf von Dingen, die ihre Familie gern hätte. Es ist wichtig, dass Sie sich auf sich und Ihren Weg konzentrieren. Verstricken Sie sich nicht in eine Diskussion darüber, wie Dinge sein sollten. Denken Sie an Akzeptanz.

Außerdem lohnt es sich, Ihren Lieben ein positives Beispiel zu geben, besonders wenn Sie kleine Kinder oder Teenager haben. Auch wenn Ihr Lebensgefährte, Ihre Kinder oder Mitbewohner keine Gewichtsprobleme haben, heißt das nicht, dass das, was sie essen, für ihren Körper gesund ist.

Tipps zu achtsamem Einkaufen

- Versuchen Sie, einmal einkaufen zu gehen und Ihr Verhalten nur zu beobachten. Was ist Ihre Einkaufstrategie? Legen Sie spontan Lebensmittel in den Wagen? Gehen Sie streng nach Plan vor? Entscheiden Sie beim Einkaufen, was Sie zu den verschiedenen Mahlzeiten essen? Kaufen Sie das, was am billigsten ist? Erforschen Sie, auf welche Weise Ihre Einkaufsgewohnheiten zu achtlosem Essen beitragen, oder das nicht tun.
- Es ist hilfreich, mehr unverarbeitete oder vollwertige Lebensmittel zu kaufen als Dinge, die wie Nahrung aussehen oder ein Abklatsch davon sind. Kaufen Sie zum Beispiel statt Streichkäse richtigen Käse. (Vielleicht müssen Sie nach den unverarbeiteten Lebensmitteln Ausschau halten, da die verarbeiteten oft mitten im Gang stehen und die unverarbeiteten am Rand.) Sie werden diese Strategie nützlich finden, denn unser Körper ist so angelegt, dass er am wirksamsten auf unverarbeitete Lebensmittel anspricht. Sie mögen bemerken, dass Sie auf Äpfel eine viel geringere emotionale Reaktion haben als auf eine Tüte behandelter Apfelchips. In Michael Pollans *Lebens-Mittel: Eine Verteidigung gegen die industrielle Nahrung und den Diätenwahn* finden Sie wunderschön beschrieben, warum das eine hilfreiche Strategie ist.

- Vermeiden Sie „Schnäppchen", bei denen Sie größere Mengen abnehmen müssen, außer Sie haben eine große Familie. Diese Marketingtricks füllen Ihre Umgebung oft mit achtlosen Lebensmitteln an. So haben Sie dann zu viel (drei Schachteln statt einer) oder Riesenpackungen im Haus.

Fragen, die bei achtsamem Einkaufen zu beachten sind

Beantworten Sie die folgenden Fragen über Ihre Wechselbeziehung zu Lebensmitteln.

Beteiligen Sie sich aktiv am Zubereiten von Mahlzeiten, am Kauf von Lebensmitteln und daran, was gekocht wird? Falls ja, ist das großartig. Könnten Sie auf irgendeine Art achtsamer einkaufen?

....

....

....

Falls nicht, was müssen Sie tun, um für sich und Ihre Familie ein achtsameres Umfeld zu schaffen? Wie können Sie sich mehr für achtsames Kochen und achtsamen Lebensmitteleinkauf einsetzen?

....

....

....

Machen Sie eine Einkaufsliste? Was steht normalerweise auf Ihrer Liste?

....

....

....

Was würde Ihren nächsten Einkauf zu einer achtsameren Erfahrung machen (zum Beispiel einkaufen, wenn Sie keinen Hunger haben, sich Zeit nehmen, um sorgfältig einzukaufen, statt durch den Laden zu rauschen, sich vornehmen, neue Dinge auszuprobieren oder das zu kaufen, was Ihrem Körper helfen würde, statt was im Augenblick verlockend aussieht)?

....

....

....

Für Eltern:

Ihre Kinder beobachten, *wie* Sie essen. Sie hören darauf, was Sie über Essen *sagen*. Möglicherweise fällt Ihnen auf, dass sie anfangen genauso über Essen zu denken wie Sie. Kleinkinder reißen Ihnen das Essen direkt aus der Hand. Sie saugen Ihre Essgewohnheiten auf wie ein Schwamm. Und obgleich sie vielleicht jetzt noch gut essen, ist es unausweichlich, dass sie irgendwann Ihre Essgewohnheiten nachahmen werden.

Wenn Sie Kinder haben, fragen Sie sich: „Schaffe ich für meine Kinder ein achtsames Essumfeld?"

....

Wenn Ihre Kinder so essen wie jetzt (oder wie Sie essen), werden sie dann wahrscheinlich in zehn Jahren ein Essproblem haben?

....

....

Achtsam „grün" essen

Ich meine damit nicht, Grünzeug essen, sondern ich spreche davon, Lebensmittel zu wählen, die für Sie, Ihre Lieben und die Umwelt gesund sind. Für diejenigen, die es schwer finden, bloß für sich achtsam zu essen, ist es zuweilen eine Hilfe, an die Umweltfolgen ihrer Nahrungswahl zu denken.

Achtsamer Esstipp: Fangen Sie an, „grün" zu essen

Die Herausgeber des Oxford English Dictionary erklärten 2007 locavore zum besten neuen Wort des Jahres. [Loca-vore ist eine an Pflanzenfresser, herbivore, angelehnte Wortschöpfung; auf Deutsch entspricht es in etwa „Regionalesser". Anm.d.Ü.] Ein locavore ist jemand, der regional angebaute Zutaten und Lebensmittel kauft. Die Lebensmittel kommen direkt vom örtlichen Wochenmarkt oder aus dem eigenen Garten. Produkte aus der Region schmecken oft besser und sind in der Regel frischer und gesünder. Und sie sind besser für unseren Planeten, da sie nicht mit Abgas produzierenden, Benzin fressenden Lastwagen über große Strecken befördert werden müssen. Erzeugnisse, die im Umkreis von hundertfünfzig Kilometern angebaut wurden, ersparen auch Transportkosten, so dass sie billiger sein können; und das Geld, das Sie für sie ausgeben, fließt direkt in die Wirtschaft der Region. So ist das Kaufen von frischem Obst und Gemüse aus der eigenen Region ein Schritt, mit dem Sie dazu beitragen, für sich und die Welt eine achtsame Essumwelt zu schaffen.

Traurigerweise glauben viele meiner Klienten nicht, dass sie selbst die Mühe wert sind. Wenn sie sich entschließen, etwas zu verändern, motiviert sie oft der Wunsch, für andere etwas Gutes zu tun. Viele Mütter wollen abnehmen, und es sind ihre Kinder, die sie bei der Stange hält; sie wollen mit ihnen körperlich aktiver sein und spielen können. Oder sie befürchten, dass mit ihrer Gesundheit und der Fähigkeit, für ihre Kinder zu sorgen, etwas sein könnte. Wenn sie den Ball schließlich einmal ins Rollen gebracht haben, beginnen sie, für sich selbst gut zu essen und geben ihrem eigenen Leben einen höheren Stellenwert. Es für die Kinder zu tun ist dann eine Zugabe.

Was also, wenn Sie keine Kinder haben oder die Menschen in Ihrer Umgebung Ihre Motivation nicht anspornen können? Vielleicht wollen Sie dann für sich selbst und die Gesundheit des Planeten achtsam essen. Bedenken Sie dieses eine Beispiel. Im Durchschnitt sind etwa tausend Liter Wasser nötig, um ein einziges Pfund Fleisch zu produzieren. Indem Sie also achtsam essen, können Sie einen positiven Effekt auf die Welt haben. Ich will Ihnen keine Schuldgefühle machen. Im Gegenteil, ich ermutige Sie, mit achtsamem Essen zur Verbesserung unserer Umwelt beizutragen.

Donuts abschaffen?

Im Hinblick auf die gesellschaftlichen Faktoren, die zu achtlosem Essen beitragen, waren in den vergangenen Jahren erfreulicherweise einige große Fortschritte zu verzeichnen. Zum Beispiel wurde in vielen Restaurants der Gebrauch von schädlichen Transfettsäuren verboten. Viele Nahrungsmittelhersteller folgten diesem Beispiel, indem sie diese giftigen „Transfette“ ebenfalls nicht mehr benutzen.

Ebenso sind in unserer Gesellschaft die Förderung eines gesunden Lebensstils für Familien und eine nationale Sorge um die Gesundheit von Kindern viel stärker ins Blickfeld gerückt. Fettleibigkeit bei Kindern tritt immer häufiger in Erscheinung. Als Resultat davon setzen sich mehr Menschen und Organisationen für ein gesünderes Mittagessen an Schulen ein, dafür, die Inhaltsstoffe von Kindergerichten in Restaurants zu verbessern und die Eltern darüber aufzuklären, wie sich eine Familie gut ernährt. Das ist für unsere Gesellschaft ein achtsamer Schritt in die richtige Richtung.

Die Kehrseite davon ist, dass viele zu weit gehen, indem sie ihre Umgebung von Lebensmitteln säubern wollen, die achtloses Essen auslösen. Zum Beispiel hat ein Seniorenzentrum an der Ostküste der USA aufgehört, kostenlos Donuts auszugeben, weil man glaubte, sie könnten der Gesundheit der älteren Menschen schaden. Die alten Leute protestierten dagegen, weil viele von ihnen lieber selbst entscheiden wollten, ob sie sie essen, statt dass für sie entschieden wurde. Auch in Schulen wurden Kuchen und Kekse zu einem kontroversen Diskussionspunkt. Einige Schulen haben sie sogar bei Geburtstags- und sonstigen Festen verboten und die Eltern aufgefordert, nur gesündere Knabbereien aus Obst und Gemüse mitzubringen.

Es wäre hilfreich, in einer Welt zu leben, die achtsames Essen fördert, ihre Bürger dazu erzieht und es ihnen beibringt. Allerdings muss man aufpassen, dass damit nicht das Recht abhandenkommt, leckere Lebensmittel in Maßen zu genießen.

Die Medien tragen beträchtlich dazu bei, dass es viel Unklarheit darüber gibt, was man essen kann und was nicht, was genug ist und was zu viel. Lassen Sie uns ansehen, wie die Medien unsere Lebensmittelwahl beeinflussen.

Auf die Medien achten

> *Eine örtliche Burgerbude hatte Werbung an die Windschutzscheiben der Autos in meiner Nachbarschaft gesteckt. Sie warben für zwei Cheeseburger mit der doppelten Schinkenmenge für den Preis von einem. An dem Tag hatte ich gerade Riesenkohldampf. Sobald ich den Prospekt an meiner Scheibe erspäht hatte, war ich auf dem Weg zur Burgerbude und zog mir zwei Burger rein. Ich glaube nicht, dass meine Zunge eine Chance hatte, sie zu schmecken. Ich hasste mich dafür, dass ich in diese Falle getappt war. Ich wünschte mir, ich hätte die Werbung weggeworfen. Ich weiß, dass ich eine bessere Entscheidung getroffen hätte, wenn ich nicht achtlos auf die Reklame reagiert hätte.*
>
> Jack

Meine Klienten gehen wegen achtlosen Essens oft sehr hart mit sich ins Gericht und sagen Dinge wie: „Ich bin so ein Idiot! Warum kann ich nicht einfach achtsam essen?“ Ich sage ihnen immer, dass sie schonungsvoller mit sich umgehen sollen. In unserer Kultur ist es sogar für sehr achtsame Menschen schwer, bewusst zu essen.

Zum Erlernen von achtsamem Essen gehört auch, auf die vielen Auslöser zu achten, die einen umgeben, einschließlich Reklame. Jeden Tag sieht man Hunderte von Werbeanzeigen. Man sieht sie so oft und an so vielen Orten, dass sie häufig dem Gewahrsein entgehen. Man gewöhnt sich an sie. Achtsame Esser erkennen, dass die Medien ständig Köder auswerfen, die zu achtlosem Essen animieren. Für die werbenden Firmen und ihre Berater ist das von großem Vorteil: Mit jeder Person, die sie in eine Gewohnheit ziehen, verdienen sie mehr Geld!

Arbeitsblatt: Wie lösen Medien achtloses Zu-viel-Essen aus

Fragen Sie sich, ob Sie für die folgenden Auslöser anfällig sind. Setzen Sie einen Haken neben die Situation, die auf Sie zutrifft.

- ☐ Werbung für Sonderangebote (zum Beispiel, zwei für eins oder 99 Cent-Angebote)
- ☐ Werbung, die ermuntert sich mit Essen zu belohnen (indem Sie Formulierungen benutzt wie „Verwöhnen Sie sich",„Sie verdienen es" oder „Sie sind es wert")
- ☐ Abbildungen von Essen (Nahaufnahmen von Lebensmitteln, die einem den Mund wässrig machen, und Zeitschriftentitelbilder mit köstlichen Desserts)
- ☐ Reklame, die nahe legt, dass Essen eine gute Art ist, mit Gefühlen umzugehen (die Wohlfühllebensmittel abbildet oder Speisen gegen Stress und Frust)
- ☐ eine dünne Person, die etwas Köstliches isst und den Eindruck vermittelt, dass Sie so etwas genauso können
- ☐ Menschen, die ein bestimmtes Lebensmittel essen, mit positiven Merkmalen versehen (sie sind vergnügt, sexy oder männlich usw.)
- ☐ besondere Restaurantangebote, wie ein spezielles Feiertagsgericht oder etwas Neues
- ☐ Symbole und Markennamen (wie das Logo von McDonald's), auf die wir automatisch, sogar auf einer unterbewussten Ebene reagieren
- ☐ Lebensmittelnamen, die zusätzliche Beiworte enthalten, die uns verführen sollen, wie „zarte exotische Buttermilchkekse" statt einfach „Kekse"

Nachdem Sie nun Ihre wichtigsten Auslöser für achtloses Zu-viel-Essen kennen, achten Sie im Lauf eines Tages auf Ihre Reaktionen. Entscheiden Sie sich bewusst und bedacht, wie Sie mit diesen Werbemitteln umgehen, statt achtlos auf sie zu reagieren.

Arbeitsblatt: Wie Medien achtloses Zu-wenig-Essen auslösen

Die unten stehenden Auslöser zeigen, auf welch typische Weise versucht wird, Diätkost oder Fitnessausstattung an den Mann und die Frau zu bringen. Fragen Sie sich, ob Sie dafür anfällig sind. Machen Sie einen Haken neben die Situation, die auf Sie zutrifft.

- ☐ Werbung, die negative Stereotypen zeigt, die oft mit übergewichtigen Menschen verbunden werden (zum Beispiel Trägheit oder mangelnde Intelligenz)
- ☐ Konzepte, die eine schnelle Lösung des Gewichtsproblems versprechen
- ☐ Produkte, die behaupten, Sie seien klug, wenn Sie sie kaufen
- ☐ Produkte mit auffälligen Aufschriften, wie „wenig Fett" oder „wenig Kalorien", was den Eindruck erwecken soll, dass sie gesund seien
- ☐ Reklame, die nahe legt, dass Sie glücklich sein werden, wenn Sie dünn sind
- ☐ Reklame, die vermittelt, Sie sollten auf eine bestimmte Weise, wie ein Supermodel, aussehen, und wenn Sie das nicht tun, stimmt mit Ihnen etwas nicht
- ☐ Reklame, die nahe legt, Sie sollten perfekt sein oder sich vornehmen, es um jeden Preis zu werden
- ☐ Bilder, die vermitteln, dass Sie gemocht werden und sexuell attraktiver sind, wenn Sie dieses Produkt essen
- ☐ Reklame, die Frauen als Schönheitsobjekte behandelt

Dankenswerterweise gab es in jüngster Zeit Anstrengungen, um Werbung für Reduktionsdiäten und Hungerkuren zu unterbinden. Zum Beispiel setzte die Modeindustrie während der Spanischen Modewoche ein deutliches Zeichen. Sie wollte nicht, dass die Gesundheit der Models gefährdet wird, und verlangte deshalb ein Mindestgewicht, ein Gewicht, das auf dem Körpermasse-Index über dem Magersuchtsniveau liegt. Dreißig Prozent der Models wurden abgelehnt, weil sie zu dünn waren. Andere

Modegremien in verschiedenen Teilen der Welt beginnen in Erwägung zu ziehen, diesem Beispiel zu folgen.

Es findet eindeutig eine Veränderung statt. Wenn man eine Frauenzeitschrift aufschlägt, ist es nicht mehr allzu verwunderlich, dass die Models der Reklamen zunehmend wie echte Frauen aussehen (mit Rundungen und nicht spindeldürr). Bade- und Körperprodukte der Marke Dove sind ein leuchtendes Beispiel für diese Veränderung. Sie benutzen in ihrer Werbung Frauen, die für die Mehrheit der Bevölkerung stehen. Hut ab vor ihnen! Andere Firmen wählen einen anderen Weg. Sie setzen auf Kraft statt auf Dünnsein, um ihre Produkte zu verkaufen.

Achtsamer Esstipp: Wie man eine achtsame Verbraucherin sein kann

Probieren Sie die folgenden Schritte aus, wenn Sie eine Reklamesendung, eine Anzeige oder einen Zeitschriftenartikel sehen:

1. Benutzen Sie die Zehn-Sekunden-Regel. Auf die meiste Reklame wirft man nur einen flüchtigen Blick. Gewöhnlich schauen Sie Werbung vermutlich nur für den Bruchteil einer Sekunde an, gerade lange genug, um sie wahrzunehmen, und damit die offensichtliche Botschaft ankommt. Schauen Sie sie stattdessen länger an. Widmen Sie ihr Ihre volle Aufmerksamkeit und nehmen Sie sie wirklich in sich auf.
2. Identifizieren Sie die offensichtliche Botschaft. Was soll Ihnen hier verkauft werden?
3. Lenken Sie Ihr ***Gewahrsein*** auf die weniger deutliche, unterschwellige Botschaft (zum Beispiel „Sie werden sexyer sein, wenn Sie das kaufen").
4. Bemerken Sie Ihre erste Bauchreaktion auf die Reklame. Schließt diese Werbung Menschen mit natürlichen Körperformen und -größen ein? Zeigt sie Menschen, die sich ausgewogen ernähren? Oder sind es gestylte, abgemagerte Models? Wie lässt sie Sie fühlen?
5. Wie unterscheidet sich Ihre erste Bauchreaktion von dem achtsamen Gewahrsein für die offensichtliche und die verborgene Botschaft? Macht die unterschwellige Botschaft Sie wütend, ärgerlich oder interessiert?
6. Wie können Sie bewusster auf die Auslöser der Medien achten?

Männer sind keineswegs gegen die tückischen Körperbildtricks der Werbung immun. Die in Zeitschriften abgebildeten männlichen Berühmtheiten sind heutzutage genauso gestylt. Wenn wir uns ansehen, wie viele Männer mit Ess- und Körperbildproblemen zu tun haben, und was wir in Zeitschriften, auf Plakatwänden und im Fernsehen sehen, ist der Zusammenhang nicht von der Hand zu weisen. Dass Männer Probleme mit ihrem Körperbild und achtlosem Essen haben, wurde lange Zeit stark vernachlässigt. In den nächsten Jahren wird es zunehmend Material wie dieses Arbeitsbuch geben, das darauf ausgelegt ist, geschlechtsunabhängig jedem zu helfen auf achtsame Weise zu essen und mit einem beschädigten Selbstbild hinsichtlich des eigenen Aussehens umzugehen.

Die Medien schaffen die Voraussetzungen für achtloses Essen. Die kulturellen Botschaften, die wir jeden Tag bekommen, schlagen sich nicht nur in unserer Art zu essen nieder; sie zeigen sich auch in unserer Rede. An der Art, wie wir mit uns und anderen sprechen, können wir erkennen, wie sehr wir diese Botschaften verinnerlicht haben.

Achtsame Rede

Meine Klienten teilen mir mit, mit welchen unschönen Worten sie sich titulieren: „Dickwanst“, „Walross“, „Dampfwalze“, „Schwein“. In der psychologischen Beratung arbeiten wir daran, das kritische Tonband im Kopf zu löschen, es zurückzuspulen, zu löschen und mit einer mitfühlenderen achtsamen Rede zu überspielen.

Wir machen alle den Fehler, mit etwas herauszuplatzen, das wir nicht wirklich durchdacht haben. Diese zusätzlichen Wortabsonderungen sind weitgehend ein Hintergrundrauschen aus Meinungen oder Urteilen. Sie sind nicht nötig, um uns verständlich zu machen oder die jeweilige Aufgabe zu erledigen. Oder wir hängen uns in Selbstgesprächen an Worten auf, die uns herunterziehen. Sie haben zum Beispiel den Gedanken: „Was bin ich doch für eine dumme Kuh, dass ich mein Essverhalten nicht kontrollieren kann!“, und bemerken plötzlich, dass Sie diesen Satz ständig in Ihrem Geist wiederholen. Sie können ihn nicht mehr loslassen.

Wenn Sie mit sich und anderen achtsam sprechen, sichten Sie zunächst die vielen Gedanken, die Sie haben. Sie halten das ständige Geplapper in Ihrem Kopf an und werden langsamer. Achtsam sprechen bedeutet, Worte sorgfältig zu wählen, damit sie Ihren Bemühungen, achtsam zu essen, zuträglich sind, statt ihnen zu schaden. Übertriebene, unwahre oder wertende Worte hemmen die Fähigkeit, im Moment zu sein und voranzukommen.

Der Achtsame-Rede-Test

Vergegenwärtigen Sie sich das folgende Zitat von Sai Baba: „Bevor Sie sprechen, fragen Sie sich, ob es liebenswürdig, notwendig oder wahr ist und die Stille verbessert." Erinnern Sie sich nach Ihrem nächsten Gespräch (in Ihrem Kopf oder mit jemand anderem) an das, was Sie gesagt haben.

Was haben Sie gesagt?

....

....

....

War es liebenswürdig und mitfühlend? War es wertend?

....

....

War es wahr? „Fühlte" es sich für Sie wahr an, hat aber vielleicht gegen die Wahrheit von jemand anderem verstoßen? War es übertrieben?

....

....

Hat es die Stille verbessert?

....

....

Was ist achtsame Rede?

Achtsame Rede ist mitfühlend. Sie fühlt sich ein und ist liebenswürdig. Nach vielen Jahren kritischer Selbstgespräche erfordert es viel Arbeit, auf diese Weise sprechen zu lernen. Wenn Menschen anfangen, mitfühlende Worte zu benutzen, sagen sie oft: „Aber ich glaube nicht, was ich sage, wenn ich nett mit mir spreche." An diesem Punkt ist das in Ordnung. Verwenden Sie weiterhin mitfühlende Worte und setzen Sie die Grundlagen achtsamer Sprache ein, die Sie in diesem Buch lernen. Aussagen sollten neutral, mitfühlend und achtsam sein. Denken Sie daran, dass achtsam zu sprechen, wie das Erlernen einer Fremdsprache ist. Zunächst ist es mühsam, sich an die neuen Worte zu erinnern, aber mit der Zeit geht es in Fleisch und Blut über. Hier sind einige Beispiele von motivierenden und mitfühlenden Worten und Sätzen:

- „Das ist eigentlich nicht so schlimm. Es ist in Ordnung."
- „Ich bin nicht ‚schlecht', weil mir ein Ausrutscher passierte; ich muss einfach mehr daran arbeiten."
- „Ich kann mir vergeben."
- „Ich lege eine Pause ein und sammle mich wieder, damit ich nicht so kritisch mit mir umgehe."
- „Ich muss meine Wut verrauchen lassen."
- „Ich muss mich nicht beurteilen. Hier ist kein Gerichtssaal."
- „Wenn das einer Freundin passiert wäre, hätte ich für sie Verständnis."

Achtsame Essübung: Mitfühlende Selbstgespräche

Machen Sie eine Liste mit Ihren eigenen motivierenden und mitfühlenden Worten und Sätzen:

....

....

....

....

Durch achtsames Sprechen im Augenblick sein:

1. Wenn Sie Ihre kritischen Selbstgesprächsmuster „umprogrammieren" wollen, wird Ihnen zunächst auffallen, *was* und *wie* Sie etwas sagen. Haben Sie eine typische Beleidigung für sich? Ist Ihr Ton sarkastisch oder zänkisch?

   ....

2. Achten Sie dann darauf, *warum* Sie solche Worte benutzen. Welche Funktion haben diese Worte? Wenn Sie sich zum Beispiel selbst heruntermachen, achten Sie darauf, was diese Worte *bewirken* oder *beabsichtigen*. Versuchen Sie, sich zu bestrafen?

   ....

   ....

3. Sagen Sie, was Sie meinen, und meinen Sie, was Sie sagen? Drücken Sie das aus, was Sie wirklich vermitteln wollen? Denken Sie sorgfältig darüber nach, was Sie eigentlich mitteilen wollen.

....

....

4. Bemerken Sie die Auswirkungen der Worte. Achten Sie darauf, wie Sie sich fühlen und verhalten, wenn die Worte wie ein Schlag in die Magengrube waren, verglichen mit einem sanften wohlwollenden Schulterklopfen. Fragen Sie sich: „Welche Auswirkung hat diese Aussage auf mich? Verletzt sie? Motiviert sie mich etwas zu verändern? Ist sie wahr?" Sie werden anfangen, die Folgen der Worte zu erkennen. Das ist, wie wenn man einem Ball zusieht, der beim Baseball die Hand des Werfers verlässt und im Fanghandschuh des Fängers ankommt.

....

....

Achtsame Essübung: Das achtlose Drehbuch umschreiben

Was würden Sie normalerweise zu sich sagen? Schreiben Sie die unzensierte Fassung auf.

....

....

....

Schreiben Sie nun Ihre Äußerung um, indem Sie eine achtsame Sprache und wertfreie, mitfühlende Worte benutzen.

....

....

Gewahrsein von vergiftenden Tischgesprächen

Ein häufiges Thema in der Therapie ist, wie meine Klienten mit den harten Worten von Freunden und Familienmitgliedern über ihr Gewicht und ihren Körper umgehen können. Die kritischen (und manchmal grausamen) Worte kleben wie Superkleber in ihrem Gehirn fest. Zum Beispiel: „Meine Großmutter hat einmal gesagt, ich bekomme Oberschenkel wie ein Riesenwackelpudding, und seither bin ich auf mein Gewicht fixiert." Der Schaden, der durch solche abfälligen Worte angerichtet wird, ist enorm.

Auch wenn es schwierig sein wird, das im Sinn zu behalten, sollten Sie wissen: Was andere Menschen über Ihren Körper sagen, hat mehr mit *ihnen selbst* zu tun als mit *Ihnen*. Menschen können nicht anders, als ihre eigenen Gewichtsprobleme auf andere zu projizieren. Wenn Freunde eine Zu- oder Abnahme in Ihrem Gewicht bemerken, liegt das gewöhnlich daran, dass sie selbst auf Veränderungen in ihrem eigenen Gewicht empfindlich genau achten und vielleicht dazu neigen, ihr Gewicht mit dem anderer zu vergleichen. Nehmen Sie also das, was andere sagen, nicht so sehr für bare Münze und denken Sie daran, dass es teilweise oft ein Abbild ihrer eigenen Sorgen ist.

Indes können auch Komplimente tückisch sein. „Du siehst gut aus. Hast du abgenommen?" Oder: „Donnerwetter. Du siehst fantastisch aus." Das klingt zwar nett, aber Menschen mit Gewichtsproblemen können solche Komplimente in versteckte Kritik verkehren. Sie denken: „So schrecklich sah ich also vorher aus?" Oder sie bekommen Angst, dass sie nicht gut aussehen und verurteilt werden, wenn sie wieder etwas zunehmen. Klienten sagen auch, dass manche Komplimente sie wütend machen. Wenn sie buchstäblich hungern, ist es schrecklich für sie, auch noch großes Lob dafür zu ernten, dass sie ihrem Körper schaden. (Am besten vermeiden Sie es, Bemerkungen über anderer Leute Gewicht zu machen, ganz gleich, ob Ihre Worte positiv oder negativ sind. Wenn Sie etwas anmerken wollen, sagen Sie etwas wie: „Du setzt dich ziemlich dafür ein, gesünder zu leben, das ist klasse. Ich bewundere, dass du jeden Tag drei Kilometer läufst!“)

Achtsame Essübung: Achtlose Rede und vergiftende Tischgespräche

Es ist wichtig, dass Sie wissen, wie die Worte anderer Ihr Essverhalten beeinflussen. In dieser Übung geht es darum, auf Gespräche über Essen zu achten. Nehmen Sie wahr, was über Essen gesagt wird. Denken Sie zunächst an Ihre letzten Gespräche über Essen, Gewicht oder Abnehmen. Oder warten Sie das nächste Gespräch ab und nehmen Sie es hinterher nach diesem Muster eingehend unter die Lupe. Notieren Sie zuerst Tag, Zeit und Ort des Gesprächs.

....

Als Nächstes halten Sie genau fest, was gesagt wurde. Welche Bedeutung hatte dieses Gespräch für Sie? Welchen Einfluss übte es aus? Schreiben Sie das hier auf:

....

....

....

Achtsamer Esstipp: Die Gesellschaft von achtsamen Essern suchen

Versuchen Sie, achtsame Esser zu finden, mit denen Sie zusammen speisen können. Und wenn Sie achtlosen Essern nicht aus dem Weg gehen können, seien Sie zumindest bestrebt, zu bemerken, welchen Einfluss sie auf Sie haben.

Können Freunde Ihr Essverhalten negativ beeinflussen? Das könnte passieren. Wenn Sie einen übergewichtigen Freund haben, erhöht sich nach den Ergebnissen einer im *New England Journal of Medicine* dokumentierten Studie (Christakis und Fowler 2007) die Wahrscheinlichkeit, dass auch Sie mit Ihrem Gewicht zu kämpfen haben, um 57 Prozent. Auf der anderen Seite können Freunde ebenso positiv beeinflussen. Vielen fällt es leichter, besser zu essen und auf ihr Gewicht zu achten, wenn eine Freundin das auch tut.

Auf die Umgebung achten

Wenn Sie am Ende dieses Kapitels angelangt sind, haben Sie sich Ihre Küche, Ihre Speisekammer und Ihren Kühlschrank eingehend und scharf angeschaut. An diesem Zeitpunkt sind Sie höchst wahrscheinlich motiviert, Ihre Umgebung so umzugestalten, dass sie so achtsam und friedlich wie möglich ist. Sie mögen damit begonnen haben, Ihre Speisekammer auszusortieren. Vielleicht haben Sie Ihre alte Einkaufsliste zerrissen und eine neue erstellt, oder Sie haben einen Blick auf Ihr Bücherregal geworfen, um sich anzusehen, was Sie über Ernährung lesen. Wenn Sie Zeitschriften aufschlagen oder Reklame sehen, tun Sie das nun mit einem wachsamen Auge. Wenn Sie über Essen sprechen, versuchen Sie, dabei achtsam zu sein. Sie sind auf einem guten Weg Ihre häusliche und Ihre Arbeitsumgebung so einzurichten, dass sie Ihre neuen achtsamen Esstechniken unterstützen.

Kapitel 8

Nicht urteilen

Dein schlimmster Feind kann dir nicht so sehr schaden wie deine eigenen unbewachten Gedanken.

Buddhistische Redewendung

Emma rang seit zehn Jahren mit achtlosem Essen. Sie hatte ihre Gewichtsprobleme satt und fühlte sich ziemlich deprimiert. Essen beherrschte jeden Gedanken, aber ihr Gewicht war aus dem Ruder. Sie entschied, dass es an der Zeit war, dieses Problem anzugehen. Sie war bereit und hoch motiviert – sie wusste, sie konnte so nicht weiter leben.

So vereinbarte sie einen Termin mit ihrem Arzt, in der guten Absicht, ihn um Hilfe zu bitten. Sie wollte wissen, wie sie ihre Ernährung verbessern konnte. Als sie dann im Wartezimmer saß, erfand sie schnell eine andere Geschichte, warum sie da war. Zwanzig Minuten später verließ sie die Praxis, ohne dass sie den Arzt gesehen hatte und ohne ein Wort über ihr achtloses Essverhalten zu verlieren. Ein solcher plötzlicher Umschwung hatte sich vor diesem Besuch schon fünf Mal wiederholt.

So viele achtlose Esser erzählen die gleiche Geschichte. Sie möchten wirklich Unterstützung für ihr achtloses Essen, aber sie sträuben sich, darum zu bitten. Was steht ihnen im Weg? Klienten wie Emma befürchten oft sehr, dass Ärzte oder Ernährungsberater ihre eigenen Urteile bestätigen. Emma ging davon aus, ihr Arzt würde sie ausschimpfen. Er würde ihr sagen, wie „schlecht" sie war, weil sie achtlos aß – denn genau das dachte sie selbst. Angst vor scharfer Kritik reicht aus, dass achtlose Esser ein Gespräch über dieses Thema völlig vermeiden. Natürlich kommt es auch vor, dass Behandelnde ihren Patienten gelegentlich Standpauken halten (was meistens eine Projektion der eigenen Ängste ist), doch nicht so häufig wie gefürchtet. Leider hält diese Angst viele davon ab, dieses Thema anzusprechen, für das sie sich so dringend Unterstützung wünschen.

Manchmal bedarf es noch nicht einmal des Urteils eines anderen, um die Rollläden herunterzulassen. Schon ihr eigenes Urteil mag ausreichen, um sich zu sagen: „Das schaue ich mir morgen an." Oder vielleicht möchten sie einfach nur den Kopf im Sand vergraben. Wenn man sich beurteilt fühlt, springen alle möglichen Verteidigungsmechanismen an. Wenn Sie sich das schwer vorstellen können, denken Sie daran, Sie würden jemandem Ihr verborgenstes, dunkelstes Geheimnis enthüllen. Wenn Sie keine Angst zu haben brauchen, dass Sie belächelt oder kritisiert werden, werden Sie wahrscheinlich die Wahrheit sagen können. Wenn Sie hingegen einen geringschätzigen Umgang erwarten, können Sie vermutlich sogar Ihrer Mutter oder einer nahen Freundin gegenüber nicht ganz offen sein. Meine Klienten sprechen davon, dass sie eine Maske aufsetzen, um den harten (und manchmal grausamen) Worten anderer auszuweichen oder den Anschein zu erwecken, dass alles in Ordnung ist. Man kann nur wirklich ehrlich zu sich und anderen sein, wenn kein unfreundliches Urteil mitschwingt.

Mitgefühl und Einfühlungsvermögen sind die Medizin gegen Urteile. Sie erlauben Ihnen, schwierige Situationen und verbesserungsbedürftige Verhaltensweisen anzugehen, auch wenn das ziemlich unangenehm für Sie sein kann. Dazu brauchen Sie nicht mehr, als dass Sie Ihren Gefühlen mitfühlend zuhören. Lassen Sie Ihren inneren Richter und Ihre innere Jury beiseite.

Richten Sie Ihr Augenmerk darauf, die Situation oder das Problem nur zu beschreiben. Bemerken Sie, welchen Unterschied es macht, wenn Sie über sich denken, Sie seien „dick", „fett" oder „übergewichtig". „Dick" und „fett" sind Urteile, „übergewichtig" ist eine Beschreibung. Es ist leicht, sich immer fertigzumachen, wenn man daneben haut, indem man in eine

Tüte Chips greift oder in seine alten achtlosen Essweisen verfällt. Wenn Sie Mitgefühl mit sich haben, ist es viel wahrscheinlicher, dass Sie das Problem auf produktive Weise angehen können, statt ihm auszuweichen. Mitgefühl hilft, sich unbequemen Situationen zuzuwenden, statt ihnen den Rücken zu kehren.

In diesem Kapitel werden wir uns ansehen, wie man seinen Gedanken und Gefühlen gegenüber mitfühlend und ohne Urteile sein kann.

Der achtlose innere Kritiker

In unseren Köpfen haben wir alle einen kleinen inneren Kritiker wohnen. Meine Klienten beschreiben ihn auf vielfältige Weise: wie ein Sportreporter, der alle Bewegungen kommentiert, wie eine strenge Großmutter, die über das, was man zu tun und zu lassen hat, Predigten hält und Ratschläge gibt, oder wie eine kleine nagende Stimme. Der innere Kritiker ist oft die verinnerlichte Stimme der Erzieher oder von jemandem, der uns in der Vergangenheit kritisierte.

Diese Stimme kann auch dann „achtloser Kritiker" genannt werden, wenn die Gedanken automatisch sind, mühelos und schnell in den Sinn kommen oder wenn sie unterhalb Ihres Gewahrseins ablaufen. Sie denken achtlos, wenn Sie nicht wirklich genau auf Ihre Gedanken achten, diese aber quasi vom Hintersitz aus Ihre Reaktionen steuern.

Ganz gleich, wie der innere Kritiker in Ihrem Kopf klingt, diese Stimme ist oft voller Urteile. Der innere Kritiker kann je nach Situation verschiedene Rollen übernehmen:

- **Der Richter** liebt es, Fehler an Ihrem Verhalten zu finden, ist voller Urteile und steht Ihren Handlungen sehr kritisch gegenüber. „Ich kann nicht glauben, dass du das gegessen hast!"
- **Der Bestrafer** ist der Teil in Ihnen, der Sie für das, was Sie gegessen haben, bestrafen möchte oder möchte, dass Sie es büßen. „Heute Abend gibt es für dich kein Abendessen, weil du schon wieder Mist gebaut hast."

- **Der Skeptiker** zweifelt das, was Sie gegessen haben, im Nachhinein an. „War es in Ordnung, das zu essen? Ich bin mir nicht sicher."
- **Der Partyhengst** drängt Sie, es trotzdem zu tun und sagt Ihnen, Sie seien ein Spaßverderber, wenn Sie es unterlassen. Er überredet Sie, achtsames Essen über den Haufen zu werfen. „Komm schon, was soll's. Du kannst am Montag anfangen abzunehmen."
- **Der „Ich-war-das-Nicht"** leugnet, was passiert ist, oder er bringt Entschuldigungen vor. „Aber ich konnte nichts machen."
- **Der Droher** versucht, Verhalten mit Drohungen und Erpressung zu kontrollieren. „Wenn du dich achtlos überisst, schaust du heute Abend nicht fern."
- **Die Gefahrenzone** hat Angst und fühlt sich überwältigt. „Ich kann das nicht kontrollieren!"
- **Der Titulierer** verwendet negative Begriffe. „Wie konntest du nur? Du bist blöd!"
- **Das Diätbuch** sagt Ihnen, dass Sie die Diätregeln nicht eingehalten haben. „Das hättest du nicht essen dürfen. Nun hast du es vermasselt!"

Achtsamer Esstipp: Interessieren Sie sich für Ihren inneren Kritiker

Wenn Sie bemerken, dass Sie für achtloses Essen hart mit sich ins Gericht gehen oder Ihr innerer Kritiker sich meldet, halten Sie für einen Augenblick inne. Schauen Sie sich an, was gerade passiert. Geben Sie ein Diät-Urteil ab? Brechen Sie eine Ihrer alten Diätregeln? Oder tritt eine der oben genannten Gedanken auf die Bildfläche?

Der erste Schritt zu Mitgefühl besteht darin, einfach bewusst wahrzunehmen, wenn Kritik abläuft. Achten Sie nur darauf. Bringen Sie sie mit Mitgefühl in Ihr Gewahrsein, indem Sie sagen: „Ah, da taucht in meinem Kopf der Titulierer auf." In diesem Moment nehmen Sie die Stimme in Ihrem Kopf bloß wahr, die sagt: „Meine Güte, bist du blöd! Das kannst du doch nicht essen!"

Gedanken beeinflussen unsere Handlungen. Wenn wir diesen inneren Kritiker nicht zu fassen bekommen und uns mit ihm anfreunden, indem wir ihn hereinbitten und uns anschauen, was er vorhat, wird er das Steuer übernehmen. Solch kritische Gedanken lösen in unserem Kopf eine Diskussion aus und der innere Kampf entfernt uns vom Augenblick. Bemerken Sie, wie oft sich der innere Kritiker einschaltet. Vielleicht möchten Sie sogar aufschreiben, was er sagt, oder eine Liste seiner Kommentare führen. Der nächste Schritt, der etwas später kommt, besteht darin, wahrzunehmen, wie das Urteil zu achtlosem Essverhalten führen kann.

Wenn Sie dem Kritiker nun etwas entgegnen, verwenden Sie Ihre achtsame innere Stimme oder Ihr achtsames Bewusstsein – Ihren eigenen kleinen Jiminy Cricket (Jiminy Cricket oder Pepe heißt in der Erzählung *Pinocchio* eine sprechende Grille, die den Titelhelden überallhin begleitet und ihm als Berater zur Seite steht), der auf Ihrer Schulter sitzt und auf Sie aufpasst. Diese gesunde, logische Stimme ermutigt Sie achtsam zu essen. Die achtlose Stimme wird Ihnen Kontra geben, kritisch sein, Sie dazu drängen, achtlos zu essen, und ist oft voller Schuld- oder anderer Gefühle. Beurteilen Sie einen Dialog zwischen der achtsamen und der achtlosen Seite. Stellen Sie sich vor, Sie sind auf einer Party und schauen sich ein großes Stück Kuchen von Ihrer Lieblingssorte an. Sie möchten es haben, ringen aber mit sich.

Achtsame Stimme:	„Ich bin so satt. Ein ganzes Stück Kuchen zu essen wäre nicht achtsam."
Achtlose Stimme:	„Untersteh dich, dieses Stück Kuchen zu essen! Du bist so dick und brauchst es ohnehin nicht. Auch wenn es ein Vanillekuchen mit Schokoladenglasur ist, dein Lieblingskuchen."
Achtsame Stimme:	„Das ist wahr! Und er ist so süß. Vielleicht würde mir davon sogar etwas übel, da ich schon so voll bin."
Achtlose Stimme:	„Was soll das eigentlich?! Es ist eine Party. Du musst feiern. Du kannst morgen wieder besser essen."
Achtsame Stimme:	„Wie wär's bloß mit einer kleinen Ecke? Auf diese Weise hätte ich den Geschmack und nichts zu bedauern. Es wäre immer noch achtsam, denn ich würde mich nicht vollstopfen und es wäre auch

	höflich, etwas davon zu nehmen. Ich liebe Vanillekuchen; es ist eine Party und ich möchte auch meinen Spaß haben.“
Achtlose Stimme:	„Du verdienst es nicht, den Kuchen zu essen.“
Achtsame Stimme:	„Warum nicht? Alle essen ihn.“
Achtlose Stimme:	„Weil dein Körper nicht vollkommen ist. Und nach deinen Diätregeln ist Kuchen tabu, ganz gleich, was der Anlass ist.“
Achtsame Stimme:	„Was soll's? Niemand ist vollkommen. Und das ist lächerlich; es ist eine Geburtstagsfeier.“
Achtlose Stimme:	„Wenn du dir ein Stück nimmst, verlierst du vielleicht völlig die Kontrolle. Du wirst für den Rest des Tages Schuldgefühle haben.“
Achtsame Stimme:	„Ich habe mich in der Hand. Ich kann ein kleines Stück essen, ohne die Beherrschung zu verlieren. Nach einem Stückchen muss ich nicht weiteressen. Ich habe meinen Körper und seine Handlungen im Griff.“
Achtlose Stimme:	„Wenn die Gastgeberin dir ein Stück abschneidet, wird sie dir ein großes geben. Und du weißt, dass du jeden Krümel aufessen wirst.“
Achtsame Stimme:	„Ich sage zur Gastgeberin: ‚Oh, lassen Sie es mich machen. Ich möchte nur ein kleines Stück. Vielen herzlichen Dank. Er sieht so köstlich aus. Schokoladenglasur liebe ich über alles.‘ Dann habe ich es in der Hand. Weniger ist mehr, besonders bei Kuchen.“

Achtsame Essübung: Den achtlosen Kritiker hören, aber nicht auf ihn hören

Es ist wichtig, die Worte des Kritikers wirklich zu hören. Eigentlich kann man sie gar nicht abstellen. Wenn Sie es versucht haben, wissen Sie, dass es nicht möglich ist, diese Gedanken zu kontrollieren oder loszuwerden. Der Kritiker stört die achtsame Einstellung mit wertenden Worten. Wenn Sie bemerken, dass Sie urteilen oder kritisch sind, erkennen Sie es einfach an: „Ah, da ist mein Kritiker wieder."

Sie können den Kritiker zwar nicht verschwinden lassen, aber Sie können sich entscheiden, ihm nicht zu glauben, was er sagt, und weder danach zu handeln noch es anzunehmen. Sie können ihm etwas entgegenhalten.

Schreiben Sie auf, was Sie Ihren achtlosen inneren Kritiker sagen hören (zum Beispiel: „Du bist blöd. Du hast es schon wieder nicht hingekriegt, achtsam zu essen!"):

....

....

....

Schreiben Sie nun auf, was es für Sie bedeutet, auf die Worte Ihres achtlosen inneren Kritikers nicht zu hören oder nicht nach ihnen zu handeln (zum Beispiel: „Ich bin so sehr daran gewöhnt, herablassend mit mir zu sprechen, dass ich es kaum merke, wenn ich es tue. Ich werde versuchen, wahrzunehmen, wenn mein achtloser innerer Kritiker spricht."):

....

....

....

Was würden Sie sagen, wenn Sie Ihrem Kritiker mit Ihrer achtsamen Stimme etwas entgegnen würden? (Zum Beispiel: „Blöd ist ein Urteil. Ich kann es besser. Es war nicht perfekt, aber ich bin nicht immer perfekt. Manchmal esse ich sehr achtsam.")

....

....

Beim Lesen dieses Abschnitts haben Sie vermutlich begonnen, tiefer darüber nachzudenken, wie mitfühlend oder terrorisierend Ihre innere Stimme ist. Spricht sie wie ein Feldwebel? Oder wie eine Trost spendende Kindergärtnerin? Oder irgendwo dazwischen? Diese innere Stimme möchte das Kommando übernehmen und Ihnen sagen, was Sie zu tun haben. Manchmal liegt sie richtig und manchmal ist der Rat ziemlich irreführend.

Was ist Nicht-Urteilen?

Eine wertfreie Haltung gehört zu den wesentlichen Elementen von Achtsamkeit und achtsamem Essen. Sie wird als die Fähigkeit definiert, Dinge so zu sehen, wie sie sind, ohne einen Kommentar oder ein Werturteil hinzuzufügen. Versuchen Sie einmal, etwas ohne Beurteilung (Worte wie „gut", „schlecht" oder „schrecklich") zu beschreiben. Das ist schwerer, als es klingt. Es erfordert Übung. Wahrscheinlich sind Sie wissentlich oder unwissentlich viel am Bewerten. Es ist schwierig, eine Erfahrung oder einen Gedanken einfach zu beschreiben, ohne sie oder ihn in ein Urteil zu gießen oder zu Tode zu analysieren. Besonders wertend fällt bei vielen die Beschreibung ihrer Essgewohnheiten aus. Zum Beispiel sagen sie: „Ich habe schlecht gegessen, absolutes Junkfood", oder: „Ich habe total versagt, meinen Essplan wieder völlig über den Haufen geworfen."

Es ist in Ordnung, das zu fühlen und zu denken, was man fühlt und denkt

Eine wertfreie Haltung erlaubt Ihnen, alle Ihre Gefühle und Gedanken in Ihrem Geist willkommen zu heißen, sogar die, die Sie erschaudern lassen. Das hilft Ihnen, sie zu untersuchen und auseinanderzunehmen. Wenn alles sein darf, erfahren Sie, wie Ihre Gedanken und Gefühle wirklich funktionieren. Wenn Sie den Dreh dann heraus haben, können Sie den Prozess verlangsamen. Sie bemerken, was passiert („Ah, da ist dieser Gedanke wieder“) und Sie nehmen den Augenblick wahr, bevor Sie einen wertenden Gedanken anhängen („Und hier ist mein Geist wieder dabei, alles in Kategorien von Gut oder Schlecht einordnen zu wollen“).

Wenn Sie eine wertfreie Haltung einnehmen, können Sie unterscheiden, was sich tatsächlich ereignet hat und was Ihre Reaktion ist: das *Essen* des Kekses und Ihren *Gedanken* über das Essen des Kekses. Sie werden bemerken, dass Ihre Gedanken und Gefühle, besonders rund ums Essen, kein vollkommener Spiegel dessen sind, was tatsächlich passiert ist. Ihre Wechselbeziehung zu Essen gründet auf dem, was Sie im jeweiligen Augenblick denken und fühlen. Sagen wir, Sie würden ein leckeres, saftiges Steak essen. Wenn Sie sich gut damit fühlten, würden Sie es genießen, aber wenn Sie in diesem Augenblick denken würden, Sie seien dick, fühlten Sie sich vielleicht schuldig oder unwohl. Wie man an diesem Beispiel sieht, kann man sich durch das Essen der gleichen Speise wunderbar oder schrecklich fühlen.

Nicht-Urteilen und Gedanken

In diesem Abschnitt erfahren Sie, wie wertende Gedanken achtloses Essen auslösen. Wahrscheinlich gibt es bestimmte Gedankenmuster, die Ihren Geist und Ihr Gewahrsein trüben.

Bei Achtsamkeit geht es nicht darum, die unangenehmen Gedanken loszuwerden. Wenn Sie sie loswerden könnten, hätten Sie das schon getan. Stattdessen gilt es, zu verstehen, wie Sie denken, und Ihre Gedanken in Ruhe wahrzunehmen, ohne auf sie zu reagieren. Sie können einen Gedanken haben, ohne ihn wirklich zu glauben oder seinen Anweisungen zu folgen. Gehorchen Sie Ihren Gedanken nicht.

Viele verfangen sich im Inhalt ihrer Gedanken. Wer zum Beispiel Gedanken hat wie: „Ich bin so übergewichtig, fühle mich in meinem Körper unwohl; jeder findet ihn eklig", wird in ein emotionales Loch aus Scham und Wut gesogen. Bemerken Sie stattdessen Ihre *Art*, zu denken, statt zu sehr auf den Inhalt zu achten (zum Beispiel: „Ich bemerke, dass ich immer dann *denke*, ich sei schwer und fett, wenn ich einen harten Tag gehabt habe oder gerade etwas Dickmachendes gegessen habe.") Das ist ein bisschen so, wie wenn man mehr auf die Melodie eines Liedes hört statt auf den Text.

Achtsame Essübung: Gedankenskala

Benutzen Sie die unten stehende Skala, wenn Sie das nächste Mal etwas essen. Oder nehmen Sie sich einen Zeitraum vor, in dem Sie verfolgen, was für Gedanken Sie haben (wertende, zwanghafte oder andere). Achten Sie oft darauf, was in Ihrem Kopf vorgeht. Was nehmen Sie wahr? Was für Gedanken haben Sie? Was lässt Sie an unterschiedliche Positionen auf der Skala hüpfen?

Skala der Achtsamkeit auf Gedanken

10	*Hundert Prozent meiner Gedanken drehen sich um Essen oder meinen Körper. Ich halte an Gedanken und Gelüsten fest und reagiere auf sie. Fixierung. Ich träume von Essen oder davon, einen anderen Körper zu haben. Verlangen. Planen. Es ist sehr schwer, sich von Gedanken zu lösen.*
9	*Fast alle meine Gedanken drehen sich um Essen oder um meinen Körper. In meinem Kopf gibt es wenig Raum für etwas anderes. Es fällt mir schwer, mich zu konzentrieren, etwas zu lesen oder zu studieren. Ich reagiere auf Ansichten und automatische Gedanken.*
8	*Die meisten meiner Gedanken drehen sich um Essen oder meinen Körper. Mein Verhalten ist stark von Ansichten, Regeln oder Ernährungsmythen beeinflusst.*
7	*Einige meiner Gedanken drehen sich um Essen oder um meinen Körper. Ich schenke meinen Gedanken automatisch Glauben, auch wenn sie nicht wahr sind. Es gibt für mich viele „Das-sollte-ich" und „Das-sollte-ich-nicht", die mein Essverhalten beherrschen.*
6	*Gut die Hälfte meiner Gedanken dreht sich um Essen oder um meinen Körper. Manchmal bemerke ich, wenn ich mich kritisiere.*
5	*Etwa die Hälfte meiner Gedanken drehen sich um Essen oder um meinen Körper. Manchmal bin ich zu beschäftigt, um hinzuspüren, was ich über Essen denke.*
4	*Ich prüfe immer mal wieder meine Gedanken. Meistens bin ich in der Lage, sie zu beobachten. Ich überlege erst, wenn es ansteht, was ich essen möchte.*
3	*Ich beobachte sorgfältig meine Gedanken. Auch wenn ich mal schwarzweiß male, bin ich noch in der Lage, die Grauzone zu erwägen.*
2	*Ich kann von meinen Gedanken Abstand nehmen. Kritische oder irrationale Gedanken beherrschen mein Verhalten nicht. Ich kann Gedanken vorbeiziehen lassen, ohne mich in sie zu verfangen. Mein Geist ist klar genug, dass ich mich auch auf andere Dinge außer Essen konzentrieren kann.*
1	*Ich kann Gedanken über Essen und meinen Körper leicht und mühelos „loslassen". Ich kann die Gedanken anschauen, ohne mich in sie zu verfangen. Ich spüre immer mal wieder in meine Gedanken. Bedenke Ernährungsalternativen. Essen hat eine gewisse Wichtigkeit, aber keine Priorität. Ich kann achtsam sein und mich auf die vorliegende Aufgabe konzentrieren, ohne dass Essen mein Denken beherrscht.*

Durch achtsames Essen verändert sich, wie viel Zeit man damit zubringt, sich um Essen zu sorgen oder darüber nachzudenken. Das ist ein wichtiger Vorteil. In Beratungsgesprächen höre ich immer wieder, dass Menschen es nicht nur leid sind, darüber zu reden, dass sie abnehmen möchten, sondern auch darüber nachzudenken, was sie essen. Sie sind es leid, wie sehr sie damit beschäftigt sind. Es raubt achtlosen Essern den emotionalen Raum, um an etwas anderes zu denken oder sich auf etwas anderes zu konzentrieren, besonders etwas Produktives. Sie fühlen sich abgelenkt, aufgezehrt und weniger kreativ.

Davon ausgehend, dass Sie weniger über Essen nachdenken wollen, ist es wichtig, Veränderungen in Ihren Gedankenmustern zu verfolgen. Sie sind ein deutliches Anzeichen für Heilung. Ihr Denken wird sich zwar nicht auf magische Weise verändern, aber mit der Zeit werden Sie bemerken, dass Sie allmählich immer weniger an Essen denken.

Achtloses Denken

Menschen mit Essproblemen werden von verdrehten Denkmustern geplagt. Diese Gedanken tauchen automatisch im Geist auf (oder achtlos, mit wenig Mühe). Die Folge achtlosen Denkens ist, dass es unbewusst Ihre Essgewohnheiten beeinflusst. Die Anwesenheit solcher Gedanken zu bemerken ist der erste Schritt, ihnen ihre Macht zu entziehen.

Achtloses Denken gründet auf extremem Denken, manchmal auch „Schwarz-Weiß-Denken“ genannt (statt Gedanken mit verschiedenen Zwischentönen). Die östliche Philosophie gibt uns den Mittleren Weg an die Hand. Zum Mittleren Weg gehören Gedanken, die flexibel und realistisch sind, aber nicht extrem.

So extrem achtlose Gedanken sein können, sind sie doch manchmal auch wie Hintergrundmusik: Man lässt zu, dass sie im Hintergrund ablaufen, das heißt, man hat sie nicht im Blickfeld, und so können sie dem bewussten Gewahrsein entgehen. Aber das bedeutet nicht, dass sie keinen Einfluss auf uns haben. Die Musik (oder der achtlose Gedanke) mag einem unangenehm sein und man bemerkt dann zwar vielleicht eine gewisse Unruhe, weiß aber nicht, woher sie kommt. Wenn Sie die Musik (oder den Gedanken) gewahr werden, können Sie sich entscheiden, den Sender zu wechseln. Aber wenn Sie sie oder ihn nicht wahrnehmen, können Sie auch nichts dagegen tun.

Stellen Sie fest, in welche achtlosen Denkmuster Sie häufig verfallen. Wenn ein achtloser Gedanke auftaucht, sagen Sie sich: „Das ist ein Beispiel für einen extremen Gedanken und er beeinflusst meine Nahrungswahl." Dann fragen Sie sich, was ein Beispiel für einen achtsamen Gedanken wäre oder für den Mittleren Weg. Unten sind einige Arten achtloser Denkmuster aufgelistet, zusammen mit Beispielen von Gedanken, die dem Mittleren Weg folgen, und ersteren entgegenwirken könnten. Schreiben Sie unter jeden Gedankentyp ein Beispiel aus Ihrer eigenen Erfahrung.

Extremes Denken macht Entweder-oder- und perfektionistische Aussagen. Diese Gedanken lassen keinen Raum zur Erwägung eines Mittelwegs oder von Zwischentönen. Beispiele für solches Denken sind: „Ich habe alles unter Kontrolle" oder „Ich habe völlig die Kontrolle verloren", „Ich bin attraktiv" oder „Ich bin hässlich", „Ich bin perfekt" oder „Ich bin ein Versager", „Ich bin wunderbar" oder „Ich bin schrecklich". Menschen mit Ess- oder Gewichtsproblemen benutzen häufig: „Ich bin dick" oder „Ich bin dünn". Der Mittlere Weg: „Ich mag nicht mit jedem Aspekt meiner Essgewohnheiten zufrieden sein, aber ich esse nicht immer achtlos und unkontrolliert. An einem guten Tag kann ich auf die Menge achten." Oder: „Wenn ich diese Tüte öffne, muss ich sie leer essen" wird zu: „Wenn ich die Tüte öffne, heißt das nicht, dass ich sie leer essen muss. Ich kann auch nur ein paar nehmen."

....

....

....

Denken, das den schlimmsten Fall ausmalt, verallgemeinert grob die mögliche Folge der Situation. „Wenn ich diesen Schokoladen-Muffin esse, werde ich fünf Pfund zunehmen. Dann ist es aus mit Rendezvous." Manchmal ist dies an der Benutzung von „immer" und „nie" zu erkennen.

Der Mittlere Weg: „Ich werde von einem Muffin keine fünf Pfund zunehmen. Ich versuche, mäßig zu essen, damit ich mich in meiner Haut wohler fühle. Menschen mögen mich nicht nur wegen meines Aussehens. Wenn sie mich wegen fünf Pfund zu viel nicht haben wollen, bin ich ohne sie besser dran."

....

....

....

Tatsachen überbewerten bedeutet, pauschale Äußerungen zu machen, indem man eine Regel unterschiedslos auf viele Situationen anwendet: „Dicksein bedeutet Faulsein." **Der Mittlere Weg:** „Übergewicht zu haben sagt nichts über meine Persönlichkeit aus."

....

....

....

Wenn man aus einer Mücke einen Elefanten macht, bläht man die Wichtigkeit einer Sache zu gigantischen Ausmaßen auf: „Wenn ich mich wieder achtlos überesse, ist mein Leben vorbei." **Der Mittlere Weg:** „Ich mag es nicht, wenn ich zu viel esse. Das ist für meinen Körper sehr anstrengend und ich fühle mich danach schlecht."

....

....

....

Abrakadabra-Gedanken bestehen aus legendären und abergläubischen Ansichten, denen besondere Kräfte innewohnen sollen: „Mit diesem Diättrunk kann ich mein ganzes achtloses Essen ausgleichen." **Der Mittlere Weg:** „Wie viel ich abnehme, hängt von einer ganzen Reihe komplexer Faktoren ab."

Scheuklappen aufsetzen bedeutet, sehr wichtige und aufschlussreiche Informationen zu ignorieren: „Ich sehe keine Anzeichen von körperlichen Problemen; mein Arzt hat Unrecht; mein Essverhalten schadet mir nicht." **Der Mittlere Weg:** „Ich weiß, dass achtloses Essen für meinen Körper nicht gut ist. Obwohl es mir unangenehm war, als mein Arzt mich darauf hinwies, erkenne ich die Auswirkungen an, die ungesundes Essverhalten auf lange Sicht haben kann, und ich bin mir der Folgen bewusst."

....

....

Übertreibungen überbetonen die eigene Wichtigkeit oder Bedeutung in einer Situation: „Jeder schaut auf meinen Körper. Sie denken alle, ich habe überhaupt keine Kontrolle mehr über mich." **Der Mittlere Weg:** „Ich übertreibe. Offenbar bin ich im Moment verletzlich. Ein Blick ist einfach ein Blick. Ich projiziere meine Ängste und Urteile auf andere."

....

....

Willkürliche Theorien sind persönliche, aus einer Idee entwickelte Theorien: „Wenn ich weniger esse oder mich an meinen Essplan halte, gibt mir das ein Gefühl von Erleichterung und Kontrolle. Wenn ich also weiter Diät halte, werde ich nie mehr verzweifelt sein oder Schuldgefühle haben." **Der Mittlere Weg:** „Neben Diäten gibt es viele Dinge, die mir helfen, mich zu entspannen und mir ein Gefühl der Kontrolle zu geben. Das ist nicht der einzige Weg."

Haltlose Gedanken sind Annahmen, für deren Richtigkeit es keine konkreten Belege gibt: „Menschen, die dünn sind und achtsam essen, werden immer gemocht." **Der Mittlere Weg**: „Ich hätte gern, dass das stimmen würde, denn es gäbe mir das Gefühl, die Fäden mehr in der Hand zu haben. Allerdings weiß ich, dass ich nicht jeden mag, der dünn ist; folglich muss das nicht stimmen."

....

....

....

....

Nehmen Sie zur Kenntnis, welche Art von Gedanken Sie am häufigsten haben. Schreiben Sie alle Gedanken auf, die oft Ihr Denken sabotieren.

....

....

....

Der Mittlere Weg: Versuchen Sie nun, diese häufig auftauchenden Gedanken in weniger extreme oder weniger wertende zu verwandeln. Schreiben Sie diese hier auf.

....

....

....

„Wen kümmert's" und „was soll's": Mit unterminierenden Gedanken umgehen lernen

Bemerken Sie, wenn in Ihrem Geist „Wen kümmert's"- und „Was soll's"-Gedanken aufsteigen. Diese beiden Sätze sind dafür verantwortlich, viel achtsames Essen zu unterminieren! Die „Wen kümmert's"- und „Was soll's"-Haltung ist ein Beispiel für Alles-oder-Nichts- oder Schwarz-Weiß-Denken; im Grunde sind das extreme Gedanken. Sagen wir, Sie haben eine Essregel aufgestellt wie: „Am Abend darf ich nach 19 Uhr nichts mehr essen." Als Sie sich für diese Regel entschieden haben, hatten Sie sicher eine bestimmte Absicht im Sinn. Folglich könnten Sie nun glauben, wenn Sie gegen diese Regel verstoßen, können Sie gleich alles sein lassen. Aber ein solcher Glaube ist natürlich nicht hilfreich. Wenn also ein „Was soll's"-Gefühl aufsteigt, können Sie davon ausgehen, dass etwas an dieser Regel für Sie im Moment nicht stimmt und Sie können versuchen, Ihre Herangehensweise zu verändern.

Es geht darum, unser Handeln von Entweder-oder *weg*zubewegen („Entweder ich folge der Regel ganz oder gar nicht"). Versuchen Sie, mit der Regel einen Kompromiss zu finden.

1. Auch wenn Sie es vielleicht nicht möchten, müssen Sie diese unterminierenden Gedanken beachten. Unterbrechen Sie, was Sie gerade tun. Nehmen Sie sich Zeit, sich achtsam durch Ihre Gedanken zu arbeiten. Sagen Sie sich: „Ah, da ist jenes Gefühl wieder." Schreiben Sie Ihre achtlosen Gedanken auf, wie: „Wen kümmert's?" (Zum Beispiel: „Es macht sowieso nichts. Ich werde ohnehin alles wieder zunehmen.") Schreiben Sie dann eine vernünftige Antwort auf diese Gedanken auf. (Zum Beispiel: „Hier sabotiert sich mein Gehirn wieder selbst. Ich werde mich nur *auf genau diesen Augenblick* konzentrieren, nicht auf die Vergangenheit oder Zukunft, sondern nur auf diesen gegenwärtigen Moment.") Nehmen Sie einen tiefen Atemzug. Konzentrieren Sie sich für einen Moment bloß auf Ihren Atem. Versuchen Sie, sich nicht von einem in Ihrem Kopf umherwirbelnden Gedanken mitreißen zu lassen. Benutzen Sie diese Übung, um sich zu helfen sich wieder in diesem Moment zu verankern.

2. Schreiben Sie unten auf, wie Sie sich fühlen würden, wenn Sie der „Wen kümmert's?"-Haltung folgen würden.

3. Wie können Sie ein „Wen kümmert's?" in eine achtsame Entscheidung oder einen Kompromiss verwandeln? Fragen Sie sich: „Was würde meine Reaktion achtsamer oder mehr zu einem Mittelweg machen?" Mit einer „Wen kümmert's"-Haltung würden Sie womöglich drei Kekse essen, aber ein achtsamer Zugang hieße, nur einen Keks zu essen. Schreiben Sie auf, wie in diesem Fall eine achtsamere Entscheidung aussehen könnte.

Ein wachsames Auge für Selbstsabotage

> *Ich kann es selbst nicht glauben! Es ärgert mich so. Mehrere Wochen lang habe ich achtsam gegessen. Es war wunderbar. Endlich hatte ich etwas gefunden, das für mich funktionierte. Ich war satt und hatte mein Essverhalten im Griff. Was für eine Riesenveränderung! Dann eines Tages bin ich völlig entgleist. Eine Stunde lang habe ich alles Mögliche in mich gestopft, achtsames Essen völlig über den Haufen geworfen. Ich stand vor dem Kühlschrank und aß, was ich finden konnte. Danach fühlte ich mich schrecklich. Ich hätte es verstehen können, wenn ich es genossen hätte, aber das tat ich nicht einmal. Was war passiert? Das Verrückte war, dass ich mir völlig bewusst war, was ich tat. Es war, als ob ich mich wieder schlecht fühlen wollte. Warum quälte ich mich so?*
>
> Amy

Es lief so gut, Sie waren so nahe daran, dass achtsames Essen zu einer täglichen Routine geworden wäre. Sie konnten das Licht am Ende des Tunnels sehen. Und dann, aus heiterem Himmel – peng! –mit einer riesigen achtlosen Essepisode sind Sie wieder genau in Ihren alten Bahnen. Das Verrückte daran ist, dass Sie Ihren Erfolg wissentlich selbst sabotiert haben. Sie denken: „Das habe ich mir selbst zu verdanken. Ich wusste, dass ich ganz bestimmt wieder in achtloses Essen zurückfallen würde!“ Sie haben den Weg dafür geebnet, dass es passieren konnte.

Warum lassen Sie sich auf Verhalten ein, das Sie umkippen lässt? Manchmal hat das eigene Selbstbild noch nicht den Anschluss an die neuen Verhaltensweisen gefunden. Sie wissen zwar, *wie* man achtsam isst. Aber Ihr innerer Kritiker erlaubt es einfach nicht. Er sagt: „Moment mal, das sind nicht deine alten Gewohnheiten! Wer glaubst du zu sein, sie einfach verändern zu können? Du hast es immer vermasselt. Wieso willst du es jetzt hinkriegen?“ Offensichtlich machen sich Selbstzweifel und unbequeme Gefühle bemerkbar und drängen Sie wieder in alte Gewohnheiten. Wenn Selbstsabotage auftritt, heißt das, dass Sie noch etwas innere Arbeit zu erledigen haben und sich der alten Gefühle, die Ihnen im Weg stehen, bewusst werden müssen.

Wenn es nun keine alte Gewohnheit ist, die Sie unterminiert, bedenken Sie, dass Selbstsabotage auch bezwecken kann, über Enttäuschung Kontrolle zu erlangen. Wenn Sie nicht erwarten, Erfolg zu haben, und dann sicherstellen, dass es so sein wird, können Sie nicht unangenehm überrascht werden.

Es sieht so aus, als ob Selbstsabotage für Sie zu einer Gewohnheit und einem unbewussten Muster geworden ist. Zu diesem Denken mag so ein Satz gehören wie: „Na ja, ich werde es eh' vermasseln."

Es könnte auch unterminierendes Verhalten sein, wenn man sich in herausfordernde Situationen bringt, die viele Gelegenheiten zum Auslösen von achtlosem Essen bieten, wie sehr fettreiche oder zuckerhaltige Lebensmittel kaufen und sie zu Hause aufbewahren oder in ein Restaurant mit einem Buffet gehen (eine sichere Falle).

Übung: Auf Selbstsabotage achten

Erfolg und Veränderung können Angst einflößen, auch wenn sie gut sind. Wenn Sie mit Selbstsabotage zu kämpfen haben, ist es wichtig, dies zunächst freundlich anzuerkennen. Dann antworten Sie wohlüberlegt auf die folgenden Fragen:

1. Was macht Ihnen an Erfolg Angst?

....

....

....

2. Fühlen Sie sich wert, das zu bekommen, was Sie möchten? Ist Erfolg Ihnen fremd? Oder bekommen Sie normalerweise, was Sie möchten und finden es schwer, wenn das nicht der Fall ist?

....

....

3. Welche anderen Gefühle verbinden Sie mit Erfolg? Druck? Zweifel?

....

....

4. Befürchten Sie, Erfolg würde den Druck erhöhen? Vielleicht steigen dann Ihre Erwartungen an sich und Sie wissen nicht, ob Sie ihnen genügen können.

....

....

5. Haben Sie Sorge, dass Sie sich und andere irgendwann enttäuschen werden, wenn es zunächst gut läuft und Sie dann daneben hauen?

....

....

6. Haben Sie Sorge, dass Erfolg neue Herausforderungen mit sich bringt, denen Sie nicht gewachsen sind?

....

....

7. Welches Verhalten, welche Gedanken und Gefühle führen bei Ihnen zu Selbstsabotage? Seien Sie sehr konkret.

....

....

8. Fühlen Sie sich damit unwohl, dass achtsames Essen Ihnen abverlangen könnte, in neue Rollen zu schlüpfen?

....

....

9. Ringen Sie damit, Ihre Identität oder Ihren Lebensstil ziehen zu lassen, der mit achtlosem Essen einhergeht (zum Beispiel, wenn Sie oft essen gehen oder für Ihren guten Appetit bekannt sind)?

....

....

10. Wenn jemand anders daran beteiligt war, Ihr achtsames Essen zu unterminieren, bestimmen Sie zunächst, welcher Art die Unterminierung war.

War sie unbeabsichtigt? (Eine gut meinende Kollegin hat Ihnen als Dank für Ihre Überstunden einen Schokoladenkuchen gebacken.) Oder war sie beabsichtigt? (Eine Kollegin bemerkte, dass Sie abnehmen, und wurde eifersüchtig. Sie brachte Ihre Lieblings-Donuts mit, weil sie wusste, dass Sie ihnen nicht widerstehen können.)

....

....

Akzeptanz kann für Selbstsaboteure hilfreich sein. Erinnern Sie sich zunächst daran, dass Veränderung nicht leicht ist. Setzen Sie dann Ihre wertfreien Techniken ein, um aufmerksam hinzuhören, *warum* Ihr innerer Kritiker möchte, dass Sie wieder zu Ihren alten Verhaltensweisen zurückkehren. Will er damit Kontrolle über Enttäuschung erlangen? Sie beschützen? Der Herausforderung ausweichen? Beim Vertrauten bleiben? Erwartungen vermeiden? Zu bequemen, alten Gewohnheiten zurückkehren? Wenn Sie sich der darunter liegenden Gründe bewusst sind, können Sie daran arbeiten, die unbequemen Gefühle anzunehmen, die der Verstand hochholt.

Darauf achten, was funktioniert

Fühlten Sie sich je hin und her gerissen zwischen dem, was Sie denken, das Sie tun „sollten", und dem, was für Sie wirklich funktioniert? Denken Sie an eine Zeit zurück, als Sie besonders achtsam gegessen haben. Vielleicht war das die Zeit, als Sie mit einem Personal-Trainer gearbeitet oder ein anregendes Buch gelesen haben. Oder vielleicht fanden Sie es hilfreich, sich einer Gruppe anzuschließen. Es ist wichtig, zu wissen, *was für Sie funktioniert* und dieses Wissen zu nutzen.

Lösungen finden, die funktionieren

Zu welchem Zeitpunkt in Ihrem Leben haben Sie am achtsamsten gegessen? Beschreiben Sie diese Zeit.

....

....

Was an der Situation hat die Wahrscheinlichkeit des Gelingens erhöht?

....

....

Wie können Sie die Informationen über Ihre früheren Erfolge jetzt in Ihrem Leben nutzen?

....

....

Nachdem Sie erkannt haben, welche Schritte in der Vergangenheit hilfreich waren, besteht der nächste Schritt darin, sich zunächst *vorzustellen*, dieses Verhalten wieder einzusetzen, bevor Sie daran gehen, es in die Tat umsetzen zu wollen. Sie werden es hilfreich finden, das Ganze zuerst im Geist durchzuspielen.

Achtsame Vorstellung

Um Ihre achtsamen Essziele zu erreichen, müssen Sie sich vorstellen, dass es möglich ist. Wenn Sie nicht daran glauben, dass etwas wirklich passieren kann, wird es das auch nicht tun.

Die meisten meiner Klienten sagen: „Wenn ich einen Muffin gegessen habe, bleibt es nicht bei einem", oder: „Wenn ich einen Muffin essen würde, würde ich mich so unkontrolliert und schuldig fühlen." Sie können sich nicht einmal vorstellen, Ihr Essverhalten im Griff zu haben. Sie müssen mit Ihrem *Kopf* beginnen, bevor Sie sich daran machen können, die Handlung mit Ihrer Gabel in die Tat umzusetzen.

Stellen Sie sich vor, ein kleines Stück von einem Muffin zu essen, es zu genießen, den Rest wegzuwerfen und damit zufrieden zu sein. Stellen Sie sich jede Einzelheit vor: der Geschmack des Muffins und seine Glasur, wie der Raum aussieht, wie er riecht und die Menschen, die dort anwesend sind. Stellen Sie sich das immer wieder vor, bis Sie sich damit wohlfühlen und sehen können, wie Sie das mit Leichtigkeit tun.

Hier sind zwei Vorteile einer solch plastischen Vorstellung:

- Studien zeigen, dass die Erfolgschancen, in realen Situationen achtsam essen zu können, sich erhöhen, wenn man sich innerlich vorstellen kann, dass man erfolgreich achtsam isst. Solche Vorstellungstechniken werden oft bei Sportlern eingesetzt, um ihre Leistung zu verbessern.
- Vorstellung verändert die biologische Antwort auf den Anblick des Lebensmittels. Stellen Sie sich vor, ich würde Sie bitten in eine Zitrone zu beißen. Wenn Sie sich das zum ersten Mal vorstellen, werden Sie bemerken, wie Sie Speichel absondern und sich Ihnen der Mund zusammenzieht. Wenn Sie sich das aber zum sechsten Mal vorstellen, wird die Speichelabsonderung nicht mehr so intensiv sein. Ihr Mund wird vielleicht überhaupt nicht mehr wässrig werden. Das Gleiche gilt für Lebensmittel, die Sie gewöhnlich achtlos essen. Wenn Sie sich diese Lebensmittel wiederholt vorstellen, wird Ihr Körper wahrscheinlich nicht mehr mit der gleichen Intensität von Verlangen auf sie reagieren.

Achtsame Essübung: Im Geist einen Weg bahnen

Die Vorstellung schafft einen geistigen Weg. Nehmen wir einmal an, in Ihrer Gegend hat es heftig geschneit. Der Boden ist dreißig Zentimeter hoch mit frischem Schnee bedeckt. Sie wollen den Bürgersteig freischaufeln. Aber Sie wissen nicht, wo er ist, weil Sie ihn nicht sehen können. Sie würden ein paar Momente in sich gehen, um sich zu erinnern, wo der Bürgersteig verläuft. Wenn Sie in Ihrem Geist den Weg gefunden haben, können Sie ihn freischaufeln. Diesen Weg in Ihrem Geist zu erschaffen, macht das Ganze viel leichter. Sie wissen dann, wo's lang geht. Es hilft Ihnen, die richtige Richtung beizubehalten.

Schaffen Sie einen ähnlichen geistigen Pfad, bevor Sie sich in eine Situation begeben, die mit Essen zusammenhängt. Sie gehen zum Beispiel in der Mittagspause in die Kantine und sehen ein Tablett mit Fleisch und eine Reihe anderer Happen. Stellen Sie sich zunächst vor, wie die Kantine aussieht. Sehen Sie die Situation in Ihrem Geist. Stellen Sie sich vor, wie Sie hineingehen, sich einen Happen nehmen und weggehen. Beobachten Sie, wie Sie im Geist den Happen genießen und vielleicht vertraulich mit sich besprechen, ob Sie noch einen haben können.

Benutzen Sie Ihre Vorstellungskraft, um an der Einübung eines neuen Verhaltens zu arbeiten. Angenommen, eins Ihrer Ziele wäre, achtsamere Mengen zu sich zu nehmen. Jeden Abend vor dem Schlafengehen nehmen Sie sich ein paar Momente, schließen die Augen und stellen sich innerlich vor, dass Sie dieses Ziel auf geschickte Weise erreichen. Sie sehen sich in Ihrem Geist kleinere Portionen auf Ihren Teller legen. Spielen Sie in Ihrem Geist durch, wie es wäre, wenn Sie so viel essen würden, dass Sie keinen Hunger mehr hätten, aber auch nicht zu voll wären. Schreiben Sie unten dieses vorgestellte Ziel auf, um klar zu haben, womit Sie die Vorstellungsübungen beginnen wollen.

....

....

....

Die Macht des Geistes kann Ihnen helfen, sich auf schwierige Situationen einzustellen. Sie sind dadurch gut gerüstet und können eine achtlose Essherausforderung auf eine nicht bedrohliche Weise erforschen. Sie können sich mit Ihrem Geist auch von der Vergangenheit lösen, von Überzeugungen, die Sie in alten Gleisen gefangen halten.

Achtsamkeit auf das, woran wir hängen

Sind Sie kürzlich umgezogen? Der Durchschnittsmensch wechselt mehrere Mal in seinem Leben den Wohnsitz, vielleicht vom Elternhaus ins Studentenwohnheim, von da in eine Wohnung, dann in ein Haus und dann in ein größeres Haus für eine wachsende Familie. Jedes Mal, wenn Sie Ihre Sachen packen, erleben Sie einen wahrhaften Prozess des Loslassens oder sehen sich mit Ihrer Anhaftung konfrontiert. Während Sie Ihre Besitztümer durchsehen, fragen Sie sich wahrscheinlich wiederholt: „Brauche ich das wirklich? Kann ich mich davon trennen?" Menschen stellen oft fest, dass sie viel mit sich herumtragen und aufbewahren. Es wegzuwerfen oder wegzugeben kann allerdings ein Kampf sein. Es mag Sie verblüffen, wie schwer es ist, sich von einer alten Lampe zu trennen oder von den Büchern, in die Sie nie hineinschauen.

Wir hängen auch sehr an Vorstellungen, Wünschen und Sehnsüchten. Diese loszulassen kann ein ebenso schmerzlicher Kampf sein wie das Loslassen von geliebten Besitztümern. Vielleicht hängen Sie sehr an Ihren Vorstellungen, wie man essen sollte, oder es fällt Ihnen schwer, alte achtlose Essfehler ziehen zu lassen. Genau wie die alte Lampe können alte Vorstellungen uns ein Wohlgefühl verschaffen, auch wenn wir sie nicht mehr brauchen.

Achtsamer Esstipp: Nehmen Sie einen „Loslass-Atemzug"

Beim Einatmen sagen Sie sich: „Ich atme einen neuen, frischen Blickwinkel ein." Und beim Ausatmen sagen Sie: „Ich atme alle ‚ich sollte' aus und Gedanken, die mir nicht mehr dienlich sind." Wiederholen Sie das.

Listen Sie Ihre „ich sollte" bezüglich Essen auf (zum Beispiel „ich sollte mich beherrschen können"):

....

....

....

Listen Sie Ihre „ich sollte" bezüglich Ihres Körpers auf (zum Beispiel: „Ich sollte Größe 36 haben"):

....

....

Kehren Sie zum Bild des Umzugs und Loslassens zurück. Stellen Sie sich vor, Sie legen diese „ich sollte" beiseite und packen sie in eine Kiste. Stellen Sie sich vor, Sie kleben sie zu und schicken sie weg, indem Sie sie zum Müll stellen oder einfach hinter sich lassen.

Achtsamkeit auf Perfektionismus

Perfektionismus und Essprobleme scheinen Hand in Hand zu gehen. Ob es der Beruf, Hausaufgaben oder ihr Körper ist, Perfektionisten haben sehr genaue Vorstellungen, was sie tun sollten und wie sie auszusehen haben.

Es gibt an Perfektionisten viel Gutes. Sie arbeiten hart, machen ihre Sache gut und haben Erfolg. Die Kehrseite davon ist, dass sie die Latte so hoch legen, dass sie mit dem, was sie erreicht haben, nie zufrieden sind.

Der Trick für Perfektionisten ist, *realistischere* Maßstäbe anzulegen. Ein realistisches Ziel ist ein erreichbares Ergebnis, von dem Sie wissen, dass Sie es ohne außergewöhnliche Mühe erreichen können.

Perfektionismus-Arbeitsblatt

Unten sind einige Hauptmerkmale von Perfektionisten aufgeführt. Streichen Sie die Überzeugungen an, die auf Sie zutreffen.

- ☐ Ich meine, ich dürfte keine Fehler machen. Ich ärgere mich sehr, wenn mir welche unterlaufen.
- ☐ Ich suche nach Fehlern, Fehltritten oder Unvollkommenheiten.
- ☐ Ich konzentriere mich darauf, wie Dinge sein sollten oder auf das, was man von mir erwartet.
- ☐ Ich tue nicht gern Dinge, von denen ich weiß, dass ich sie nicht gut kann.
- ☐ Nichts fühlt sich gut genug an; es könnte immer besser sein.
- ☐ Es fällt mir schwer, mich mit etwas zufriedenzugeben.
- ☐ Ich möchte etwas erreichen.
- ☐ Ich habe an meine Freunde und meine Familie sehr hohe Erwartungen.
- ☐ Ich verwende oft das Wort „perfekt“, wenn ich etwas beschreibe.
- ☐ Ich sehe das Schlechte an einer Situation und es fällt mir dann schwer, auch Positives zu entdecken.
- ☐ Ich kann mir und anderen gegenüber wertend sein.

Schreiben Sie ein Beispiel Ihrer perfektionistischen Ziele auf (zum Beispiel, auf der Arbeit am Ende des Jahres einen Riesenbonus bekommen, weil Sie die beste Vertreterin dieser Gegend sind):

....

....

....

....

....

Machen Sie dieses Ziel nun realistischer (zum Beispiel, aufgrund guter Verkaufszahlen etwas dazu verdienen: „Ich möchte gern Nummer eins sein, aber ich muss es nicht."):

....

....

Was für perfektionistische Ziele haben Sie in Bezug auf Essen und auf Ihren Körper (zum Beispiel, Größe 38 haben oder immer auf eine bestimmte Weise essen)?

....

....

Notieren Sie ein achtsameres und realistischeres Ziel (zum Beispiel sich in den Kleidern, die Sie haben, wohler fühlen):

....

....

Schuld und achtsame Bewältigung

Zwei Mönche kamen an einen Fluss, an dem Sie eine junge Frau trafen. Da die Strömung sie ängstigte, fragte sie die beiden, ob sie sie hinübertragen könnten. Einer der Mönche zögerte, doch der andere nahm sie kurz entschlossen auf seine Schultern, trug sie über den Fluss und setzte sie am anderen Ufer ab. Sie bedankte sich und ging ihres Weges. Die Mönche setzten ihren Weg gemeinsam fort. Der eine war in Gedanken versunken, ihn beschäftigte etwas. Unfähig, länger zu schweigen, sprach er: „Unsere spirituelle Schulung lehrt uns, jeden Kontakt mit Frauen zu meiden, aber du hast diese Frau auf deine Schultern gesetzt und sie getragen!" Der zweite Mönch antwortete: „Ich habe sie am anderen Ufer abgesetzt, aber du trägst sie immer noch."

Diese Geschichte ist ein Beispiel für krampfhaftes Festhalten. Gut, nach einem bedauernswerten Vorfall wie einer Episode achtlosen Überessens kann es schwer sein, diese Sache mental beiseitezulegen. Wie der Mönch in der Geschichte können sich viele von achtloser „Ess-Schuld" scheinbar schlecht lösen. Die Schuldgefühle können von Sekunden bis zu Tagen dauern. Was machen wir normalerweise damit? Vielleicht …

- … **urteilen wir:** „Ich bin ein schrecklicher Mensch."
- … **halten wir daran fest:** „Ich kann nicht aufhören, daran zu denken, wie schuldig ich mich fühle."
- … **kritisieren wir uns:** „Ich kann nichts richtig machen."
- … **finden wir Entschuldigungen:** „Aber ich …"
- … **rationalisieren wir:** „Es ist in Ordnung, weil …"
- … **suchen wir Schuldige:** „Es wäre nicht passiert, wenn du nicht … hättest."
- … **weichen wir aus:** „Darüber kann ich jetzt nicht nachdenken."
- … **bestrafen wir uns selbst:** „Ich verdiene es nicht, etwas zu essen."
- … **bestrafen wir andere:** „Ich bin auf dich wütend."

Achtsamer Esstipp: Neutrale Äußerungen

Hier sind einige Beispiele für neutrale Bemerkungen. Wiederholen Sie sie laut.

„Ich bin in Ordnung."

„Ich bemühe mich wirklich sehr; es war ein harter Tag."

„Das nächste Mal wird es leichter sein."

„Ich versuche es erneut."

„Es ist anstrengend, achtsam zu sein."

„Jeder macht Fehler."

„Es tut mir weh, aber es wird vergehen."

„Achtsamkeit ist ein Prozess; er braucht Zeit."

Nicht alle Schuld ist schlecht. Manchmal ist sie eine sanfte Warnung, ein Signal, auf ähnliches Verhalten im Voraus zu achten, eine Erinnerung, um beim nächsten Mal einfach aufzupassen. Wenn allerdings Ihre ganze Aufmerksamkeit bei Schuldgedanken verweilt, bleiben Sie wahrscheinlich darin stecken und werden handlungsunfähig. Vielleicht bemerken Sie, wie Sie das Geschehen immer wieder durchspielen, wie eine Schallplatte, die einen Kratzer hat und immer an derselben Stelle hängen bleibt. Wenn Sie also im Wiederholungsmodus festhängen, drücken Sie die Stopptaste!

Auf welche Weise holen Schuldgefühle Sie aus dem gegenwärtigen Augenblick? Fragen Sie sich zum Beispiel: „Was bewirken sie? Dass ich mich auf etwas fixiere? Dass ich ausweiche? Was kann ich in diesem Augenblick anders machen als beim letzten Mal? Verhalte ich mich in diesem Moment genauso (esse zum Beispiel achtlos)?" Beschreiben Sie unten die geistigen und körperlichen Folgen von Schuldgefühlen:

....

....

....

....

....

Schuldgefühle tauchen oft dann auf, wenn man etwas tut, von dem man glaubt, dass es schlecht ist, oder das so bezeichnet wird, während man glaubt, man sollte „gut" sein. Das fällt in die Kategorie von Schwarz-Weiß-Denken. Achtlos zu essen heißt eindeutig nicht, dass man ein schlechter Mensch ist, aber auf diese Art zu denken, kann zur Gewohnheit werden.

Schuldsteine

Eine meiner Klientinnen sagte einmal, Schuldgefühle sind so, als ob man jedes Mal, wenn man über einen Stein stolpert, ihn aufhebt und sich in die Tasche steckt. Diese Steine nimmt man oft heraus, um sich damit eins über den Kopf zu ziehen, statt sie wegzuwerfen oder einfach am Wegrand zu bemerken. Sie könnten sich stattdessen dafür entscheiden, Ihr Gepäck und Ihre Reise zu erleichtern, indem Sie jedes achtlose Essmalheur loslassen würden und dazu benutzen, zu lernen, wie Sie die Steine auf dem Weg achtlosen Essens umgehen können.

Wenn Sie das nächste Mal Schuldgefühle quälen, nehmen Sie sich einen Moment Zeit und schließen Sie die Augen. Stellen Sie sich vor, Sie haben eine Tasche in der Hand. Sie ist voller „Schuldsteine“. Beschreiben Sie sich, wie schwer sie sind. Sind es Schuldgefühle, die Sie so sehr verlangsamen oder emotional so sehr herunterziehen, dass es Sie fast lähmt? Stellen Sie sich vor, wie es wäre, einen Stein herauszunehmen und auf den Boden zu werfen. Würde die emotionale Last dadurch leichter werden? Visualisieren Sie diesen Stein, nicht um sich fertigzumachen, sondern als Führer, der Ihnen zeigt, wie Sie ähnlichen Steinen aus dem Weg gehen können. Was haben Sie davon gelernt, an Ihrem vorgestellten Stein in Ihrer Tasche festzuhalten und ihn dann loszulassen?

Achtsamkeit auf Neutralität

Ein wichtiger Aspekt von Achtsamkeit ist Neutralität. Entfernen Sie die wertenden Etiketten und beschreiben Sie das Geschehen einfach, wie es ist. Benutzen Sie umschreibende Worte, um die Sache genauer zu benennen. Ebenso wichtig ist es, die Situation im Zusammenhang zu sehen. In manchen Fällen mag eine große Mahlzeit keine Schuldgefühle hervorrufen, vielleicht weil Sie großen Hunger hatten. Die gleiche Menge kann jedoch zu starken Schuldgefühlen führen, wenn Sie meinen, viel zu viel gegessen zu haben.

Beschreiben Sie die spezielle Situation, die Schuldgefühle auslöste, und ihren Zusammenhang.

Ich fühle mich schuldig, weil

....

....

....

Neutralisieren Sie sie, indem Sie einfach beschreiben, was passierte. Wenn Urteile in Ihrem Geist auftauchen, ist das in Ordnung; bemerken Sie es einfach. Verurteilen Sie sich nicht dafür, dass Sie urteilen (zum Beispiel: „Ich fühle mich so schuldig, weil ich achtlos diese Chips gegessen habe, und ich sollte mich nicht schuldig fühlen!"). Eine achtsamere Antwort wäre: „Chips zu essen und sich schuldig zu fühlen sind keine guten oder schlechten Verhaltensweisen und es bedeutet nicht, dass ich ein schlechter Mensch bin. Ein Gefühl ist einfach ein Gefühl, keine unabänderliche Tatsache. Ich *meine* damit, dass ich mich zu voll fühle, wenn ich zusätzlich Chips esse." Geben Sie unten Ihre neutrale Beschreibung des Geschehens wieder:

....

....

....

....

....

....

Achtsame Essübung: Schuldgefühle ziehen lassen

Schuldgefühle sind am schwersten loszulassen. Achtlose Esser halten oft an Schuldgefühlen fest, weil sie Angst haben, wieder die Kontrolle zu verlieren, wenn Sie sie ziehen lassen. Eine wunderbare Art, um mit Loslassen zu arbeiten, sind innere Bilder.

Stellen Sie sich vor, Sie binden den Vorfall an das Fadenende eines Ballons und schauen dem Gedanken (oder Vorfall), der Sie beschäftigt, zu, wie er hochsteigt und am Himmel davonschwebt. Was haben Sie an den Ballon gebunden?

....

....

....

Warum ist es nötig, diese Gedanken oder Gefühle ziehen zu lassen? Warum wäre es hilfreich, sie loszulassen? (Zum Beispiel: „Sie machen mich verrückt", „Ich komme in meinem Leben nicht weiter", „Ich habe über wichtigere Dinge nachzudenken", „Es laugt mich emotional aus" oder „Es gibt nichts, was ich daran tun kann".)

....

....

....

....

Was fürchten Sie, das passieren könnte, wenn Sie sie loslassen? (Zum Beispiel: „Es wird nicht so sein, wie ich es gern hätte" oder „Ich habe Angst, den gleichen Fehler zu wiederholen.")

....

....

....

....

Achtsamer Esstipp: Mit dem Atem annehmen und loslassen

Sagen Sie sich beim Einatmen: „Ich muss annehmen, wo ich jetzt stehe." Mit dem Ausatmen sagen Sie: „Ich lasse die Schuldgefühle los."

Schuld, Urteile und grausame Selbstgespräche gehören alle zur achtlosen Essgeisteshaltung. Viele Menschen sind davon überzeugt, sie müssten sich nur darum kümmern, was sie zu sich nehmen, und das in Ordnung bringen, wie weniger Fast Food oder Süßigkeiten essen. Allerdings ist es ebenso wichtig, seine Gedanken auszumisten. Die Macht der Gedanken, besonders kritischer und negativer, ist enorm. Sie können Sie auf der Stelle treten und nicht vorwärts kommen lassen. Im nächsten Kapitel erfahren Sie, wie Sie einige dieser negativen Überzeugungen loslassen und sich auch von anderen hinderlichen geistigen Blockaden befreien können.

Kapitel 9

Loslassen

Es fällt den Menschen schwer, ihr Leiden loszulassen. Aus Angst vor dem Unbekannten bleiben sie lieber bei ihrem vertrauten Leid.

Thich Nhat Hanh

Loslassen ist wie das Wegwerfen Ihres Lieblingspullovers. Sie haben ihn schon einige Jahre, er ist aus der Mode gekommen und abgetragen, aber er ist so kuschelig und bequem. Es ist an der Zeit, ihn auszurangieren, aber in Ihnen gibt es einen Teil, der das einfach nicht fertigbringt. Sie haben es schon mehrmals versucht, aber ihn immer wieder aus dem Müll geholt. Sie denken: „Und was, wenn ich keinen finde, der genauso bequem ist und in dem ich mich ebenso wohlfühle?“ Das meiste mit achtlosem Essen verbundene Leid besteht in der Unfähigkeit, den Wunsch nach Mehr loszulassen, und in der Neigung, an Dingen zu hängen, die uns zwar wohlfühlen lassen, aber nicht wirklich guttun.

Wenn Sie Kinder haben, können Sie Festhalten und Loslassen erleben. Oft kommen junge Eltern in meine Praxis, die an ihrem alten kinderlosen Leben festhalten. Sie vermissen die Freiheit, die sie einmal hatten, wie Schlaf ohne Unterbrechungen und Abendessen in schicken Restaurants. Der Versuch, an ihrem alten Leben festzuhalten, schafft ihnen allerdings mehr Leid. Mit einem Baby in ein schickes Restaurant zu gehen ist viel unerfreulicher, als ein entspanntes Abendessen in einer kinderfreundlichen Umgebung einzunehmen.

In diesem Kapitel geht es darum, alte Gewohnheiten loszulassen – besonders solche, die mit achtlosem Essen verbunden sind, einschließlich Diätgedanken und einer wertenden Haltung. Wenn es wirklich gut schmeckt, dann dem Drang nach Mehr zu widerstehen, ist ein sehr guter Ausgangspunkt, um sich der Idee des Loslassens zu nähern.

Den Wunsch nach Mehr loslassen

Stellen Sie sich einen Moment lang ein Stück ofenwarmen Apfelstrudel mit einem Tupfer frisch geschlagener Sahne vor. Allein daran zu denken, macht Ihnen den Mund wässerig. Für Menschen, die achtlos zu viel essen, kann die Vorwegnahme des Geschmackserlebnisses intensives Verlangen auslösen.

Nach Ansicht der östlichen Philosophie kommt Leiden von Begehren, ob es das Sehnen nach einem weiteren Bissen ist oder nach materiellem Besitz. Wenn Sie bekommen, was Sie sich wünschen, möchten Sie mehr. *Verlangen hat kein Ende.* Sind Sie völlig befriedigt, wenn Sie bekommen haben, was Sie wollten? Vergeht mit dem Kaufen eines neuen Wagens der Wunsch nach einem anderen? Sie können sehen, wie das direkt auf achtlose Essprobleme übertragbar ist. Das Steak oder die Chili-Nachos sind nicht die Wurzel des Problems. Es ist das *Verlangen* nach einem weiteren Bissen des Steaks oder der Nachos. Wenn Sie etwas Leckeres essen, bemerken Sie vielleicht, wie Sie sich wünschen, dass die angenehme Erfahrung anhalten möge. Etwas, das gut schmeckt, loszulassen ist eine wahre Herausforderung.

Wenn Sie gern essen und deshalb dazu neigen, zu viel zu essen, denken Sie daran, dass die Fähigkeit, loszulassen, nicht über Nacht entsteht. Sie werden daran Tag für Tag arbeiten müssen. Konzentrieren Sie sich einfach darauf, immer weiter in die richtige Richtung zu gehen. Dabei gilt es, zwei Dinge im Blick zu haben:

1. **Loslassen.** Leid rührt daher, dass man an etwas hängt, das einem gefällt. Wenn Sie es einmal haben, möchten Sie es nicht wieder loslassen. Bemerken Sie das große Unbehagen, wenn Sie aufhören, etwas

Leckeres zu essen. Erinnern Sie sich in diesem Augenblick daran: „Ich kämpfe mit Anhaften. Ich hänge an dem Geschmack und es fällt mir schwer, ihn ziehen zu lassen. Es ist in Ordnung, um den Verlust von etwas zu trauern, das einem gefällt." Sagen Sie sich das immer wieder.

2. **Verlangen.** Leid kommt auch von Verlangen. Sie wollen nicht wirklich das Essen, sondern das Problem besteht in dem Verlangen, dass der Geschmack *anhält*. Erinnern Sie sich daran: „Auch wenn ich einen weiteren Bissen bekomme, wird das Verlangen nicht befriedigt sein." Verlangen ist ein endloser Kreislauf.

Achtsamer Esstipp: Loslassen, wenn es am besten schmeckt

Machen Sie eine kurze Atemübung. Sagen Sie sich mit dem Einatmen: „Ich lasse das Verlangen los", und mit dem Ausatmen: „das nie endet."

Wenn Sie alles perfekt „im Griff" hätten, wären Sie wahrscheinlich in der Lage, auf jeden Eisbecher und jedes extra Stück Pizza zu verzichten. Aber das ist weder möglich noch ist es das Ziel. Wenn es Sie überrascht, das zu hören, lesen Sie weiter.

Kontrolle „loslassen"

Loslassen bedeutet manchmal, das Steuer im Grunde in der Hand zu haben.

Jim Medlock

Ein Vorteil von größerer Achtsamkeit ist ein zunehmendes Gefühl von Kontrolle – aber nicht der Art von Kontrolle, die Sie sich vielleicht wünschen oder vorstellen. Wenn Sie achtsam sind, erlangen Sie keine Kontrolle über das *Resultat*; stattdessen erlangen Sie Kontrolle über den *Prozess* des Geschehens. Sie haben die Fäden mehr in der Hand – sowohl hinsichtlich Ihres Verhaltens und als auch dessen, wie Sie die Welt um sich herum wahrnehmen, statt Ihr Verhalten oder die Welt beherrschen zu wollen.

Menschen mit Essproblemen trachten zum Beispiel oft nach völliger Kontrolle, die sie als das genaue Befolgen ihrer Diät ansehen. Etwas achtloses Essen ist nicht nur ein Ausrutscher; es fühlt sich an, wie die Kontrolle über ihren ganzen Körper zu verlieren. Eine solche Person denkt: „Wie konnte ich meinen eigenen Essregeln nicht folgen?" Wenn Kontrolle für uns Entweder-oder heißt („Entweder ich habe alles völlig im Griff oder absolut keine Kontrolle mehr"), ist es leicht, dass wir uns auf der falschen Seite wiederfinden.

Wenn Sie Ihr Bedürfnis nach Kontrolle loslassen, erlangen Sie die Freiheit der Flexibilität. Wenn Sie zum Beispiel den Glauben ziehen lassen, dass Sie immer alles im Griff haben müssten und nie achtlos essen dürften, sind Sie einen Schritt weiter gekommen. Sie haben sich entschieden, Kontrolle über Ihre Überzeugungen zu haben. Damit haben Sie wirklich die Fäden in der Hand.

Die Realität ist, dass es Augenblicke geben wird, in denen es nicht klappt. Das ist in Ordnung und ist nicht das Ende der Welt. Sie müssen nicht alles völlig im Griff haben, um Kontrolle über Ihre Überzeugungen zu haben.

Wenn Sie an dem Bedürfnis nach völliger Kontrolle festhalten, ...	Wenn Sie das Bedürfnis nach völliger Kontrolle loslassen, ...
... verrennen Sie sich. Wenn Sie bezüglich Ihrer Essgewohnheiten weiterhin nach Perfektion streben, grübeln Sie über sie nach und sorgen sich um sie.	*... können Sie flexibel sein und sich einen Fehltritt erlauben.*
... finden Sie nie Frieden. Es plagt Sie immer der Druck, es jetzt besser machen zu müssen.	*... können Dinge „gut genug" sein.*
... werden Sie von einem Gefühl des Versagens getrieben.	*... können Sie annehmen, dass es Aspekte von achtsamem Essen gibt, in denen Sie gut sind.*

Zeichen, dass es an der Zeit ist, das Bedürfnis nach Kontrolle loszulassen

Machen Sie neben die Äußerungen einen Haken, die auf Sie zutreffen:

- ☐ Ich denke oft über meine fehlende Beherrschung nach.
- ☐ Ich meine, mit jeder Mahlzeit richtig umgehen zu müssen.
- ☐ Alle Ausrutscher in Bezug auf Essen sind inakzeptabel.
- ☐ Wenn ich meinem Essplan nicht genau folge, fühle ich mich völlig unbeherrscht.
- ☐ Ich habe das Gefühl, ich muss mit jedem Problem, das mir begegnet, umgehen können.
- ☐ Ich muss all diese Dinge perfekt in Ordnung bringen können, und zwar so schnell wie möglich.
- ☐ Niemand kann mir beim Lösen von Problemen helfen.
- ☐ Ich bin die/der Einzige, die/der Dinge „richtig" tut.
- ☐ Die Menschen in meinem Leben brauchen mich, damit ich ihnen sagen kann, wie Dinge zu erledigen sind.

Das Gelassenheitsgebet von Reinhold Niebuhr erinnert uns daran, wie man unveränderliche Dinge in seinem Leben akzeptiert. Es ist ein Spruch über das Aufgeben von Kontrolle. Wenn es Ihnen hilft, sprechen Sie sich das Gedicht vor:

Gott, gib mir Gelassenheit,
um das anzunehmen, was ich nicht ändern kann,
Mut, um das zu ändern, was ich ändern kann,
und Weisheit, um den Unterschied zu erkennen.

Hilfe! Achtsame Kontrolle von innerem Drängen

Achtsamer Esstipp: Ein Loslassatemzug

Wenn Sie sich unbeherrscht fühlen oder den Wunsch verspüren, alles im Griff zu haben, benutzen Sie eine Atemübung, um sich wieder zu sammeln. Beim Einatmen stellen Sie sich vor, wie die Luft durch Ihre Nase eintritt. Sagen Sie sich dabei: „Ich akzeptiere, dass völlige Kontrolle ein unmögliches Ziel ist." Beim Ausatmen sagen Sie sich: „Ah, der Klang des Loslassens von Kontrolle."

Ein innerer Drang kann wie ein unkontrollierter Sog wirken – nicht mehr zu bremsen, wenn er einmal eingesetzt hat. Viele Klienten empfinden es tatsächlich so, wenn Sie den Drang verspüren, etwas zu essen (oder Ihr Essen einzuschränken), dass Sie nicht anders können, als das auch zu tun. Meine Klienten sagen oft, sie wissen, dass sie diesem ungesunden Verhalten nicht hätten nachgehen dürfen, aber es war, als ob ihre Hände nicht zu ihrem Körper gehörten. So mächtig kann ein innerer Drang sein.

Denken Sie über den Drang nach, sich an einer juckenden Stelle zu kratzen. Nehmen wir an, dass es dadurch schlimmer werden würde, weil dabei der Schorf geöffnet würde. Sie können Achtsamkeit einsetzen, um zu vermeiden, diesem Kratzdrang nachzugeben:

- Seien Sie sich einfach des Verlangens zu kratzen *bewusst*. Nehmen Sie wahr, auf welche Körperstelle sich dieser Drang richtet. Ist es eine Stelle an Ihrem Arm? Konzentrieren Sie Ihre Aufmerksamkeit auf die Ursache des Juckens (vielleicht ist eine Fliege auf Ihnen gelandet).
- *Beobachten* Sie das Jucken. Achten Sie darauf, wie stark es ist, auf einer Skala von eins bis zehn bemessen. Ist es ein fortwährender Drang oder einer, der sich in jedem Moment verändert?
- Seien Sie sich des *Urteils* bewusst. Bemerken Sie kritische Gedanken wie: „Ich kann dieses Jucken nicht aushalten. Es ist schrecklich." Negative Gedanken machen es schlimmer. Gehen Sie auf die Situation mitfühlend und mit einer positiven Haltung ein, wie: „Ich kann damit umgehen. Ich habe Schlimmeres erlebt."

- Bleiben Sie *im Moment*. Bemerken Sie, wie sich das Verlangen, sich zu kratzen, verändert. In der ersten Minute mag der Drang bei zehn sein, aber zwei Minuten später ist er bei sieben. Der Drang mag zunächst stark sein, aber er wird nachlassen.

Ebenso wenig müssen Sie auf den Drang, achtlos zu essen oder achtlosem (oder automatischem) Verhalten nachzugehen, reagieren, wie Essattacken oder -beschränkungen, Erbrechen oder Wohlfühlessen. Sie können diese Achtsamkeitsschritte einsetzen, um den Drang zu bemerken und anzunehmen und ihn vorbeigehen zu lassen. Das nächste Mal, wenn Sie den Drang verspüren, achtlos zu essen oder Ihr Essen einzuschränken, folgen Sie diesen Schritten und benutzen Sie das folgende Arbeitsblatt.

Schritte, um auf inneres Drängen einzugehen

- Seien Sie sich des Drangs zu essen (zu achtlosem Essverhalten) bewusst. Wann trat er auf? Was hat ihn ausgelöst? Nehmen Sie alle Empfindungen und Auswirkungen wahr. Wo spüren Sie ihn in Ihrem Körper? Wo in Ihrem Kopf? Wo im Bauch?

- Achten Sie auf die Intensität dieses Drangs. Benennen Sie sie. Ist sie größer oder geringer als sonst? Ordnen Sie sie auf einer Skala von eins bis zehn ein.

- Seien Sie sich irgendwelcher Urteile über den Essdrang (oder auch über bloße Gelüste) bewusst.

- Bleiben Sie im Augenblick, während der Drang sich von Minute zu Minute verändert. Bleiben Sie am Ball. Es kann nur Momente dauern oder Tage, aber irgendwann *wird* der Handlungsdrang nachlassen.

Arbeitsblatt zu achtlosen Essantrieben

Beschreiben Sie detailliert das Wesen des Drangs (zum Beispiel, Drang zu essen, zu einem Essanfall oder zum Diäthalten).	Wie stark war der Drang von 1 bis 10? 1 = schwach, 5 = mittel, 10 = äußerst stark	Was haben Sie damit gemacht? Haben Sie ihm nachgegeben? Konnten Sie ihn ziehen lassen?	Wie fühlten Sie sich danach? War es schmerzhaft? Waren Sie stolz oder schämten Sie sich?	Listen Sie auf, welche achtsame Handlung Sie bei so einem Drang das nächste Mal anwenden könnten.

Achtsame Unterstützung

Andere Menschen können beim Loslassen helfen und es ist unerlässlich, gute Unterstützung zu haben. Allerdings ist es oft schwierig, die richtige Art von Unterstützung zu finden, von „gesunden" Menschen, denn so viele haben Ess- oder Gewichtsprobleme. Unten sind einige Gründe angeführt, warum Menschen *nicht* bei ihren Freunden oder ihrer Familie Hilfe suchen.

- Sie wollen niemandem zur Last fallen.
- Sie glauben, andere würden sie nicht verstehen. Menschen, die keine Essprobleme haben, begreifen oft nicht. Andere können ihre eigenen Essprobleme nicht heraushalten.
- Sie befürchten, dass andere versuchen würden, Zwang oder Kontrolle auf ihr Essverhalten auszuüben.

Je größer die Essprobleme sind, desto angespannter können die zwischenmenschlichen Beziehungen werden. Essen wird dann manchmal zur Beziehung Nummer eins.

Wie passiert das? Menschen, die ihre Nahrungsaufnahme beschränken oder Diät halten, leiden oft unter Isolation. Es ist unangenehm, mit anderen zu essen und so vermeiden sie es. Als Ergebnis davon mögen sie unglücklicherweise aus dem Auge verlieren, wie Menschen mit gesundem Essverhalten ihre Mahlzeiten gestalten, und sie werden auch sehr einsam. Auf ähnliche Weise mögen sich achtlose Zu-viel-Esser davor fürchten, mit anderen zu essen. Sie haben Angst, andere beurteilen sie so hart wie sie sich selbst. Manchmal vermeiden sie es, mit Freunden essen zu gehen, lügen bezüglich dessen, was sie essen, oder essen heimlich. Um achtsam zu essen, braucht man die Annahme und Unterstützung von Nahestehenden.

Listen Sie unten auf, wer in Ihrem Lebensumfeld eine gesunde Einstellung zu Essen hat und an den oder die Sie sich wenden könnten, wenn Sie Unterstützung brauchen:

....

....

Listen Sie die Menschen auf, die Ihre achtsame Essreise nicht unterstützen (entweder offen, indem Sie versuchen Ihr achtsames Essen zu sabotieren, oder verdeckt durch abfällige Bemerkungen):

....

....

....

Listen Sie die Interessengruppen auf, denen Sie beitreten können, oder Therapeuten, zu denen Sie gehen können (Informationen, wie Sie eine Gruppe oder Therapeuten finden, enthält der Abschnitt über Onlinequellen am Ende des Buches):

....

....

....

Heute loslassen

Wenn Sie Schwierigkeiten haben, die Dinge loszulassen, die Sie quälen, halten Sie nach guten Unterstützungsquellen Ausschau.

Loslassen lernen ist eine herausfordernde Angelegenheit. Wir wissen oft, was wir möchten, und finden es schwer, wenn Dinge nicht so sind, wie wir sie gern hätten. Es hat Sie wahrscheinlich überrascht, in diesem Kapitel zu lesen, dass es gut ist, das Kontrollbedürfnis ziehen zu lassen. Bis jetzt hingen Sie womöglich zu sehr an der Vorstellung, dass Sie völlige Kontrolle über Ihr Essverhalten haben müssten. Aber nun wissen Sie, dass Ihr Kontrollbedürfnis Sie eigentlich zurückhält.

Im nächsten Kapitel erlernen Sie den letzten Achtsamkeitsaspekt der Akzeptanz.

Kapitel 10

Akzeptanz

Wir können etwas erst verändern, wenn wir es annehmen.
Aburteilung befreit nicht; sie unterdrückt.

C.G. Jung

Was wäre, wenn Sie eines Tags aufwachten und genau wie Abraham Lincoln aussähen? Genau das passierte Pete Raymond. 1976 schnitt Pete seinen Bart so, dass er Lincoln glich, und nahm an einem Lincoln-Bart-Wettbewerb teil, wo man entdeckte, dass er fast genauso wie der sechzehnte Präsident der Vereinigten Staaten aussah.

Man kann sich leicht den inneren Kampf vorstellen, den er ausgestanden haben muss. Wollte Pete wie eine berühmte Person der Geschichte aussehen? Wahrscheinlich nicht. Tatsächlich enthüllt er auf seiner Website, dass es „fast fünfundzwanzig Jahre gedauert hat, bis er die Vorstellung, dass er wie Lincoln aussieht, akzeptiert hatte“. Das gleicht dem Kampf, den die meisten von uns mit ihrem Aussehen ausstehen. Wir haben wahrscheinlich eine Idee, wie wir gern aussähen, und es wird uns zwangsläufig schwerfallen, unser tatsächliches Aussehen anzunehmen, wenn es diesen Vorstellungen nicht annähernd entspricht.

Als Pete diese Tatsache über sein Aussehen akzeptierte, veränderte sich sein Leben. Er gab die unglaubliche Ähnlichkeit nicht nur zu, sondern er betrachtete es fortan als seine Berufung, die Rolle von Abraham Lincoln zu spielen. Derzeit besucht er Schulen, um dort Lincolns Lebensgeschichte zu präsentieren und er steht Modell für die Titelbilder von Büchern über Lincoln. Er hat sein Aussehen voll und ganz angenommen, betrachtet es als einen Teil dessen, was er ist, und hat etwas Außergewöhnliches daraus gemacht.

Sie haben wahrscheinlich auch viel Zeit darauf verschwendet, gegen einige Aspekte Ihres Körpers anzukämpfen, die einfach zu Ihnen gehören. Klar, Sie ähneln vielleicht keiner historischen Person. Aber wahrscheinlich haben Sie etwas, das Sie an sich schätzen. Vielleicht stehen Sie nicht gerade auf die Form Ihrer Beine, aber sie machen eine klasse Volleyballspielerin aus Ihnen. Sich einen anderen Körper zu wünschen, hält Sie davon ab, ihn so zu lieben, zu nähren und zu schätzen, wie er ist. Stellen Sie sich vor, wie viel Aufmerksamkeit Sie anderen Dingen schenken könnten, wenn Sie sich nicht so viel darum sorgen würden, einen perfekten Körper zu haben.

Sich annehmen zu lernen ist ein zentraler Aspekt von achtsamem Essen. Wenn Sie aufhören, mit sich darum zu kämpfen, wie Sie meinen, dass Dinge sein sollten, und anfangen, sie so anzunehmen, wie sie sind, können Sie das Problem auf gesunde Weise angehen.

Was ist Akzeptanz?

Akzeptanz wird als das Erleben einer Situation definiert, ohne dass man beabsichtigt, sie verändern zu wollen. Wenn Sie Akzeptanz schwierig finden, sind Sie nicht allein; das fällt vielen Menschen schwer. Wir wissen, was wir wollen, aber wenn das Leben unseren Erwartungen nicht entspricht, kann das ganz schön enttäuschend und sogar schmerzlich sein.

Eine Situation, in der man viel über Annehmen lernt, ist eine Beziehung oder Ehe. Unausweichlich hat Ihr Partner oder Ihre Partnerin einige Charakterzüge, die Sie wahnsinnig machen, wie Socken auf dem Boden verstreuen, unablässig Sportsendungen anschauen oder stundenlang einkaufen gehen. Diese Eigenschaften werden gratis mitgeliefert. Ehepartner, die glauben, sie könnten ihren Partner verändern, sind oft unglücklich – die

Katastrophe ist damit vorprogrammiert. Wir wollen alle für das, was wir sind, angenommen werden; denken Sie daran, wie Sie sich fühlen, wenn andere wesentliche Teile Ihrer Persönlichkeit verändern wollen.

Wir haben oft das Gefühl, dass Ehen und Essen nicht so leidvoll und schwierig sein sollten, wie sie es sein können. Sie erwecken den Anschein, dass sie leichter sein müssten. Das ist auch ein Grund, warum Menschen solche Schwierigkeiten haben, ihre achtlosen Essprobleme anzunehmen: Sie bereiten ihnen so viele Unannehmlichkeiten. Es ist völlig verständlich, dass es ihnen schwerfällt, sie anzunehmen.

Arbeitsblatt: Achtloses Essen und Leid

Wie viel Leid bringt Ihnen achtloses Essen in Ihrem Leben? Es kann Ihrem Selbstvertrauen und alltäglichen Funktionieren einiges abverlangen. Benutzen Sie das folgende Arbeitsblatt, um nachzuvollziehen, wie Ihre Gedanken über achtloses Essen Ihnen mehr Stress bereiten und Ihre Sorge steigern. Beachten Sie die Beispiele in den ersten beiden Reihen.

Datum und Ereignis	Wie sehr habe ich mich heute geärgert/ gesorgt/gelitten auf einer Skala von 1 bis 10	Welche Gedanken haben mein Leid verstärkt?	Wie hätte ich mein Leid verringern können?
2. Juni: Achtloses Essen auf der Arbeit. Ein Klient brachte eine große Packung Naschereien mit.	*Ich habe mir etwa eine Stunde darüber Sorgen gemacht, was ich gegessen habe. Mein Leidensgrad lag bei 8. Ich fühlte mich so schuldig.*	*Ich habe mich richtig fertiggemacht. Meine Gedanken machten alles noch schlimmer. Ich konnte es nicht loslassen. Das achtlose Essen fühlte sich wie eine Katastrophe an.*	*Den Vorfall in einen größeren Zusammenhang stellen. Es war nicht das Ende der Welt. Achtsamkeitstechniken einsetzen, um die besorgten Gedanken ziehen zu lassen und meine Aufmerksamkeit bei meiner Arbeit zu halten.*

Datum und Ereignis	Wie sehr habe ich mich heute geärgert/gesorgt/gelitten auf einer Skala von 1 bis 10	Welche Gedanken haben mein Leid verstärkt?	Wie hätte ich mein Leid verringern können?
4. Juni: Meine Freundin sagte: „Wie kannst du nur diesen Mist essen?“	*Es machte mich so wütend. Ich fühlte mich beurteilt und bloß gestellt. Ich brütete den Rest des Tages darüber. Es war ungefähr eine 8.*	*Was sie gesagt hatte, interpretierte ich als ich sei „falsch“ oder „schlecht“.*	*Ich mag es zu persönlich genommen haben. Sie sorgt sich sehr um das, was ich esse. Ich projizierte meine Schuldgefühle auf sie.*

Akzeptanz und achtloses Essen

Oft herrscht Unklarheit darüber, was Akzeptanz im Zusammenhang mit achtlosem Essen bedeutet. Viele unterscheiden nicht zwischen Aufgeben und Annehmen. Doch gibt es einen Unterschied zwischen dem Annehmen der eigenen Person und dem Akzeptieren von Verhaltensweisen. Eltern mögen ihr Kind lieben und annehmen und trotzdem wünschen, dass es weniger Wutanfälle hat, seine Kleider wegräumt und aufpasst. Doch liegen Eltern schief und richten dauerhaften Schaden an, wenn sie glauben, dass schlechtes Verhalten mit einem schlechten Kind gleichzusetzen sei. Eine gesündere Umgangsweise besteht darin, das Kind (samt seinen Fehler und allem) zu lieben und daran zu arbeiten, sein Verhalten zu verbessern. Wenn Kinder sich geliebt fühlen, sind sie auch motiviert, etwas zu verbessern. Wenn sie sich nicht geliebt und angenommen fühlen, denken sie vielleicht: „Wozu sich abmühen?“ Menschen mit Körperbildproblemen begehen einen ähnlichen Fehler. Sie meinen, dass schlechtes Essverhalten (achtloses Essen) einem schlechten Menschen gleichkommt. Stattdessen wäre es hilfreicher zu denken: „Mich nehme ich an und an meinem achtlosen Essverhalten feile ich.“

Achtsamer Esstipp: Akzeptanz-Mantra

Achten Sie auf Ihren Atem. Beim Einatmen sagen Sie sich: „Es darf sein.“ Und beim Ausatmen: „So wie es ist.“

Akzeptanzübung: Das Geschenk annehmen

Stellen Sie sich vor, Sie hätten Geburtstag und ein Geschenk bekommen. Es war genau das, was Sie sich gewünscht haben. Malen Sie sich aus, wie das wäre (aber bleiben Sie realistisch). Schreiben Sie auf, was für ein Geschenk das ist.

....

....

Nun stellen Sie sich vor, Sie feierten gemeinsam mit einer Freundin, die am gleichen Tag Geburtstag hat wie Sie. Und das Geschenk, das Ihnen so sehr gefiel, war für Ihre Freundin bestimmt gewesen. Und sie hat aus Versehen das für Sie bestimmte Geschenk geöffnet. Sie tauschen die Geschenke. Schreiben Sie auf, wie es sich anfühlt, sich von dem Geschenk, das Ihnen so sehr gefiel, zu trennen.

....

....

Das für Sie bestimmte Geschenk gefällt Ihnen überhaupt nicht. Beschreiben Sie etwas, das Sie kürzlich bekommen haben und Ihnen überhaupt nicht gefiel.

....

....

....

....

Überlegen Sie, was Sie mit diesem Geschenk machen könnten. Wie könnten Sie das Geschenk für Ihr Leben passend machen oder wie könnte es von Nutzen sein? Zum Beispiel könnten Sie es weggeben.

Oder vielleicht behalten Sie es, weil es irgendwann mal gelegen kommen könnte. Schreiben Sie auf, was Sie mit diesem vorgestellten Geschenk tun könnten.

....

....

....

....

Das Ziel: Verwendung für ein Geschenk zu finden, das Ihnen nicht gefällt, kann Ihnen gute Anregungen geben. Dieses Beispiel können Sie als Anleitung nutzen, wie Sie über das Annehmen Ihres Körpers nachdenken könnten. Ihr Körper ist ein Geschenk. Man bekommt nicht immer das geschenkt, worum man bittet oder was man möchte, aber man kann es dankbar annehmen und das Beste daraus machen oder es für sein Leben passend machen.

Die Geschichte des eigenen Körperbildes

Untersuchen Sie die Geschichte Ihres Körperbildes. Die Kenntnis Ihrer Vergangenheit kann Ihnen verstehen helfen, wie Ihr Körperbild oder Ihre innere Vorstellung von sich entstanden ist und warum Annehmen für Sie so schwer ist. Ergänzen Sie die Lücken in den folgenden Sätzen.

Als Kind fühlte ich mich ... in Bezug auf meinen Körper. Ich beschrieb meinen Körper mit Worten, wie

....

....

Als Teenager fühlte ich mich ... in Bezug auf meinen Körper. Ich beschrieb meinen Körper mit Worten, wie

....

Als Erwachsene fühlte ich mich ... in Bezug auf meinen Körper. Ich beschrieb meinen Körper mit Worten, wie

....

In diesem Augenblick fühle ich mich ... in Bezug auf meinen Körper. Ich beschreibe meinen Körper mit Worten, wie

....

Als ich aufwuchs, beschrieben diejenigen, die mich aufzogen, Freunde und Familie meinen Körper mit Worten, wie

....

Diejenigen, die mich aufzogen, Freunde und Familie beschreiben meinen Körper jetzt mit Worten, wie

....

Wie unterscheidet sich Ihre Selbstsicht davon, wie andere Sie jetzt sehen und wie sie Sie früher sahen?

....

....

....

Haben Sie Schwierigkeiten, Ihre alte Identität oder Ihr altes Selbstbild „loszulassen"? Schreiben Sie darüber.

....

....

....

Diese Übung hat Ihnen vielleicht ein paar Hinweise gegeben, warum es so schwer ist, Ihren Körper so anzunehmen, wie er ist. Unser Bild von unserem Körper und unser Verhältnis zu ihm verändern sich im Lauf des Lebens. Und zum Annehmen des eigenen Körpers gehört es, seine Signale in Ordnung zu finden.

Annehmen des Hungers: Geh weg, Hunger!

Stellen Sie sich vor, Ihr Nachbar klopft an Ihre Wohnungstür. Sie sind gerade aus der Dusche gekommen, noch im Bademantel und haben keine Lust aufzumachen. Eine Weile lang klopft er sacht an die Tür. Sie hoffen, dass er einfach wieder geht! Sie überlegen: Soll ich die Tür öffnen oder nicht? Und noch einmal klopft er, Sie ignorieren es. Was passiert? Das Klopfen wird lauter und ungeduldiger. Der Nachbar weiß, dass Sie da sind.

Schließlich erkennen Sie, dass der Nachbar nicht weggehen wird. Aber je länger Sie warten, desto mehr verändert sich Ihre Haltung. Wenn Sie dann endlich die Tür öffnen, nach all dem hartnäckigen, lauten Klopfen, in welcher Verfassung werden Sie da wahrscheinlich sein? Werden Sie genervt sein? Ärgerlich? Vielleicht reagieren Sie auch so, als ob etwas passiert wäre.

Das ähnelt der Art, wie Sie vielleicht mit Ihrem Hunger umgehen. Ihr Hunger stupst Sie leicht an und Sie hoffen einfach, dass er wieder geht. Je mehr Sie ihn ignorieren, desto lauter werden die Hungeranzeichen und desto unruhiger werden Sie. Je länger Sie warten und ihn bekämpfen, desto wahrscheinlicher essen Sie aus Wut, Frust oder Dringlichkeit. Stellen Sie sich vor, wie anders Ihre Haltung wäre, wenn Sie den Hunger gleich hereinlassen würden, sobald er angefangen hat, sacht anzuklopfen. Sie könnten die Tür ruhiger und vernünftiger öffnen.

„Ich kann es nicht ausstehen, Hunger zu haben!" Hungergefühl ist eine der Erfahrungen, die viele meiner Klienten als äußerst beängstigend und abstoßend empfinden. Jane, eine zweiundsechzigjährige Anwältin, sagte, wenn sie sich einen Wunsch über ihren Körper erfüllen könnte, wäre es, keinen Hunger mehr zu haben. Wenn sie Hunger verspürte, wusste sie, dass eine Entscheidung anstand, und sie fing an sich Sorgen zu machen, was sie tun sollte.

Es ist wichtig, das Hungergefühl anzunehmen. Es wird nirgendwohin gehen. Auch wäre das nicht wirklich gut. Hunger ist eine lebenswichtige biologische Funktion, die anzeigt, dass der Körper Kraftstoff braucht, damit er weiter funktionieren kann.

Akzeptanzübung

Lesen Sie die folgenden Sätze laut:

- Ich akzeptiere, dass Hunger eine normale biologische Funktion ist. Ich werde Hunger haben.
- Ich akzeptiere, dass mein Körper Nahrung braucht. Hunger ist ein notwendiges und wichtiges Signal.
- Ich akzeptiere, dass mein Hunger mich manchmal ängstigt.
- Ich akzeptiere, dass es schwierig ist, meinem Hunger genau zu entsprechen.
- Ich akzeptiere, dass ein Hungergefühl nicht immer bedeutet, dass ich essen muss.
- Ich akzeptiere, dass ich die physischen und emotionalen Hungeranzeichen kennenlernen muss.
- Ich akzeptiere, dass

  ....

Den eigenen Körper annehmen

Nachdem Sie sich viele Jahre mit Diäten beschäftigt haben und Ihren Körper nicht mochten, wird sich Ihre Haltung nicht auf magische Weise über Nacht verändern. Das braucht Übung. Hängen Sie die folgenden Affirmationen an Ihren Badezimmerspiegel, an eine Tür oder eine andere sichtbare Stelle. Kopieren Sie sie und stecken Sie sie in Ihre Hand- oder Brieftasche.

Affirmationen zum Annehmen des eigenen Körpers

- Ich akzeptiere, dass meine Sorgen um Essen und mein Gewicht eine emotionale Belastung darstellen, ein Gefühl des Unbehagens erzeugen und Leiden in mein Leben bringen.
- Ich entschließe mich, meinen Körper und mein Gewicht so anzunehmen, wie sie in diesem Moment sind.
- Die Entscheidung, mich anzunehmen, kann nur ich treffen und umsetzen.
- Ich akzeptiere, dass die Fixierung auf meinen Körper mein Gewahrsein und mein Denken trübt.
- Ich akzeptiere, dass meine erblichen Anlagen meine Körperform und mein Gewicht stark beeinflussen.
- Ich akzeptiere, wie wichtig achtsames Essen für meine Gesundheit ist.
- Meinen Körper und mein Gewicht anzunehmen, bedeutet nicht, dass ich sie als perfekt betrachte.
- Akzeptanz kommt nur aus meinem Innern. Ich kann sie nicht im Außen suchen.
- Ich akzeptiere, dass sich mein Wert nicht in meinem Gewicht oder meiner Figur spiegelt, sondern dass er sich vielmehr daraus ableitet, wer ich als ganzer Mensch bin.
- Zu Akzeptanz gehört auch, das kulturell verbreitete Perfektionsdenken abzulehnen.

Achtsame Essübung: Formulieren Sie Ihre eigenen Affirmationen

Suchen Sie sich drei Dinge aus, die Sie schwer annehmen können (über sich, Ihr Leben, Ihre Umstände, Ihren Körper usw.) und an denen Sie noch arbeiten müssen. Zum Beispiel: Ich akzeptiere, dass achtloses Essen für mich eine Herausforderung ist, aber für meinen Mann nicht. Mir gefällt das nicht, aber ich kann daran arbeiten, es anzunehmen. Wenn ich es nicht annehme, fixiere ich mich darauf, wie unfair es ist. Das ist nicht produktiv. Ich muss mich einfach auf mich konzentrieren.

Ich akzeptiere

....

....

....

....

....

Betsy, eine zweiunddreißigjährige Krankenschwester, erzählte, wie sie es schaffte, ihren Körper anzunehmen. Jahrelang wollte sie dünn sein, dünn wie ein Strich. Sie wog nie zu viel, aber mit 1,85 m war Betsy nicht die kleine, zierliche Frau, die sie gern gewesen wäre. Wenn sie in Kleidergeschäfte ging, griff sie automatisch nach kleinen Größen. Tagtäglich wünschte sie sich, sie könnte sich in diese Kleider zwängen.

Als sie einen Tag mit ihren Hunden verbrachte, hatte sie ein Aha-Erlebnis. Sie erklärte, dass sie Hunde mag, alle Hundearten, und fuhr fort: „Mein Wunsch, dünn zu sein, ist wie die Sehnsucht, ein Chihuahua zu sein, zierlich und klein. Aber ich bin einfach nicht so gemacht. Ganz gleich, wie sehr ich ein Chihuahua sein will, ich bin keiner. Ich bin eher wie ein Labrador Retriever gebaut – und das ist in Ordnung. Es gibt viele unterschiedliche Hundearten auf der Welt. Ich würde nicht wollen, dass mein Cockerspaniel ein Chihuahua ist. Ich kann meinen Körper nicht verändern. Ich muss annehmen, wer ich bin."

Körperachtsamkeitsübung: Achtsam den eigenen Körper annehmen

Stellen Sie sich vor einen Spiegel. Ihre Aufgabe besteht darin, sich zu beschreiben, ohne wertende Sprache zu benutzen. (Verwenden Sie keine Worte wie „dick", „hässlich" oder „dumm".) Benutzen Sie nur beschreibende Beiworte (wie „runde Schultern", „fließende Haare" oder „knubbelige Knie"). Beschreiben Sie zunächst Ihre Haare (Farbe, Länge und Beschaffenheit). Beachten Sie die Form Ihrer Beine und Schultern. Beschreiben Sie Ihre Silhouette. Fassen Sie ein paar der wichtigen Funktionen in Worte, die Ihre Körperteile für Sie erfüllen.

Sich achtsam dick fühlen

Löst „das Gefühl, dick zu sein" bei Ihnen achtloses Essen aus? Therapeuten werden versuchen, Sie davon zu überzeugen, dass „dick" kein Gefühl ist. Aber wenn es kein Gefühl ist, warum sagen so viele Leute, sie fühlen sich so? Für viele Menschen mit Essproblemen ist „sich dick fühlen" eine Emotion, mit der sie schwer zurechtkommen. Ihre Aufgabe besteht darin, dieses Gefühl zu zerlegen und zu verstehen, woher es kommt. Seien Sie sich der darunter liegenden Auslöser bewusst.

Körperachtsamkeitsübung: Was führt dazu, dass Sie sich dick fühlen?

Ist es eine *Körperempfindung*, die Sie „dick fühlen" lässt? Fühlen Sie sich dick, wenn Ihre Hosen spannen, wenn Ihr Bauch voll ist und so weiter?

....

....

Ist es ein *Gedanke*? Welche Gedanken oder Erinnerungen kommen Ihnen, wenn Sie sich dick fühlen?

....

....

Ist es ein *Gefühl*? Schmerzliche oder schwierige Gefühle, wie „Ich bin unzufrieden mit mir", werden oft als „Ich fühle mich dick" übersetzt. Welche anderen Gefühle steigen in Ihnen auf, wenn Sie sich dick fühlen? Benennen Sie sie.

....

Wenn Sie sich „dick fühlen", folgen Sie den hier angeführten Schritten.

1. Finden Sie heraus, was Sie „dick fühlen" lässt: ein Gedanke, ein Gefühl oder eine Körperempfindung. Bestimmen Sie die Umstände. Wo waren Sie, als das Gefühl auftauchte? Was war passiert? Schreiben Sie alles auf.

   ....

   ....

2. Was machen Sie normalerweise, um mit diesem Gefühl klarzukommen? Die meisten Menschen entwerfen einen Plan (oft einen unrealistischen), wie dass sie sich sagen: „Ich werde nie mehr etwas essen", „Ich werde morgen mit einer Diät anfangen" oder „Ich lasse eine Mahlzeit ausfallen". Menschen mit Essstörungen setzen manchmal sehr schädliches Verhalten ein, damit sie sich nicht mehr dick fühlen, wie das Beschränken ihrer Nahrungsaufnahme oder Erbrechen.

....

....

3. Welche andere Umgangsweise können Sie das nächste Mal ausprobieren, um mit diesem Gefühl zurechtzukommen?

....

....

Statt das nächste Mal, wenn Sie sich dick fühlen, in Ihre typische Reaktionsweise zu verfallen, bemerken Sie das Gefühl und seien Sie sich seiner bewusst. Lesen Sie sich nötigenfalls den folgenden Text laut vor.

Sich darauf ausrichten, sich achtsam dick zu fühlen

Für uns Menschen ist es natürlich, auf ein unangenehmes Gefühl sofort zu reagieren. Achtsamkeit ist das Gegenteil davon – es ist bloßes Beobachten. Wenn man achtsam ist, behält man eine neutrale innere Haltung bei, während man ein Gefühl eingehend betrachtet. Man sieht, wie das Gefühl kommt, nimmt seine Intensität wahr und schaut zu, wie es schwächer wird, bis es weg ist. Manchmal mag es nur ein paar Minuten dauern, bis das Gefühl verblasst und ein andermal mögen es Stunden oder sogar

Tage sein. Kein Grund zur Panik! Diese bloß wahrnehmende Haltung hält die Reaktion normalerweise im Zaum, und Sie erfahren, dass das, was als unerträglich erscheint, erträglich wird.

Sich dick oder wegen achtlosen Essens schuldig zu fühlen erscheint manchmal unerträglich. Sobald das Gefühl aufsteigt, wissen Sie nicht, was Sie damit tun sollen und möchten sofort etwas machen, um es loszuwerden. Manchmal besteht Ihr Tun in einer Aktivität, die das Gefühl vertreiben soll, wie Laufen. Manchmal ist es Selbstbestrafung: „Ich bekomme kein Abendbrot." Manchmal ein Gedanke: „Ich werde nie mehr essen." Manchmal ein Gefühl: „Ich bin schrecklich." Dadurch wird Ihre Angst etwas gemindert, da Sie einen Plan haben, wie Sie dafür zahlen. Mit diesen Handlungen geht es Ihnen jedoch oft schlecht (und sie mögen schwer umzusetzen sein, was die Möglichkeit des Versagens vorprogrammiert) und der Kreislauf kann von vorn beginnen.

Achtsame Essübung: Bei dem Gefühl bleiben

Wenn Sie sich das nächste Mal „dick fühlen", nehmen Sie einfach das unangenehme Gefühl wahr, als ob Sie dem Kommen und Gehen der Wellen am Strand zusehen würden. Bemerken Sie, wie das Gefühl des Dickseins oder der Schuld in Ihnen aufsteigt. Achten Sie auf seine Intensität. Nehmen Sie wahr, wie lange es dauert, wie es verblasst, aber bleiben Sie dabei, bis es weg ist. Versuchen Sie, sich davon abzuhalten, auf das Gefühl zu reagieren. Lenken Sie sich zwischendurch ab. Gehen Sie aus dem Haus. Rufen Sie jemanden an. Lesen Sie noch einmal in diesem Buch. Wenn man die Aufmerksamkeit auf das Gefühl unterbricht, vergeht es manchmal viel schneller, als man denkt. Gehen Sie achtsam darauf ein, indem Sie es eingehend betrachten und wissen, wodurch es ausgelöst wurde.

Selbstbild und Geistesverfassung

Wenn ich wütend oder müde bin, bin ich kein vernunftbegabter Mensch. Ich schaue in den Spiegel und kann nichts an mir finden, das ich mag. Ich beschließe, mich mit Salat zu bestrafen. Aber wenn ich ausgeruht bin oder schön aus war, fühle ich mich in Ordnung. Dann drohe ich meiner Ernährung keine Zwangsmaßnahmen an. Es ist interessant, wie meine Geistesverfassung meine Sichtweise verändert.

Rachel

In der östlichen Philosophie gibt es eine Geschichte über einen Mönch, der keinen Spiegel besaß. Er brauchte keinen. Jeden Tag, wenn er aufstand, schaute er in ein Gefäß mit Wasser, um sein Spiegelbild zu sehen. Gewöhnlich gab das ruhige Wasser im Kübel ein genaues Abbild seines Gesichts wider. Aber eines Tages, als er in das Gefäß schaute, war das Wasser mit Moos und Wasserpflanzen bedeckt. Als er hineinschaute, war er schockiert. Er sah nicht das erwartete Spiegelbild. Es war völlig verzerrt. Sein Spiegelbild war durcheinander gebracht und von Moosfäden durchzogen. Stellen Sie sich vor, wie er reagieren würde, wenn er glauben würde, dass das moosbedeckte Spiegelbild ein genaues Abbild seiner selbst wäre. Was, wenn er nicht erkennen würde, dass das, was ihm gespiegelt wird, mit Pflanzen vermengt ist?

Das Moos ist eine gute Metapher für den Dreck, der in unserem Geist wächst, wenn wir uns mit den Augen der Medien und der Gesellschaft betrachten. Es ist schwer, uns genau zu sehen und so anzunehmen, wie wir sind. Wie der Mönch glauben wir unseren Augen, auch wenn unsere Sicht getrübt ist.

Es gibt einige unterschiedliche Fassungen dieser Geschichte, mit diversen Gefäßarten, in die der Mönch hineinschaut.

Ein geschäftiger Geist: Ein Mönch schaut in ein Gefäß mit rotem, blauem, braunem und grünem Wasser. Sein Spiegelbild wird durch die Farbwirbel verzerrt.

Auf welche Weise beeinflusst Ihr geschäftiger Geist, wie Sie sich und Ihren Körper sehen? Schreiben Sie es hier auf.

....

....

Ein ärgerlicher Geist: Ein Mönch schaut in ein Gefäß mit unbewegtem Wasser. Dann stellt er es auf ein Feuer, bis es kocht.

Wie beeinflusst Ihr ärgerlicher Geist, wie Sie sich und Ihren Körper sehen?

....

....

Auf die Vergangenheit fixiert: Ein Mönch schaut in ein Gefäß, dessen Wasser durch einen Windstoß bewegt wurde; der alte Dreck und Schlamm, der sich am Boden des Gefäßes abgesetzt hatte, wurde dadurch aufgewirbelt.

Wie beeinflusst Ihr in Erinnerungen schwelgender Geist, wie Sie sich und Ihren Körper sehen?

....

....

Achtsames Annehmen

Wenn es regnet, ist im Grunde das Beste, was man tun kann, es einfach regnen zu lassen.

Henry Wadsworth Longfellow

Akzeptanz ist der letzte Aspekt von Achtsamkeit, der in diesem Buch vorgestellt wird. Das ist nicht deshalb so, weil sie am wichtigsten oder unwichtigsten ist. Sie bekam diesen Platz, weil sie eine gute Zusammenfassung der anderen Aspekte ist. Sich mit seinen Fehlern und allem anzunehmen ist sowohl ein guter Ausgangspunkt wie auch eine Vorstellung, zu der man zurückkehren kann, wenn es schwierig wird. Akzeptanz ist eine Geisteshaltung. Sie ist eine wichtige Grundlage, damit achtsames Essen gelingen kann. Wenn Sie schließlich akzeptiert haben, dass achtloses Essen ein Problem ist, können Sie anfangen, einen Weg zu finden, um mit dieser Tatsache zu arbeiten.

Longfellow hat recht. Sagen wir, Sie haben ein Picknick geplant und es fängt an, zu regnen. Sie regen sich eine Weile darüber auf und wünschen, dass es nicht so wäre. Vielleicht schimpfen und toben Sie sogar, weil der Regen ihr Picknick ruiniert. „Das ist unfair! Warum gerade jetzt?" Sie laufen hin und her und hoffen, dass er aufhört.

Sobald Sie akzeptiert haben, dass es regnet, sind Sie in der Lage, mit dieser Tatsache umzugehen. Sie verschieben das Picknick vielleicht oder verlegen es nach innen. Oder Sie beschaffen einen sehr großen Regenschirm.

Doch solange Sie emotional nicht in der Lage sind, von Ihrem Wunsch und Ihrer Vorstellung loszulassen, kann sich nichts verändern.

Auch nach dem Lesen dieses Kapitels werden Sie vermutlich immer noch etwas mit dieser Idee ringen. Akzeptanz zu erlernen kann einige Zeit dauern. Doch am wichtigsten ist zu begreifen, dass es untrennbar zu achtsamem Essen dazu gehört.

Im nächsten Kapitel beschäftigen wir uns mit ein paar weiteren Themen, die häufig auftauchen, wenn man sich um achtsames Essverhalten bemüht.

Kapitel 11

Achtsames Essen – ein Rück- und Überblick

Gratulation! Sie haben erfolgreich die verschiedenen Aspekte achtsamen Essens kennengelernt. Dass Sie bis zu diesem Kapitel gekommen sind, bedeutet, dass Sie einiges in Ihre Gesundheit und Ihr emotionales Wohlbefinden investiert haben. Wie fühlen Sie sich? Ich hoffe, dass Sie auf Ihre Fortschritte stolz sein können und dabei bleiben werden; dass es Ihnen gefällt, wie viel Sie über sich erfahren haben; und dass Sie die Faktoren gut im Blick haben, die früher zwischen Ihnen und einem achtsamen Verhältnis zu Essen gestanden haben.

Die folgenden Seiten geben Ihnen die Möglichkeit, sich anzusehen, was Sie gelernt haben. Beantworten Sie zunächst die Überblicksfragen. Sie sind eine Orientierungshilfe, wie Sie alles zusammenführen können. Daran können Sie auch Ihr Wissen überprüfen, so dass Sie sehen, wie viel Sie gelernt haben. Eines der wichtigsten Arbeitsblätter dieses Abschnitts behandelt die Rückfallfaktoren, die Faktoren, die Sie schnurstracks in Ihre alten Verhaltensweisen zurückbefördern. Wenn Sie sich wirklich gut kennen, werden Sie die Faktoren, die achtloses Essen auslösen, eindeutig identifizieren können.

Dieses Kapitel enthält auch eine kurze Zusammenfassung der sieben

Achtsamkeitsaspekte, die Sie sich kopieren und aufhängen können. Bringen Sie Kopien der Zusammenfassung dort an, wo Sie sie häufig sehen, wie im Badezimmer oder am Küchenschrank. Die Zusammenfassung in der Nähe von Lebensmitteln anzubringen, erinnert Sie daran, die jeweiligen Techniken in Situationen einzusetzen, die die Frage erforderlich machen: „Soll ich das essen oder nicht?"

Überblicksfragen zu achtsamem Essen

Wie würden Sie Ihre achtlosen Essgewohnheiten beschreiben (Diäthalten, Überessen, zu wenig essen, chaotisch essen oder eine Kombination)?

....

....

Lebensmittel, die Sie am achtlosesten essen:

....

....

Orte, an denen Sie am achtlosesten essen:

....

....

Sie können am besten acht*sam* essen, wenn Sie:

....

Bei folgenden Tätigkeiten neigen Sie dazu, nebenbei auch zu essen (zum Beispiel Autofahren, Reden, Kochen, Schreibtischarbeit):

....

....

Woran halten Sie fest, das Sie unglücklich fühlen lässt (zum Beispiel der Wunsch, eine bestimmte Kleidergröße zu haben, Ihre Essgewohnheiten nicht zu verändern, dass es einfacher wäre):

....

....

Wenn Sie die folgenden Gefühle haben, wenden Sie sich Essen zu oder davon ab, damit es Ihnen besser geht:

....

....

Wenn Sie auf Ihren Körper achten, sagt er Ihnen auf folgende Weise, dass er Hunger hat:

....

....

Wenn Sie acht*sam* essen, reagiert Ihr Körper mit:

....

....

Wenn Sie acht*los* essen, reagiert Ihr Körper mit:

....

....

Sie haben über Ihr Denken Folgendes gelernt (zum Beispiel, dass es Ihnen schwerfällt, Ihre Gedanken loszulassen, ohne auf sie zu reagieren, dass Sie sich selbst gegenüber sehr kritisch sind oder dass Sie mehr daran arbeiten müssen, sich selbst und anderen gegenüber mitfühlender zu sein):

....

....

Was können Sie an sich und Ihrem Körper am schwersten akzeptieren?

....

....

Vorbeugung gegen Rückfälle in achtloses Essverhalten

Ein Schüler ging zu seiner Meditationslehrerin und sagte: „Meine Meditation ist schrecklich! Ich bin so abgelenkt“, oder: „Meine Beine tun weh. Ich schlafe ständig ein. Es ist einfach furchtbar!“ – „Es wird vergehen“, sagte die Lehrerin. Eine Woche später kommt der Schüler wieder zu seiner Lehrerin und sagt: „Meine Meditation ist wunderbar! Ich bin so gegenwärtig, fühle mich so friedlich und lebendig! Es ist einfach wunderbar!“ – „Es wird vergehen“, sagt die Lehrerin.

Diese Geschichte macht deutlich, auch wenn Sie außerordentliche achtsame Essfertigkeiten entwickelt haben: Sie werden irgendwann vergehen. Sie werden Ihre guten und Ihre schlechten Tage haben. Auch wenn Sie vielleicht ursprünglich daran gedacht haben, diesen Abschnitt zu überspringen, ist das folgende Arbeitsblatt zur Vorbeugung gegen Rückfälle eines der wichtigsten. Füllen Sie es heute aus, solange es gut läuft und *bevor* Sie einen Rückfall haben. Seien Sie vorausschauend!

Das Wichtigste, an das Sie sich erinnern müssen, ist, dass Sie von Zeit zu Zeit kleinere Rückfälle oder achtlose Essattacken haben werden. Betrachten Sie sie wie ein Schlagloch. Sie gehen zwar nicht davon aus, aber jede Straße hat zumindest ein paar Schlaglöcher. Einige sind tiefer und man kommt schwerer aus ihnen heraus und andere rütteln uns nur leicht. Ein kleinerer Rückfall mag nur ein paar Anpassungen erforderlich machen, aber ein größerer mag bedeuten, mit diesem Buch wieder von vorn anfangen oder einen Therapeuten zu Rate ziehen zu müssen.

Wenn Sie vom Weg abgekommen sind und wieder auf Kurs kommen müssen, denken Sie daran, eine achtsame Kehrtwende zu machen. Wenn Sie die Ausfahrt verpasst haben, warten Sie einfach auf die nächste Gelegenheit, wo Sie wenden und wieder auf die richtige Strecke zurückkehren können. Es heißt nicht, dass die Fahrt damit endet; Sie müssen einfach die Orientierung und Ihren Weg wieder finden.

Arbeitsblatt zur Vorbeugung gegen achtlose Essrückfälle

Die wichtigste Frage, die Sie sich stellen sollten, ist die folgende:

Was wird am wahrscheinlichsten einen Rückfall in achtloses Essen auslösen? Welche Umstände (wie Stress, die Gegenwart von Essen oder ein Beziehungsproblem) gäben wohl den Anstoß?

....

....

Welche Faktoren machen Sie für einen Rückfall anfällig? (Beispiele mögen sein: Müdigkeit oder Einsamkeit, in einem mexikanischen Restaurant essen, Alkohol trinken, mit achtlosen Essern speisen oder das Gefühl, versagt zu haben.)

....

....

Was sind Anzeichen für einen kleineren Rückfall? Wie würden Sie erkennen, dass Sie einen leichten Rückfall haben? (Dazu können wertende Gedanken gehören, sich auf Essregeln stützen, achtlos in etwas hineinbeißen oder Gedanken an Essen nachhängen.)

1. ....

2. ....

3. ....

Was sind Anzeichen für einen größeren Rückfall? Welche Verhaltensweisen sind Alarmglocken für ein größeres Problem? (Vielleicht sich unbeherrscht fühlen und unfähig, Gelüste loszulassen oder sich durch sie hindurchzuarbeiten.)

1. ....

2. ....

3. ....

Achtsames und geplantes Vorgehen: Wie am besten umkehren? Was brauchen Sie, um umgehend wieder auf Kurs zu kommen? (Vielleicht probieren Sie es damit, dieses Arbeitsbuch wieder hervorzuholen oder mit Lesen oder mit achtsamem Einkaufen.)

Einen Verhaltensplan entwerfen. Was werden Sie tun, wenn Sie mit diesem Auslöser wieder konfrontiert sind? (Wählen Sie ein anderes Restaurant, lehnen Sie höflich ab, wenn Ihnen Essen angeboten wird, arbeiten Sie sich achtsam durch das Verlangen oder gehen Sie aus dem Haus, wenn Sie Langeweile haben, damit Sie Essen nicht als Unterhaltung benutzen.)

....

....

Zusammenfassung: Achtsame Essprinzipien

Diese Seite fasst die Hauptprinzipien zusammen, die in diesem Buch vorgestellt wurden. Es sei noch einmal betont, dass es Tipps sind für die *Art, wie* Sie essen, nicht, *was* Sie essen. Je klarer Sie sich darüber sind, was Sie motiviert, desto achtsamer werden Sie an Haupt- und Zwischenmahlzeiten herangehen.

- **Achtsames Gewahrsein:** Verändern Sie zunächst nichts. Seien Sie einfach bewusster. Führen Sie ein achtsames Esstagebuch, um Ihr Gewahrsein zu erhöhen. Machen Sie jeden Bissen zu einem achtsamen Bissen. Riechen Sie. Spüren Sie. Schauen Sie. Kosten Sie. Erfahren Sie wirklich den Geschmack.
- **Beobachten Sie Ihren Körper:** Werden Sie langsamer. Benutzen Sie einen sehr tiefen Atemzug als Anker, um sich in den gegenwärtigen Moment zurückzuholen. Legen Sie zwischen den Bissen die Gabel ab. Um das rechte Maß zwischen zu viel und zu wenig essen zu finden, fragen Sie sich: „Wie viel Hunger habe ich auf einer Skala von 1 bis 10?"
- **Durchbrechen Sie automatische Verhaltensweisen:** Fragen Sie sich immer, wenn Sie etwas essen: „Esse ich aus Hunger oder aus Gewohnheit? Esse ich achtsam?" Essen Sie aufgrund einer bewussten Entscheidung, statt es mechanisch und unbedacht zu tun.
- **Achten Sie auf die Umgebung:** Bemerken Sie, wie sich Ihre Essgewohnheiten je nach Ort verändern. Sortieren Sie Ihre Speisekammer

aus. Legen Sie gesunde Lebensmittel an eine besonders sichtbare Stelle und solche, die achtloses Essen auslösen, außer Sichtweite.

- **Seien Sie im Augenblick:** Vermeiden Sie es, beim Essen andere Dinge zu tun. Schalten Sie den Fernseher aus. Legen Sie die Zeitschrift weg. Wenn Sie essen, essen Sie einfach nur. Bleiben Sie mit Ihrem Geist am Tisch.
- **Üben Sie Wertfreiheit:** Sprechen Sie achtsam. Seien Sie sich kritischer Gedanken über Ihre Gewohnheiten oder Ihren Körper bewusst. Halten Sie sich von strengen Nahrungsregeln fern und benutzen Sie Ihre achtsamen Instinkte. Lebensmittel sind nicht „gut“ oder „schlecht“; es sind nur Lebensmittel.
- **Loslassen:** Lassen Sie Erwartungen im Hinblick auf Ihren Körper los. Arbeiten Sie daran, verletzende Gedanken und den emotionalen Drang, etwas zu essen, vorbeigehen zu lassen, ohne darauf zu reagieren. *Gehen Sie* auf Verlangen nach Essen *ein*, statt darauf zu *reagieren*. Die Tatsache, dass Sie einen Gedanken, ein Gefühl oder ein Verlangen haben, bedeutet nicht, dass Sie danach handeln müssen oder dass es wahr ist.
- **Üben Sie Akzeptanz:** Nehmen Sie eine annehmende Haltung ein: „Es ist, was es ist.“ Wenn Sie annehmen, wer Sie sind – Ihren Körper und Ihren Hunger, wie sie sind –, hören Sie auf, sich mit Hungerkuren zu bestrafen und regen sich nicht mehr darüber auf.

Beste Wünsche für Ihre achtsame Essreise

Die Achtsamkeitstechniken, die dieses Buch präsentiert, mögen zwar herausfordernd erscheinen, aber sie müssten Ihnen auf Ihrer Reise zu achtsamem Essen helfen. Denken Sie daran, achtsames Essen *ist eine Reise.* Es erfordert Übung und Sie sollten nicht überrascht sein, wenn Sie hie und da davon abweichen. Die Hauptsache ist, dass Sie nicht aufgeben, wenn Sie ins Wanken geraten. Gehen Sie liebevoll mit sich selbst um und lassen Sie Schuldgedanken beiseite. Benutzen Sie Ihre Fehler, um achtsam wieder von vorn zu beginnen.

Herzlichst,
Dr. Susan Albers

Danksagungen

Wenn man nicht gut gegessen hat, kann man auch nicht gut denken, lieben und schlafen.

Virginia Woolf

Mein Dank für ihr berufliches Wissen, ihre Erfahrung und ihren Einfluss geht an Susan Heady, Dr. Trey Hill, Dr. Jason Greif, Dr. Luis G. Manzo, Dr. Victoria Gould und an die Mitarbeiter und Ärzte am Cleveland Clinic Women's Health Center.

Danke an meine guten Freunde Jane Lindquist Lesniewski, Betsy Beyer Swope, Eric Lingenfelter, Bronwyn Wilke Lingenfelter und Victoria Gould.

Mein herzlichster Dank geht an John R. Bowling, Carmela und Thomas Albers, Angie Albers, Linda, Judd, Paul und Jenna Serotta und an John, Rhonda und Jim Bowling.

Den Lektoren und Mitarbeitern von New Harbinger, die dieses Projekt ermöglicht haben, bin ich für ihre Unterstützung und ihre Betreuung dankbar.

Ein besonderes Dankeschön geht an Natalie Murphy. Ihre Beiträge waren eine große Bereicherung für dieses Buch. Ich schätze ihre Begeisterung für achtsames Essen

Susan Albers

Susan Albers ist staatlich anerkannte Psychologin am Cleveland Clinic Hospital. Ihre Spezialgebiete sind Essstörungen, Gewichtsreduktion, Körperbildprobleme und Achtsamkeit. Sie graduierte an der Universität Denver, ihr Praxissemester absolvierte sie an der Universität von Notre Dame und an der Universität Stanford war sie als Postdoktorantin. Albers ist Autorin von *Leben im Gleichgewicht* und *Mindful Eating 101*. Ihre Arbeit wurde in verschiedenen Zeitschriften gewürdigt: *O, the Oprah Magazine*, *Family Circle*, *Self*, *Natural Health* und *The Wall Street Journal*. Sie führt nationale und internationale Essworkshops durch. Im Internet ist sie zu finden unter: www.eatingmindfully.com.

Onlinequellen

Webseiten zu Achtsamkeit

Die folgenden Webseiten enthalten nützliche Informationen zu Achtsamkeit:

www.mbsr-deutschland.de
www.mbsr-verband.org
www.mbsr-achtsam-essen.ch
www.karuna.ch (mit vielen Links zu anderen deutschen Webseiten)
www.arbor-verlag.de/mbsr
www.eatingmindfully.com
http://studenthealth.missouri.edu/MPC/mpc.htm
www.mindfuleating.net
www.mindlesseating.org
www.emindful.com
www.mindfuleating.org
www.umassmed.edu/cfmwww.bangor.ac.uk/imscar/mindfulness/
www.mindfuleatingforlife.com
www.insightmeditationcenter.org
www.towson.edu/counseling/mindfulness.asp
www.mindfulnesstapes.com
www.jeanfain.com
www.marc.ucla.edu/www.dukeintegrativemedicine.org/

Achtsame Atemübungen

Von den folgenden Webseiten können Sie achtsame Atemübungen herunterladen: www.marc.ucla.edu/

http://studenthealth.missouri.edu/MPC/mpc.htm
www.allaboutdepression.com/relax/index.html

Ernährungswebseiten

Die angeführten Webseiten bieten hilfreiche Information über Ernährung und gesundes Essen:
www.dge.de (Deutsche Gesellschaft für Ernährung e. V.)
www.ernaehrung.de
www.nutrition.gov
www.eatright.org
www.healthyeating.net
www.hsph.harvard.edu/nutritionsource
www.nutritionexplorations.org (für Eltern)

Webseiten zu Essproblemen

Für Informationen über Essprobleme besuchen Sie eine der folgenden Webseiten:
www.bzga-essstoerungen.de
(Bundeszentrale für gesundheitliche Aufklärung)
www.ab-server.uni-leipzig.de
(Beratungs- und Informationsserver zu Essstörungen)
www.nationaleatingdisorders.org
www.anred.com/nes.html
www.edreferral.com
www.something-fishy.org
www.webmd.com

Literaturhinweise

Albers, Susan: *Ein Leben im Gleichgewicht: Buddhas Weg achtsamen Genießens.* Arbor, Freiburg im Breisgau 2009

Allison, K.C., A.J. Stunkard und S.L. Thier 2004. *Overcoming Night Eating Syndrome: A Step-by-Step Guide to Breaking the Cycle.* Oakland, CA: New Harbinger Publications.

Altner, Nils: Achtsam essen. Achtsamkeitsschulung kann Essstörungen überwinden helfen. In: Zeitschrift für Komplementärmedizin 3/2009. Download: *http://www.achtsamkeit.com/Altner2009AchtsamEssen.pdf*

Baer, R. A. 2003. Mindfulness training as a clinical intervention: A conceptual and empirical review. In: *Clinical Psychology: Science and Practice* 10 (2):125–43.

Baer, R.A., S. Fischer und D.B. Huss 2005a. Mindfulness and acceptance in the treatment of disordered eating. In: *Journal of Rational-Emotive and Cognitive-Behavior Therapy* 23 (4):281–300.

——— 2005b. Mindfulness-based cognitive therapy applied to binge eating: A case study. In: *Cognitive and Behavioral Practice* 12 (3):351–58.

Bellisle, F. und A. Dalix 2001. Cognitive restraint can be offset by distraction, leading to increased meal intake in women. In: *American Journal of Clinical Nutrition* 74 (2):197–200.

Bourne, Edmund: *Arbeitsbuch Ängste & Phobien: Schritt-für-Schritt-Übungen und Meditationen zum Umgang mit Panik, negativen Selbstgesprächen, falschen Glaubenssätzen und Angst auslösenden Körperzuständen.* Goldmann, München 2008

Brown, K.W., R.M. Ryan und J.D. Creswell 2007. Mindfulness: Theoretical foundations and evidence for its salutary effects. In: *Psychological Inquiry* 18 (4):211–37.

Burns, David: *Feeling Good: Depressionen überwinden, Selbstachtung gewinnen: Sich wieder wohlfühlen lernen ohne Medikamente.* Junfermann, Paderborn 2006

Christakis, N. A. und J. H. Fowler 2007. The spread of obesity in a large social network over thirty-two years. In: *New England Journal of Medicine* 357 (4):370–79.

Davidson, R., J. Kabat-Zinn, J. Schumacher, M. Rosenkranz, D. Muller, S. Santorelli, F. Urbanowski, A. Harrington, K. Bonus und J. Sheridan 2003. Alterations in brain and immune function produced by mindfulness meditation. In: *Psychosomatic Medicine* 65:564–70.

DiBonaventura, M. und G. B. Chapman 2008. The effect of barrier underestimation on weight management and exercise change. In: *Psychology, Health, and Medicine* 13 (1):111–22.

Gore, S., J. Foster, V. Dillo, K. Kirk und D. S. West 2003. Television viewing and snacking. In: *Eating Behaviors* 4:399–405.

Grodstein, F., Levine, R., Spencer, T., Colditz, G.A., Stampfer, M. J. 1996. Three-year follow-up of participants in a commercial weight loss program: can you keep it off? In: *Archives of Internal Medicine* 156(12):1302.

Hayes, Steven, Wilson, Kelly und Strosahl, Kirk: *Akzeptanz- und Commitment-Therapie: Ein erlebnisorientierter Ansatz zur Verhaltensänderung.* CIP-Medien, München 2004

Hendrix, Harville: *So viel Liebe wie du brauchst: Der Wegbegleiter für eine erfüllte Beziehung.* Renate Götz, Dörfles 2007

Hollis, Jack, F., Christina M. Gullion, Victor J. Stevens, Phillip J. Brantley, Lawrence J. Appel, Jamy D. Ard, Catherine M. Champagne u. a. 2008. Weight loss during the intensive intervention phase of the weight-loss maintenance trial. In: *American Journal of Preventive Medicine* 35(2):18–126.

Kabat-Zinn, Jon: *Achtsamkeit für Anfänger* (Buch und CD). Arbor, Freiamt 2009

Kabat-Zinn, Jon: *Gesund durch Meditation: Das große Buch der Selbstheilung.* O.W. Barth, Bern, München, Wien 1998

Kalm, L. und L. M. Semba 2005. They starved so that others be better fed: Remembering Ancel Keys and the Minnesota Experiment. In: *Journal of Nutrition* 135:1347–52.

Kristeller, J. L., R. A. Baer und R. Quillian-Wolever 2006. Mindfulness-based approaches to eating disorders. In: Baer, Ruth A. (ed.), *Mindfulness-Based Treatment*

Approaches. Oxford, UK: Academic Press (Elsevier).

Kristeller, J. L. und B. Hallett 1999. An exploratory study of a meditation-based intervention for binge eating disorder. In: *Journal of Health Psychology* 4 (3): 357–63.

Levitsky, D. und T. Youn 2003. The more food young adults are served, the more they overeat. In: *Journal of Nutrition* 134:2546–49.

Linehan, Marsha: *Dialektisch-Behaviorale Therapie der Borderline-Persönlichkeitsstörung*. CIP-Medien, München 2007

Linehan, M. M., H. Schmidt, J. C. Craft, J. Kanter und K. A. Comtois 1999. Dialectical behavior therapy for patients with borderline personality disorder and drug dependence. In: *American Journal of Addictions* 8:279–92.

Palmer, R. L., H. Birchall, S. Damani, N. Gatward, L. McGrain und L. Parker 2003. A dialectical behavior therapy program for people with an eating disorder and borderline personality disorder—description and outcome. In: *International Journal of Eating Disorders* 33 (3):281–86.

Pollan, Michael: *Lebens-Mittel: Eine Verteidigung gegen die industrielle Nahrung und den Diätenwahn*. Goldmann, München 2009

Prinz, P. 2004. Sleep, appetite, and obesity – What is the link? In: Public Library of Science Medicine, December 7. 1 (3):e61. http://medicine.plosjournals.org/perlserv/?request=get-document&doi=10.1371/journal.pmed.0010061.

Prochaska, James, John Norcross und Carlo DiClemente: *Jetzt fange ich neu an: das revolutionäre Sechs-Schritte-Programm für ein dauerhaft suchtfreies Leben*. Drömer Knaur, München 1997

Proulx, K. 2008. Experiences of women with bulimia nervosa in a mindfulness-based eating disorder treatment group. In: *Eating Disorders* 16 (1):52–72.

Robinson, Patricia und Strosahl, Kirk: *Der achtsame und akzeptierende Weg aus Depressionen: Ein Arbeitsbuch zur Acceptance & Commitment Therapie (ACT)*. Junfermann, Paderborn 2009

Rolls, Barbara 2005. *The Volumetrics Eating Plan: Techniques and Recipes for Feeling Full on Fewer Calories*. New York: HarperCollins.

Safer, D. L., T. J. Lively, C. F. Telch und W. S. Agras 2002. Predictors of relapse following successful dialectical behavior therapy for binge eating disorder. In: *International Journal of Eating Disorders* 32 (2):155–63.

Safer, D. L., C. F. Telch und W. S. Agras 2001a. Dialectical behavior therapy for bulimia nervosa. In: *American Journal of Psychiatry* 158:632–34.

——— 2001b. Dialectical behavior therapy for bulimia nervosa: A case study. In: *International Journal of Eating Disorders* 30:101–6.

Shapiro, S. L., R. R. Bootzin, A. J. Figueredo, A. M. Lopez und G. E. Schwartz 2003. The efficacy of mindfulness-based stress reduction in the treatment of sleep disturbance in women with breast cancer: An exploratory study. In: *Journal of Psychosomatic Research* 54:85–91.

Siegel, Daniel J.: *Das achtsame Gehirn.* Arbor, Freiamt 2007

Smith, B. W., B. M. Shelley, L. Leahigh und B. Vanleit 2006. A preliminary study of the effects of a modified mindfulness intervention on binge eating. In: *Complementary Health Practice Review* 11 (3):133–43.

Taheri, S. 2006. The link between short sleep duration and obesity: We should recommend more sleep to prevent obesity. In: *Archives of Disease in Childhood* 91 (11):881–84.

Teasdale, J. D., Z. V. Segal, J. M. G. Williams, V. A. Ridgeway, J. M. Soulsby und M. A. Lau. 2000. Prevention of relapse/recurrence in major depression by mindfulness-based cognitive therapy. In: *Journal of Consulting and Clinical Psychology* 68:615–23.

Thich Nhat Hanh: *Gegenwärtiger Moment, wundervoller Moment.* Theseus, Stuttgart 2007

Thich Nhat Hanh: *Das Wunder der Achtsamkeit: Einführung in die Meditation.* Theseus, Berlin 2006

Wansink, Brian: *Essen ohne Sinn und Verstand: wie die Lebensmittelindustrie uns manipuliert.* Campus, Frankfurt/M., New York 2008

Wansink, Brian und Matthew M. Cheney 2005. Super bowls: Serving bowl size and food consumption. In: *Journal of the American Medical Association* 293 (13):1727–28.

Warne, James P. und Mary F Dallman 2007. Stress, diet, and abdominal obesity: Y? *Nature Medicine* 13(7):781–783P.

Wilson, G. T. 1996. Acceptance and change in the treatment of eating disorders and obesity. In: *Behavior Therapy* 27:417–39.

Wiser, S. und Telch, C. 1999. Dialectical behavioral therapy for binge-eating disorder. In: *Journal of Clinical Psychology* 55:755–768.

Zindel, V. Segal, Williams, G. und Teasdale, John: *Die achtsamkeitsbasierte kognitive Therapie der Depression: ein neuer Ansatz zur Rückfallprävention.* Dgvt, Tübingen 2008

Weitere Literatur aus dem Arbor Verlag

Susan Albers

Ein Leben im Gleichgewicht

Buddhas Weg achtsamen Genießens

Manchmal essen wir wie von Sinnen, ein anderes Mal versuchen wir, die unbedingte Kontrolle über jedes Bröckchen Nahrung zu behalten, das wir zu uns nehmen. Aus dem Gleichgewicht, gelingt es uns nicht, uns angemessen zu ernähren.

Unser Essverhalten können wir nicht dadurch ändern, dass wir diszipliniert über das wachen, was auf unsere Gabel kommt, sondern nur durch die Zähmung unseres hungrigen Geistes. *Der Weg zum achtsamen Essen* gleicht dabei einer archäologischen Ausgrabung, bei der wir Schichten von Symptomen abtragen, um zur darunterliegenden Wahrheit vorzudringen.

Sanft, respektvoll und praktisch begleitet uns Susan Albers auf einer Reise nach innen, um Lösungen für unsere eigenen Essstörungen zu finden. Dabei erschließt uns Ein Leben im Gleichgewicht zugleich wesentliche spirituelle Dimensionen, die in unserem Verhältnis zum Essen so oft übersehen werden. Essstörungen können ein großer Lehrer sein, wenn wir nur innehalten und zuhören.

ISBN 978-3-86781-008-1

Jan Chozen Bays

Achtsam essen

Vergiss alle Diäten und entdecke die Weisheit deines Körpers

Achtsam essen unterstützt uns darin, wieder selbstverständlich und unverkrampft zu speisen.
Basierend auf der jahrtausendealten Praxis der Achtsamkeit, fundiert in einem wahren Verständnis unserer Neigungen und Vorlieben, gelingt es Jan Bays, uns auf diesem oftmals schweren Weg zu begleiten und uns einzuladen, erneut der Weisheit unseres Körpers zu vertrauen.
Achtsamkeit hat die Kraft, unser Ringen um eine gesunde Ernährung zu transformieren und unseren Sinn für Genuss, Dankbarkeit und Befriedigung neu zu beleben. Denn es sind die geschmackliche Vielfalt, die Gerüche und auch die Gefühle, die uns helfen können, bei der Nahrungsaufnahme wieder zu einem inneren Gleichgewicht zurückzufinden.
Im Kontext aktueller ernährungswissenschaftlicher Forschungsergebnisse legt uns die Ärztin und erfahrene Meditationslehrerin in großer Klarheit dar, was Achtsamkeit ist und wie sie uns in Ernährungsfragen heilend leiten kann. Zahlreiche Übungen und Anregungen laden uns ein, mit uns und unserer Nahrung in größerer Tiefe in Kontakt zu kommen. So kann es uns gelingen, in unseren existentiellen Kämpfen rund ums Essen mehr und mehr eine mitfühlendere Haltung uns selbst gegenüber einzunehmen.
Ganz gleich, ob Sie unter Übergewicht oder einer Essstörung leiden oder ihre Essgewohnheiten einfach nur bereichern wollen: Dieses Buch gibt uns hilfreiche Werkzeuge an die Hand, mehr aus unserem Leben zu machen, auch und gerade beim Essen.

Mit einem Vorwort von Jon Kabat-Zinn

ISBN 978-3-86781-003-6

Jon Kabat-Zinn

Zur Besinnung kommen

Die Weisheit der Sinne und der Sinn der Achtsamkeit in einer aus den Fugen geratenen Welt

Unsere Gesundheit und unser Wohlergehen stehen auf dem Spiel, wenn es uns nicht gelingt, in dieser aus den Fugen geratenen Welt wieder zur Besinnung zu kommen, als Individuen und als menschliche Gemeinschaft. Dies ist die zentrale These des bekannten Verhaltensmediziners und Meditationslehrers Prof. Dr. Jon Kabat-Zinn, dessen Programm der „Stressbewältigung durch die Praxis der Achtsamkeit" (MBSR) weltweit in immer mehr Universitätskliniken, Krankenhäusern, Gesundheitszentren, aber auch in wirtschaftlichen und politischen Institutionen erfolgreich praktiziert wird.
Der Königsweg zu dieser Belebung der Weisheit der Sinne ist die Achtsamkeit. Ihre heilsame Kraft ist in der buddhistischen Meditationspraxis seit zweieinhalb Jahrtausenden erforscht, erprobt und angewendet worden. Dieses Buch zeigt, wie wir mit Hilfe dieser Praxis wieder zur Besinnung kommen und mit allen Sinnen zu einem gesunden und erfüllten Leben in der Gemeinschaft finden können.

ISBN 978-3-936855-82-1

Kabat-Zinn, Jon und Ulrike Kesper-Grossman

Die heilende Kraft der Achtsamkeit

Stärkung der Gesundheit mit Hilfe einer alten buddhistischen Praxis

Das Meditationsprogramm, das durch den Alltag begleitet.
Die auf den CDs praxisnah und leicht umsetzbar vorbereiteten Meditationen haben bereits vielen Menschen geholfen. Zehntausende von Patienten mit Herzbeschwerden, chronischen Schmerzen, Krebs oder anderen schweren, oft unheilbaren Krankheiten profitieren bereits von der heilenden Kraft der Achtsamkeit.

Halbleinen-Buch mit Doppel-CD, ISBN 978-3-936855-99-9

Achtsamkeitsbasierte Angebote im deutschsprachigen Raum

Mindfulness Based Stress Reduction und andere achtsamkeitsbasierte Ansätze

Den umfassendsten Überblick über Lehrer und Angebote im deutschsprachigen Raum finden Sie unter

www.mbsr-deutschland.de

Hier finden Sie eine gute Übersicht nahezu aller Lehrer, die sich in ihrer Arbeit eng an MBSR orientieren.

Auch finden Sie hier umfangreiches Hintergrundmaterial sowie alle Termine jener MBSR-relevanten Fortbildungen, Kongresse und Workshops, die in enger Kooperation mit der amerikanischen Gründungsorganisation, dem *Center for Mindfulness,* im deutschsprachigen Raum stattfinden.

Ein breites Angebot an Praxisratgebern und Fachliteratur zu MBSR und weiteren achtsamkeitsbasierten Ansätzen finden Sie unter

www.arbor-verlag.de/mbsr